Fisioterapia Preventiva

Fundamentos e Aplicações

2ª edição

Fisioterapia Preventiva

Fundamentos e Aplicações

2ª edição

Paulo C. P. Deliberato

Manole

Copyright © 2017 Editora Manole, por meio de contrato com o autor.

Este livro contempla as regras do Acordo Ortográfico da Língua Portuguesa.

Editor-gestor: Walter Luiz Coutinho
Editoras: Eliane Usui, Juliana Waku
Produção editorial: Juliana Waku

Ilustrações: Rabiscos Estúdio
Fotos do miolo: Lelo Jackimowicz | www.webventure.com.br/lelo
Modelos das fotos: Kelly Pereira de Almeida
                   Alexandre Lopes Ramos

Projeto gráfico: Departamento de arte da Editora Manole
Editoração eletrônica: Francisco Lavorini
Capa: Daniel Justi

Dados Internacionais de Catalogação na Publicação (CIP)
(Câmara Brasileira do Livro, SP, Brasil)

Deliberato, Paulo César Porto
  Fisioterapia preventiva : fundamentos e aplicações / Paulo César Porto Deliberato. – 2. ed. – Barueri, SP : Manole, 2017.

  Bibliografia.
  ISBN 978-85-204-5105-2

  1. Fisioterapia I. Título.

16-07385
CDD-615.82
NLM-WB 460

Índices para catálogo sistemático:
1. Fisioterapia : Ciências médicas   615.82

Todos os direitos reservados.
Nenhuma parte deste livro poderá ser reproduzida, por qualquer processo, sem a permissão expressa dos editores.
É proibida a reprodução por xerox.

A Editora Manole é filiada à ABDR – Associação Brasileira de Direitos Reprográficos.

1ª edição – 2002
2ª edição – 2017

Editora Manole Ltda.
Av. Ceci, 672 – Tamboré
06460-120 – Barueri – SP – Brasil
Fone: (11) 4196-6000 – Fax: (11) 4196-6021
www.manole.com.br | info@manole.com.br

Impresso no Brasil | *Printed in Brazil*

A todos os profissionais de saúde com visão prevencionista, que diariamente atuam com o objetivo de sobrepujar a concepção médico-curativa, ainda e insistentemente dominante na área da saúde no país. Peço que se mantenham firmes e vigilantes, pois "as coisas mudam no devagar depressa dos tempos" (Guimarães Rosa).

Sobre o autor

Graduado em Fisioterapia (1990); especialista em Traumatologia Desportiva (1992); mestre em Ciências do Movimento (2003); MBA em Gestão Universitária (2007); especialista em Educação a Distância (2013). Gestor do curso de Fisioterapia da Universidade São Marcos de novembro de 2000 a dezembro de 2007. Gestor do curso de Fisioterapia e Diretor da Escola de Saúde da Universidade Municipal de São Caetano do Sul (USCS) desde março de 2013. Professor da graduação em Fisioterapia da Universidade Municipal de São Caetano do Sul (USCS) desde fevereiro de 2005, sendo responsável pelas disciplinas de Ergonomia, Ciências do Movimento e Fisioterapia Preventiva e Laboral. Professor convidado da pós-graduação em Engenharia de Segurança do Trabalho, disciplina de Ergonomia, da Universidade Guarulhos (UnG, 2008); professor convidado da pós-graduação em Engenharia de Segurança do Trabalho, disciplina de Ergonomia, da Fundação de Amparo ao Ensino e Pesquisa (FAEP, de 2008 a 2010); professor convidado da pós-graduação em Ergonomia, Trabalho e Saúde, disciplinas de Ergonomia I e Ergonomia IV, do Centro de Estudos Avançados e Formação Integrada (CEAFi, Unidades Cuiabá-MT e Goiânia-GO, de 2008 a 2010). Possui experiência na área de Fisioterapia (ênfase em ergonomia e saúde do trabalhador), sendo autor dos livros *Fisioterapia preventiva: fundamentos e aplicações* (2002) e *Exercícios terapêuticos: guia teórico para estudantes e profissionais* (2007), ambos publicados pela Editora Manole. Atualmente desenvolve pesquisas na área de gestão universitária (ênfase em matrizes curriculares e sistema modular de ensino) e educação a distância.

Sumário

Prefácio XI
Agradecimentos XIII

Parte I Fisioterapia e saúde coletiva

1 Fundamentos da fisioterapia preventiva 2
2 Prevenção de acidentes 18
3 Fundamentos de saúde coletiva 39

Parte II Fisioterapia preventiva

4 Fundamentos e aplicações da fisioterapia preventiva 66

Parte III Fisioterapia preventiva na saúde do trabalhador

5 Fundamentos e aplicações da fisioterapia preventiva na saúde
   do trabalhador 174
6 Modelo de atuação preventiva em fisioterapia do trabalho 221

Glossário 295
Índice remissivo 307

Prefácio

Alguns anos se passaram desde a primeira edição do livro *Fisioterapia Preventiva: Fundamentos e Aplicações*; entretanto, sem desconsiderar a evidente e sempre bem-vinda necessidade de atualização da obra, percebe-se que a visão prevencionista em saúde, mormente na área da fisioterapia, ainda se mantém como um desafio a ser enfrentado pelos profissionais de hoje e por aqueles que ainda chegarão ao mercado de trabalho.

O objetivo principal do livro continua o mesmo: fornecer subsídios e conteúdos da área de fisioterapia preventiva aos acadêmicos de fisioterapia e aos profissionais que já se encontram na ativa, ressaltando a prioridade da prevenção em detrimento do paradigma curativo.

A presente edição foi estruturada em três partes.

A Parte I, "Fisioterapia e Saúde Coletiva", fundamenta a fisioterapia preventiva e aborda assuntos como a relação entre saúde e doença, a promoção de saúde, a área de prevenção de acidentes, tão subestimada pelos fisioterapeutas, os princípios essenciais da saúde coletiva, dentre outros.

A Parte II, "Fisioterapia Preventiva", trata da aplicação dos princípios de atuação preventiva no dia a dia da fisioterapia, destacando-se a fisioterapia preventiva na saúde do idoso, na saúde do adulto, na saúde materno-infantil, na saúde dos cuidadores e, num tópico inexistente na primeira edição, na saúde do próprio profissional fisioterapeuta.

A Parte III reserva-se exclusivamente à "Fisioterapia Preventiva na Saúde do Trabalhador", englobando os fundamentos e as aplicações das ações prevencionistas nesse campo de atuação profissional, incluindo uma metodologia de abordagem ergonômica e princípios de antropometria, área de conhecimento ainda bastante incipiente na fisioterapia.

Em relação à primeira edição vários conteúdos novos foram inseridos, tornando o presente livro não somente uma versão atualizada do anterior, mas também uma versão ricamente ampliada.

Fazem parte da segunda edição conteúdos novos, como cadeia epidemiológica, nível quaternário de prevenção, vigilância em saúde e vigilância ambiental, pirâmide etária, doença de Alzheimer, doenças crônicas não transmissíveis (DCNT), atividade física na terceira idade, cuidados paliativos, dentre outros.

Por outro lado, uma parte extensa e relevante da primeira edição que tratava dos aspectos legais relacionados à atuação na área de saúde do trabalhador foi praticamente eliminada, restando apenas uma síntese na parte final do livro. Isso se deu pelo fato de que hoje esses aspectos legais estão mais e melhor difundidos, bem como podem ser facilmente consultados em várias bases de dados eletronicamente disponíveis.

Almejo que os alunos que tiverem contato com o livro, de forma integral ou em relação a qualquer uma de suas partes, possam vislumbrar o vasto horizonte de atuação da fisioterapia, misto de profissão e arte.

Aos fisioterapeutas já formados, espero que os inúmeros exemplos fornecidos possam ser esclarecedores acerca das inúmeras possibilidades de atuação profissional, uma vez que a visão prevencionista pode estar presente em todas as esferas e níveis de atuação profissional.

Agradecimentos

Aos modelos das fotos do livro, Kelly Pereira de Almeida e Alexandre Lopes Ramos, à época meus alunos do curso de Fisioterapia, hoje respeitados fisioterapeutas que atuam cotidianamente com o mais alto grau de afinco à causa prevencionista.

Aos colaboradores da Editora Manole, Carlos Alberto Teles, Sônia Midori Fujiyoshi, Juliana Waku e Walter Luiz Coutinho, sem a assistência dos quais a árdua tarefa de produzir um livro não seria possível.

Em especial à Editora Manole, por mais esta oportunidade de divulgar a visão prevencionista em saúde para um número maior de pessoas, tanto no âmbito da fisioterapia como no âmbito da saúde coletiva.

PARTE I

Fisioterapia e saúde coletiva

capítulo 1

Fundamentos da fisioterapia preventiva

INTRODUÇÃO

É necessário conceituar o significado da palavra prevenção, pois com frequência percebe-se muita confusão e uso ambíguo dela na área de saúde. Ademais, algumas dificuldades da pesquisa e da prática clínica cotidiana estão relacionadas à imprecisão dos conceitos.[1] No contexto geral, define-se prevenção como "ato ou efeito de prevenir; opinião que se tem de alguém ou de alguma coisa antes de examinar; aviso prévio; precaução".[2]

A dificuldade existente para definir precisamente esse termo na saúde possui duas causas básicas: primeiro, porque a própria definição do termo saúde não é uma unanimidade, de modo que se não é possível conceituar saúde, como fazer para conceituar prevenção em saúde?; segundo, em razão do intrincado paradigma da vertente curativa em saúde, que ainda hoje insiste em se manter soberano, de maneira que na maioria das situações pensar em prevenção continua sendo um exercício utópico porque a formação do profissional da área de saúde continua sendo muito mais voltada para a doença do que propriamente para a saúde.

O fisioterapeuta se mantém como um dos profissionais da saúde que mais padece dessa situação, pois sua formação é fortemente direcionada para o estudo das patologias em detrimento do ensino dos aspectos intrinsecamente relacionados à prevenção e, consequentemente, à saúde global das pessoas.

Dito de outra forma, o fisioterapeuta continua a ser visto como "o profissional da reabilitação", ou seja, aquele que atua exclusivamente no momento em que a doença, a lesão ou a disfunção já se estabeleceram. É indiscutível que o fisioterapeuta possui um importante papel a desempenhar no campo da reabilitação física, principalmente quando atua em conjunto com outras profissões do campo da saúde, agindo de forma multiprofissional e interdisciplinar. No entanto, é questionável a visão de que o profissional da fisioterapia tenha de continuar restringindo-se à reabilitação quando, na verdade, dada a evolução técnico-científica-humanística de sua profissão, já atingiu maioridade intelectual e social para modificar seu perfil profissional. Além disso, é contemporânea e consensual a opinião de que o fisioterapeuta é um membro da saúde com sólida formação técnica, científica e humanística, que atua desenvolvendo ações de prevenção, de avaliação, de tratamento e de reabilitação, usando nessas ações programas de orientações e de promoção da saúde, além de agentes físicos como o movimento, a água, o calor, o frio, a eletricidade, entre outros recursos hoje disponíveis.

Com a solidificação do conhecimento científico e a expansão do perfil profissional, o fisioterapeuta continua a ampliar seu mercado de trabalho, estando atualmente presente tanto nos cenários já tradicionais (hospitais, clínicas, consultórios, centros de reabilitação e empresas de *home care*) como em cenários recentemente desbravados (centros aquáticos, centros hípicos, indústrias, escolas, entidades filantrópicas, centros universitários, centros de pesquisa, empresas comerciais, bancárias e de prestação de serviços, laboratórios de equipamentos de reabilitação, dentre outros).

É dentro dessa perspectiva de atuação profissional que se insere o fisioterapeuta com formação preventiva e olhar humanístico, agindo em programas de promoção da saúde e de proteção específica, tendo como princípio fundamental o conjunto de conhecimentos científicos relativos aos fatores que possam causar infortúnios ao ser humano, bem como conhecendo também os mecanismos de interferência junto a esses fatores, visando eliminá-los ou minimizá-los.

RELAÇÃO ENTRE SAÚDE E DOENÇA

A indefinição do conceito de saúde está presente na própria proposta do que venha a ser saúde da Organização Mundial da Saúde (OMS), que estabelece ser a saúde "o estado de completo bem-estar físico, mental e social, e não simplesmente ausência de moléstia ou enfermidade".[3]

Ao analisar a definição da OMS, notam-se duas mensagens básicas. Primeiro, o trecho "completo bem-estar físico, mental e social" implica um número muito elevado de variáveis relativas ao presente e ao futuro, em uma realidade social cada vez mais dinâmica e em constante modificação, de modo que é fácil constatar que tal estado somente pode ser experimentado por breves períodos e, em algumas realidades sociais, jamais ser experimentado. A segunda mensagem diz respeito ao trecho "e não somente ausência de moléstia ou enfermidade", que reconhece a existência de outros estados intermediários, que não podem ser considerados saúde plena, mas também não representam estados de enfermidade real. O estado experimentado por períodos curtos de tempo, citado no primeiro trecho da definição da OMS, pode ser denominado saúde ótima, enquanto o estado situado entre saúde plena e enfermidade real é conhecido como saúde subótima.[4]

O conceito de saúde da OMS apresenta íntima relação com o desenvolvimento social, ao mesmo tempo em que expressa associação entre qualidade de vida e o estado de saúde da população; portanto, no contexto da definição da OMS, a saúde surge como resultado de um processo de produção social, sofrendo influência direta das condições de vida da população e do seu acesso à aquisição de bens e serviços essenciais, ou seja, a saúde se apresenta como um produto social construído tanto coletiva como individualmente por meio de ações governamentais, da sociedade e de cada indivíduo.[5]

Outro conceito mais dinâmico, seguramente mais apropriado à realidade sociocultural atual, afirma ser a saúde um estado de relativo equilíbrio da forma e função do organismo, que resulta de seu satisfatório ajustamento dinâmico às forças que tendem a perturbá-lo, não sendo meramente um inter-relacionamento passivo entre a matéria orgânica e as forças que agem sobre ela, mas sim uma resposta ativa do organismo no sentido do seu reajustamento global.[6]

O panorama apresentado denota a existência de uma relação caracterizada pela complementariedade, mostrando que a saúde e a doença não podem ser tratadas como elementos estanques ou diametralmente opostos, porquanto se relacionam tanto entre si como no todo social, de maneira que se deve pensar sobre ambas as condições tanto na perspectiva biológica como na perspectiva epidemiológica.[7]

A epidemiologia, definida como o estudo da frequência e da distribuição dos eventos de saúde e de seus determinantes nas populações humanas, e a subsequente aplicação desse estudo na prevenção e no controle dos problemas de saúde,[7] destaca-se como elemento essencial na visão preventiva da saúde porque a caracterização epidemiológica das doenças permite o conhecimento da sua natureza e comportamento, o que por sua vez possibilita a identificação e posterior decisão pela resposta mais apropriada para o seu controle e/ou erradicação.[8]

Sendo a doença causada pela interação simultânea entre hospedeiro, agente e ambiente, é fácil constatar que se passa muito mais tempo em saúde subótima do que em saúde ótima, entrando, outras vezes, em estados de enfermidade real e, a partir daí, retornando ao estágio de saúde subótima ou declinando para o estado de enfermidade mais severa. Esse inter-relacionamento, como já visto, é caracteristicamente ativo e pode ser visualizado na escala de saúde e doença, representada na Figura 1.

Ao analisar a Figura 1, torna-se evidente a necessidade de se estudar as variáveis que influenciam a manutenção do indivíduo em um determinado ponto da escala, as variáveis que alteram sua posição na escala, aquelas que bloqueiam a descida e as que estimulam o retorno ao estágio imediatamente anterior, pois tal esquema se aplica integralmente a todas as situações do nosso cotidiano.

Na Figura 2, pode ser visualizado o esquema da pirâmide, que determina a relação entre hospedeiro, agente e ambiente como fonte de saúde ou de doença. Analisando-o, pode-se constatar a vasta gama de possibilidades de interação entre os três componentes.

Cada uma das pontas da pirâmide representa um dos três componentes primários, e cada componente apresenta um conjunto específico de características.

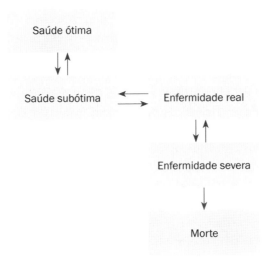

Figura 1 Escala de saúde e doença.

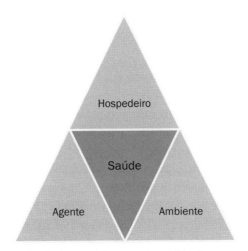

Figura 2 Pirâmide da relação hospedeiro-agente-ambiente.

É aceito como hospedeiro qualquer organismo vivo que em circunstâncias normais permite o alojamento e a subsistência de um agente. As características específicas do hospedeiro incluem: idade; sexo; constituição corporal, genética e imunologia; nível educacional; estado ocupacional; hábitos e costumes; estado psicológico e de humor; além de outras.

O agente pode ser um microrganismo, uma substância química ou um tipo de radiação, sendo importante considerar que a doença a ele responsabilizada pode ser tanto causada por sua presença excessiva como por sua relativa ausência. As principais características que se referem aos agentes são expressas na composição dos seguintes fatores:

biológicos (microrganismos); físicos (traumas, calor, radiação, ruído); químicos (fármacos, mercúrio, agrotóxicos); mecânicos (força, atrito, cisalhamento); além dos fatores genéticos e dos fatores nutricionais.

O ambiente é comumente tratado de forma genérica, podendo variar de uma localização geográfica bem delimitada (uma residência, rua, bairro ou município) a uma conotação bastante ampla e inespecífica (uma região climática do planeta, uma modalidade de cadeia industrial, a região geográfica de nascimento do sujeito estudado etc.), ou seja, o ambiente diz respeito a qualquer localidade micro ou macroestrutural que de alguma forma se relaciona com a existência de uma determinada doença no curso da relação entre ele, o hospedeiro e o agente. As características específicas relativas ao ambiente são: fatores físico-químicos (poluição, temperatura, umidade); fatores biológicos (contaminação, alterações do meio ambiente como o desmatamento); e fatores socioeconômicos, culturais e políticos. Dessa maneira, é importante entender que há uma interação constante e dinâmica entre hospedeiro, agente e ambiente, e que essa relação ocorre mesmo naqueles períodos em que se pensa estar com "saúde perfeita".[6]

Em relação ao conjunto de fatores anteriormente mencionados, destacam-se na atualidade as questões referentes à deterioração dos recursos naturais e ao crescente aumento da produção de poluentes ambientais, pois essas questões têm impacto direto e significativo no nível de saúde da população, tanto em nível macro (aquecimento global) como em nível local (redistribuição geográfica de doenças causadas por determinados vetores).[7]

Também é importante citar as mudanças das condições ambientais e da qualidade da água, da terra, do ar e dos alimentos causados pelas atividades humanas dos grandes centros urbanos, nítida e especialmente destacando-se o papel da industrialização no processo deletério das condições de saúde das pessoas.[7]

Para as doenças transmissíveis, o prisma mais utilizado nos estudos relativos à saúde coletiva é o da cadeia epidemiológica, que identifica e mostra as interações entre o hospedeiro, o agente e o ambiente, conforme pode ser visualizado na Figura 3.

O momento preliminar de interação dos fatores relacionados ao hospedeiro, ao agente e ao ambiente é denominado período de pré-patogênese. A partir do momento em que ocorre a evolução de um distúrbio no homem, desde a primeira interação com os estímulos ambientais que provocaram a doença até as primeiras mudanças de forma e função daí resultantes, antes que o equilíbrio seja alcançado ou restabelecido, ou até que se siga defeito, invalidez ou morte, ocorre o período denominado patogênese.[9]

Pelo exposto, afirma-se que o caminho do profissional fisioterapeuta na direção das ações preventivas, em vez de centralizar-se no modelo curativo, representa na verdade uma via inteligente e exequível, apoiando-se a ideia de que contrariar ou interceptar uma causa é evitar ou dissipar seu efeito.[6]

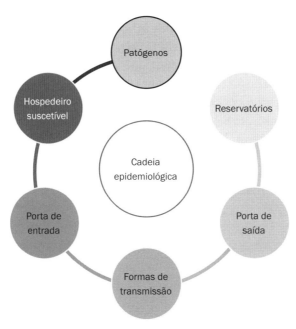

Figura 3   Cadeia epidemiológica.

NÍVEIS DE PREVENÇÃO

O significado da palavra prevenção em saúde, apesar dos problemas em conceituá-la, certamente é mais abrangente do que simplesmente defini-la como ato ou efeito de prevenir.[2]

De maneira simples, os objetivos da prevenção são evitar as doenças e outros agravos à saúde, sua transmissão e seu agravamento; e reduzir as doenças e outros agravos à saúde em relação à quantidade e à gravidade de casos, evitando ou minimizando as consequências e, quando possível, aumentando o nível de saúde das pessoas.

A prevenção aqui abordada sempre está presente na história natural da doença, de modo que é possível distinguir, numa visão mais recente, quatro níveis de prevenção: prevenção primária, secundária, terciária e quaternária. Cada nível possui um conjunto de ações características e esses, por sua vez, também agregam certo número de procedimentos particulares.

O nível primário de prevenção é aplicável durante o período de pré-patogênese, ou seja, quando o indivíduo se encontra em um estado de saúde ótima ou, no mínimo, saúde subótima. Dessa forma, pode-se considerar que a prevenção primária atua nos períodos em que o organismo se encontra em equilíbrio, estabelecendo ações que o mantenham nessa condição.

Esse nível engloba dois grupos de ações que o caracterizam: promoção da saúde, que inclui educação sanitária, educação nutricional, condições adequadas de trabalho, acesso a lazer e recreação, educação da população quanto à manutenção de condições habitacionais adequadas, educação sexual, orientação quanto à necessidade de realização de exames clínicos periódicos, campanhas de orientação sobre temas específicos, só para citar alguns exemplos;

e proteção específica, que é exemplificada pela aplicação de flúor dentário, pelo uso específico de equipamentos de proteção individual (EPI), pela aplicação de vacinas, entre outros.

O nível secundário de prevenção ocorre quando o organismo já se encontra com alterações na forma e/ou na função, ou seja, está no período de patogênese e, portanto, em enfermidade real. Nesse momento, ações realizadas com o objetivo de diagnosticar precocemente o problema e estabelecer as medidas terapêuticas adequadas formam os dois grupos de atividades que, se efetivadas com o sucesso esperado dentro das possibilidades de cada caso em particular, acarretarão o retorno do organismo ao estado de equilíbrio anterior ou, na pior das hipóteses, interromperão o declínio do organismo para níveis mais inferiores da escala de saúde e doença.

O terceiro nível de prevenção se estabelece quando o indivíduo portador da enfermidade passou pelos estágios anteriores, permanecendo com uma sequela residual e/ou uma incapacidade que necessitam ser minimizados, para se evitar, nesse caso, a invalidez total depois que as alterações anatômicas e fisiológicas já se encontram consolidadas. O objetivo principal desse nível é recolocar o indivíduo em uma posição útil na sociedade, na expectativa da máxima utilização de suas capacidades residuais.[6]

Quanto à prevenção quaternária, essa é de concepção mais recente, razão pela qual é necessário se estender um pouco mais acerca de suas características peculiares.

Esse nível trata da prevenção da iatrogenia, isto é, engloba as ações que visam preservar os pacientes do excesso de tratamento, de exames e/ou de procedimentos semiológicos considerados desnecessários ou inócuos e, em alguns casos, com risco de causar prejuízo à saúde do indivíduo.[10]

Dito de outra forma, a prevenção quaternária visa evitar o excesso de intervenções a que são submetidos alguns pacientes, considerando-se que atualmente são relatados diversos casos de exposição dos indivíduos a procedimentos caracterizados como desnecessários, injustificados ou cientificamente não comprovados.

Dados estatísticos comprovam que a iatrogenia, na atualidade mais bem identificada pelos saberes e métodos científicos, cresceu tanto que ganhou dimensão coletiva e populacional, suscitando assim o reconhecimento acadêmico e social de seu potencial danoso em grande escala.[11]

Os cuidados paliativos, que podem ser traduzidos como o planejamento de ações humanizadoras que visam à atenuação do sofrimento dos pacientes, são exemplos de atividades que se encaixam na proposta do nível quaternário de prevenção, sendo essa a razão pela qual alguns autores denominam a prevenção quaternária de prevenção do sofrimento.[12] Dessa maneira, o quarto nível de prevenção preconiza que os profissionais da saúde devem incluir no seu rol de atividades cotidianas o planejamento de ações que visem à prescrição criteriosa de procedimentos semiológicos e semiotécnicos; a adoção racional de métodos diagnósticos e terapêuticos; e a inclusão de recursos de educação em saúde que promovam junto aos pacientes o conhecimento acerca das vantagens e desvantagens de cada caminho diagnóstico e terapêutico que podem se seguir.

A prevenção quaternária, portanto, caracteristicamente baseia-se no respeito à autonomia do paciente, envolvendo a possibilidade de ele aceitar ou recusar os procedimentos propostos pelo profissional de saúde que o atende, daí decorrendo que a educação em saúde da população é o elemento-chave para o sucesso desse nível de prevenção.

Ressalta-se que a tomada de decisão relacionada ao atendimento dos princípios do nível quaternário de prevenção requer dos profissionais de saúde um conjunto de conhecimentos permanentemente atualizados, norteados pelas informações fornecidas pela ciência, pela epidemiologia e pela análise dos resultados com base em evidências.

Em relação aos níveis de prevenção na área da saúde, observa-se há algum tempo que não há unanimidade no que diz respeito aos grupos de ações que devem compor cada nível. Essa divergência é apresentada no Quadro 1.

Quadro 1 Níveis de prevenção e respectivas ações

Classificação	Primário	Secundário	Terciário	Quaternário
Leavell e Clark	▪ Promoção da saúde ▪ Proteção específica ▪ Limitação da incapacidade	▪ Diagnóstico precoce ▪ Tratamento adequado	▪ Reabilitação	
Universidade Columbia (EUA)	▪ Promoção da saúde ▪ Proteção específica	▪ Diagnóstico precoce ▪ Tratamento adequado	▪ Reabilitação ▪ Limitação da incapacidade	
Itoh e Lee	▪ Promoção da saúde ▪ Proteção específica	▪ Diagnóstico precoce ▪ Tratamento adequado ▪ Reabilitação ▪ Limitação da incapacidade	▪ Assistência de custódia	
Deliberato	▪ Promoção da saúde ▪ Proteção específica	▪ Diagnóstico precoce ▪ Tratamento adequado ▪ Reabilitação ▪ Limitação da incapacidade	▪ Suporte de cuidados diários (cuidador)	▪ Cuidados paliativos ▪ Assistência *primum non nocere* (menor dano possível)

Linha do tempo ↓

Duas coisas são essenciais para determinar o nível preventivo de uma ação de saúde específica: as características da ação de saúde e o momento em que ela surge no processo analisado. Desse modo, é possível concluir que o estudo apurado e a análise criteriosa do caso é que determinam a sua correta classificação.[13]

Como pode ser observado no Quadro 1, há divergência quanto à inserção da reabilitação e da limitação da incapacidade no nível secundário ou no nível terciário.

Antes de se comentar sobre essa questão, cabe salientar que a divergência ocorre pela própria inconsistência do uso da palavra reabilitação, bem como pela falta de entendimento sobre seu real significado, pois o termo reabilitação é comumente usado como sinônimo de recuperação, quando essa representa apenas o primeiro estágio da reabilitação que, sem dúvida, possui uma abrangência maior, estendendo-se e englobando outros momentos. Dessa forma, após as primeiras medidas, que visam limitar os danos e as alterações iniciais em um organismo, seguem-se outros estágios, todos ainda contidos no macroprocesso denominado reabilitação, como a reeducação, a readaptação e a reinserção social, sem os quais o processo de reabilitação não pode ser considerado pleno.[6]

Ao ser analisada a trajetória da fisioterapia dentro da reabilitação física, verifica-se que historicamente a limitaram à fase de recuperação, levando-a a fornecer apenas experiências reabilitativas parciais aos pacientes, impedindo-os de atingir as etapas seguintes do processo de reabilitação. É necessário salientar que, independentemente do quadro clínico do paciente, quase sempre é possível atingir os estágios subsequentes, se não de forma completa, pelo menos de forma parcial, porém, ao agir de forma global a fisioterapia não mais se limitaria ao fornecimento de atendimentos restritos à etapa da recuperação.

Voltando aos níveis de prevenção, não é apropriado, dados a evolução e o reconhecimento da reabilitação nas últimas décadas, posicioná-la como sugerem Leavell e Clark, quando esses afirmam que "mais tarde, quando o defeito e a invalidez se tiverem fixado, pode-se conseguir a prevenção terciária por meio da reabilitação".[9]

Ao contrário, o conceito mais contemporâneo de reabilitação, bem como a evolução da prevenção em detrimento do paradigma curativo em saúde, coloca-a como uma ação a ser instituída simultaneamente às ações de diagnóstico precoce e tratamento adequado, portanto, devendo ser agregada ao nível secundário de prevenção.[6] Além disso, em relação à limitação da incapacidade, não se encontram argumentos para diferenciá-la da própria reabilitação, uma vez que todas as atividades desenvolvidas com o objetivo de impor limites à incapacidade instalada nada mais são do que atividades reabilitativas, mesmo quando são considerados, por exemplo, os procedimentos fisioterapêuticos de manutenção em casos de pacientes com sequelas de enfermidades crônicas porque algum nível de reabilitação, mesmo que mínimo, ainda poderá ser obtido nessas condições.[6]

Ademais, a dor muitas vezes intratável – dor crônica – representa um sintoma extremamente incapacitante, tanto nos aspectos físicos como psíquicos, mas o avanço tecnológico, as novas modalidades fisioterapêuticas e o melhor entendimento sobre os mecanismos fisiológicos da dor estão mostrando que a reabilitação física pode ser utilizada para efetivamente controlá-la.

Destarte, torna-se evidente que a reabilitação deve ser iniciada o mais precocemente possível, assegurando-se pela adoção desse caminho as melhores condições para que se atinjam os resultados mais favoráveis no plano de assistência fisioterapêutica.

O diagnóstico clínico deve ser estabelecido na fase inicial da enfermidade e, concomitantemente, também o diagnóstico fisioterapêutico, para que seja possível definir as diversas modalidades terapêuticas e, se possível, de reabilitação para cada caso em particular.

Ao analisar a área da saúde, percebe-se que todas as especialidades clínicas enfocam seu objeto de estudo e suas estratégias de ação no sentido da restauração da saúde de um estado de enfermidade real para um estado de saúde ótima ou de saúde subótima. Nesse sentido, se a visão mais abrangente de reabilitação é adotada, logo, todas as especialidades praticam o ato da reabilitação.[4]

Ao explorar a filosofia da reabilitação com foco preventivo, os profissionais da saúde precisam desenvolver uma sensibilidade aguçada para a inter-relação existente entre os ambientes social, econômico, cultural e político, associando-os às possibilidades de reabilitação plena do paciente. Sobre isso, vale destacar a ação dos pioneiros da reabilitação, que usaram técnicas de relações públicas e *marketing*, apresentando os casos reabilitados com sucesso e a relação custo-benefício favorável dos programas de reabilitação, justificando os gastos nessa área.[14]

De posse dos conceitos apresentados é possível estabelecer relações entre o dinamismo da pirâmide de saúde, os períodos de patogênese e pré-patogênese, os estados de saúde e os níveis de prevenção, esquematizando-os como representado na Figura 4.

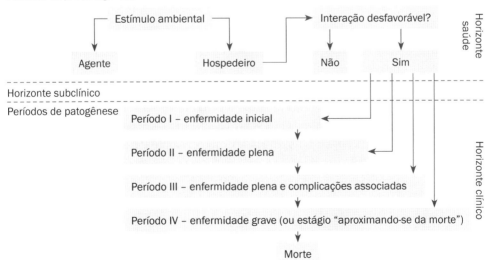

Figura 4 Inter-relação saúde-doença.

Como se pode observar na Figura 4, os períodos de pré-patogênese e patogênese indicam, respectivamente, os momentos em que o indivíduo encontra-se em um estado de saúde ou em um estado de doença, sendo possível visualizar entre esses períodos um estágio intermediário denominado horizonte subclínico, que representa o momento em que a interação entre hospedeiro, agente e ambiente foi desfavorável ao indivíduo, porém, não havendo ainda qualquer sinal ou sintoma de enfermidade. Além disso, a inter-relação saúde e doença, conforme estabelecida na Figura 4, permite determinar que todas as ações realizadas com o objetivo de manter o indivíduo no período de pré-patogênese representam ações do nível primário de prevenção, enquanto aquelas estabelecidas durante as etapas I e II do período de patogênese estão no nível secundário e as estabelecidas durante as etapas III e IV estão no nível terciário.

PROMOÇÃO DA SAÚDE

Segundo a Carta de Ottawa, documento oficial fruto da Primeira Conferência Internacional Sobre Promoção de Saúde, ocorrida em 1986, na cidade canadense de mesmo nome, a promoção da saúde é o nome dado ao processo de capacitação da comunidade para atuar na melhoria de sua qualidade de vida e saúde, incluindo-se uma maior participação no controle desse processo.[15]

Para os profissionais da saúde adeptos da filosofia prevencionista, a promoção da saúde é soberana, sendo considerada a prevenção primordial por diversos autores, porque se propõe a incentivar a consolidação de práticas educativas em saúde, que por sua vez proporcionará às pessoas a aquisição de estilos de vida saudáveis, sendo exemplos a prática regular de exercícios físicos, a identificação dos alimentos recomendados como fontes nutricionais adequadas e a conscientização quanto aos malefícios do fumo, do álcool e das drogas.

Alguns autores consideram a promoção da saúde e a prevenção primordial entidades distintas que muitas vezes se confundem, mas que verdadeiramente se distinguem a partir das relações de complementariedade que estabelecem entre si.[10]

Czeresnia,[16] por exemplo, afirma que a prevenção primordial visa à diminuição da probabilidade de ocorrência de uma doença ou enfermidade específica, enquanto a promoção da saúde visa ao aumento da saúde e do bem-estar geral por intermédio da associação de esforços e iniciativas intersetoriais. Como exemplo de ação incluída na esfera da prevenção primordial, menciona-se a adoção da dieta alimentar adequada como contraponto às doenças causadas por carência nutricional.

Há ainda aqueles que vão mais longe, distinguindo a promoção da saúde e a prevenção primordial ao incutir à segunda a responsabilidade pela adoção de uma visão preditiva em saúde, algumas vezes denominada medicina preditiva, que consistiria na predição, desde o nascimento (ou até mesmo antes) até a morte, das situações de risco a que um indivíduo poderia ser submetido ao longo de sua existência, de acordo com sua constituição genética hereditariamente recebida e com as exigências e agressões a que provavelmente será submetido pelo meio geopolítico e ambiental em que for passar a maior parte da sua existência.[17]

No Brasil, a Lei n. 8.080, de 19 de setembro de 1990, afirma no art. 2º que "a saúde é um direito fundamental do ser humano, devendo o Estado prover as condições indispensáveis ao seu pleno exercício". O parágrafo 1º do mesmo artigo vai mais longe e estabelece que "o dever do Estado de garantir a saúde consiste na formulação e execução de políticas econômicas e sociais que visem à redução de riscos de doenças e de outros agravos e no estabelecimento de condições que assegurem acesso universal e igualitário às ações e aos serviços para a sua promoção, proteção e recuperação"[18]. Na verdade, o trecho final do parágrafo 1º nada mais é do que uma transcrição literal do artigo 196 da Constituição Federal de 1988.[19]

Entretanto, independentemente das questões constitucionais e legais, a responsabilidade da promoção da saúde é comum a todos os setores da sociedade, e deve ocorrer pela capacitação tanto em nível individual como coletivo, pela criação de ambientes favoráveis à saúde e pelo desenvolvimento de aptidões pessoais pela educação para a saúde.[10,15,20]

O próprio campo de saúde, segundo a Carta de Lalonde, é composto de quatro polos indissociáveis na compreensão da relação saúde-doença: polo biológico (maturidade e envelhecimento; sistemas orgânicos complexos; e herança genética); polo dos níveis de atenção (recuperação; tratamento; e prevenção); polo ambiental (ambiente social; ambiente físico; e ambiente psicológico); e polo do estilo de vida (emprego e riscos ocupacionais; padrões de consumo; atividades de lazer e outros).[21]

As condições e os recursos fundamentais para a saúde incluem a paz, a habitação, a educação, a alimentação, a renda, um ecossistema estável, recursos sustentáveis, justiça social e equidade, sendo objetivo das ações de promoção da saúde fazer com que essas condições sejam cada vez mais favoráveis.[10] O Quadro 2 elenca os compromissos com a promoção da saúde determinados pela Carta de Ottawa.[15]

A Quarta Conferência Internacional sobre Promoção da Saúde, realizada em Jacarta, 1997, teve como tema central a promoção da saúde no século XXI, tendo sido a primeira conferência a incluir o setor privado no apoio à promoção da saúde.[15]

A Carta de Jacarta enfatiza duas condições não previstas nas cartas das conferências anteriores (Ottawa, 1986; Adelaide, 1988; Sundsvall, 1991): primeiro, as tendências demográficas, representadas por fatores como a urbanização, o aumento no contingente da população idosa, o aumento da prevalência de doenças crônicas, o incremento do sedentarismo, entre outros; e segundo, os fatores transacionais, representados pela integração da economia global, os mercados financeiros e do comércio, a explosão do acesso aos meios de comunicação de massa e à tecnologia de comunicações e a degradação ambiental gerada pelo uso indevido dos recursos naturais,[15] sendo a promoção da saúde absolutamente essencial para o tratamento dessas questões.

Quadro 2 Compromissos com a promoção de saúde da Carta de Ottawa[15]

- Atuar no campo das políticas públicas saudáveis e advogar um compromisso político claro em relação à saúde e à equidade em todos os setores.
- Agir contra a produção de produtos prejudiciais à saúde, a degradação dos recursos naturais, as condições ambientais e de vida não saudáveis e a má-nutrição; e centrar sua atenção nos novos temas da saúde pública, como a poluição, o trabalho perigoso e as questões da habitação e dos assentamentos rurais.
- Atuar pela diminuição do fosso existente, quanto às condições de saúde, entre diferentes sociedades e distintos grupos sociais, bem como lutar contra as desigualdades em saúde produzidas pelas regras e práticas desta mesma sociedade.
- Reconhecer as pessoas como o principal recurso para a saúde; apoiá-las e capacitá-las para que se mantenham saudáveis a si próprias, às suas famílias e amigos por meio de financiamentos e/ou outras formas de apoio; e aceitar a comunidade como porta-voz essencial em matéria de saúde, condições de vida e bem-estar.
- Reorientar os serviços de saúde e os recursos disponíveis para a promoção da saúde; incentivar a participação e colaboração de outros setores, outras disciplinas e, mais importante, da própria comunidade.
- Reconhecer a saúde e sua manutenção como o maior desafio e o principal investimento social dos governos; e dedicar-se ao tema da ecologia em geral e das diferentes maneiras de vida.
- A Conferência conclama a todos os interessados juntar esforços no compromisso por uma forte aliança em torno da saúde pública.

O Quadro 3 apresenta as prioridades estabelecidas pela Carta de Jacarta para a promoção da saúde no século XXI e as recomendações finais da quarta conferência.[15]

A OMS definiu em 1998 os sete princípios da promoção da saúde ao caracterizá-la como qualquer programa, política pública ou atividade que seja planejada e executada seguindo-se as premissas da concepção holística, da intersetorialidade, do empoderamento, da participação social, da equidade, das ações multiestratégicas e da sustentabilidade.[22]

No Brasil, Carvalho analisou as diversas correntes de saúde coletiva existentes na época, concluindo que o sistema de saúde brasileiro deveria responder a uma dupla necessidade: primeiro, construindo uma rede de prestação de serviços de qualidade; e segundo, intervindo sobre os fatores sociais que impactam negativamente o processo de saúde-doença.[23]

A Portaria n. 687, de 30 de março de 2006, que trata da Política Nacional de Promoção da Saúde, considera a promoção de saúde como uma estratégia de articulação transversal que procura conferir visibilidade aos fatores que colocam a saúde das pessoas em risco, englobando as diferenças entre as necessidades, territórios e culturas existentes em nosso país, de modo a promover a criação de mecanismos de redução de vulnerabilidades, a defesa da equidade e a incorporação da participação popular como meio de controle social da gestão pública.[24]

Quadro 3   Prioridades para o século XXI e recomendações gerais da Carta de Jacarta[15]

Prioridades para a promoção da saúde no século XXI

1. Promover a responsabilidade social para com a saúde.
2. Aumentar os investimentos para fomentar a saúde.
3. Consolidar e expandir parcerias em prol da saúde.
4. Aumentar a capacidade comunitária e dar direito de voz ao indivíduo.
5. Conseguir uma infraestrutura para a promoção da saúde.

Recomendações gerais

- Aumento da sensibilização sobre as mudanças dos determinantes da saúde.
- Apoio à criação de atividades de colaboração e de redes para o desenvolvimento sanitário.
- Mobilização de recursos para a promoção da saúde.
- Acumulação de conhecimentos sobre as melhores práticas.
- Facilitação do aprendizado compartilhado.
- Promoção da solidariedade em ação.
- Promoção da transparência e da responsabilidade pública de prestação de contas em promoção da saúde.

Destarte, no Brasil a promoção da saúde vislumbra a interação recíproca entre o individual e o coletivo; entre as esferas pública e privada; entre o Estado e a sociedade; e entre a vigilância sanitária e os demais setores com o intuito de desfragmentar a relação saúde-doença ao mesmo tempo em que procura reduzir a vulnerabilidade, os riscos e os danos advindos dessa relação.[24]

O Quadro 4 apresenta o conjunto de ações específicas determinadas pelo Ministério da Saúde.[24]

Quadro 4   Ações de promoção de saúde[24]

1. Divulgação e implementação da Política Nacional de Promoção da Saúde.
2. Alimentação saudável.
3. Prática corporal/atividade física.
4. Prevenção e controle do tabagismo.
5. Redução da morbidade e mortalidade em decorrência do uso abusivo de álcool e outras drogas.
6. Redução da morbidade e mortalidade por acidentes de trânsito.
7. Prevenção da violência e estímulo à cultura de paz.
8. Promoção do desenvolvimento sustentável.

No cenário teórico, as propostas de ações voltadas à promoção da saúde apresentam-se coerentemente estruturadas; entretanto, no cenário prático se observam severas restrições quanto ao pleno desenvolvimento dessas ações, principalmente porque os conceitos, as políticas e as práticas têm se restringido ao segmento saúde, e mesmo nesse setor não têm atingido parcela significativa dos profissionais.[25]

Na fisioterapia, por exemplo, grande parte dos profissionais se mantém a margem das políticas de promoção da saúde por causa de uma conjunção de fatores, entre eles merece destaque o fato de as matrizes curriculares nacionais ainda privilegiarem, durante a formação profissional, o sistema complementar de saúde em detrimento do Sistema Único de Saúde.

Mesmo assim, tem-se percebido nos últimos anos que o processo de promoção da saúde se mostra efetivo quando a ênfase é dada na esfera coletiva – municípios, escolas e ambientes de trabalho, principalmente.[25]

REFERÊNCIAS BIBLIOGRÁFICAS

1. Amiralian MLT, Pinto EB, Ghirardi MIG, Lichtig I, Masini EFS, Pasqualin L. Conceituando deficiência. Revista de Saúde Pública. 2000;34(1)97-103.
2. Dicionário Priberam da língua portuguesa. Versão on-line. Disponível em: http://www.priberam.pt. Acessado em: 28 set. 2015.
3. World Health Organization (WHO). Constitution of the World Health Organization. Basic Document. Genebra: WHO, 1946.
4. Itoh M, Lee MHW. A epidemiologia das incapacidades e sua relação com a medicina de reabilitação. In: Kottke FJ, Lehmann JF. Tratado de medicina física e reabilitação de Krusen. Barueri: Manole; 1994.
5. Brasil. Agência Nacional de Vigilância Sanitária (Anvisa). A Anvisa na redução à exposição involuntária à fumaça do tabaco. Gerência de Produtos Derivados do Tabaco-GPDTA/Anvisa. Brasília; 2009. 24p.
6. Deliberato PCP. Fisioterapia preventiva: fundamentos e aplicações. Barueri: Manole; 2002.
7. Organização Pan-Americana da Saúde (OPAS). Módulo de princípios de epidemiologia para o controle de enfermidades (MOPECE). Módulo 2: saúde e doença na população. OPAS: Brasília; 2010.
8. Souza MFM, Kalichman AO. Vigilância à saúde: epidemiologia, serviços e qualidade de vida. In: Rouquayrol MZ. Epidemiologia & Saúde. 4.ed. Rio de Janeiro: Medsi; 1994.
9. Leavell H, Clark EJ. Medicina preventiva. São Paulo: McGraw-Hill; 1977.
10. Almeida LM. Da prevenção primordial à prevenção quaternária. Revista Portuguesa de Saúde Pública. 2005;23:91-96.
11. Norman AH, Tesser CD. Prevenção quaternária na atenção primária à saúde: uma necessidade do Sistema Único de Saúde. Cad Saúde Pública. 2009; 25(9):2012-20, set/2009.
12. World Health Organization (WHO). National cancer control programmes: policies and managerial guidelines. Genebra: WHO; 2002.
13. Gerardes PC. A saúde coletiva de todos nós. Rio de Janeiro: Revinter; 1992. p.114.
14. Kottke FJ, Lehmann JF. Tratado de medicina física e reabilitação de Krusen. Volume I. Barueri: Manole; 1994.
15. Brasil. Ministério da Saúde. Secretaria de Políticas Públicas. Projeto Promoção da Saúde. As cartas da promoção da saúde. Brasília; 2002.
16. Czeresnia D. O conceito de saúde e a diferença entre prevenção e promoção. Cad Saúde Pública. 1999;15(4):701-9.
17. Ruffie J. O nascimento da medicina preditiva. Lisboa: Instituto Piaget; 1994, p.60.

18. Brasil. Presidência da República. Casa Civil. Subchefia para Assuntos Jurídicos. Lei n. 8.080, de 19 de setembro de 1990. Dispõe sobre as condições para a promoção, proteção e recuperação da saúde, a organização e o funcionamento dos serviços correspondentes e dá outras providências. Diário Oficial da União (DOU), Brasília, 20 de setembro de 1990.
19. Brasil. Presidência da República. Casa Civil. Subchefia para Assuntos Jurídicos. Constituição da República Federativa do Brasil de 1988. Disponível em: http://www.planalto.gov.br/ccivil_03/Constituicao/Constituicao.htm. Acessado em: 1 out. 2015.
20. Sícoli JL, Nascimento PR. Promoção de saúde: concepções, princípios e operacionalização. Interface – Comunic, Saúde, Educ. 2003;7(12):91-112.
21. Cianciarullo T. A enfermagem na gestão em atenção primária à saúde. Barueri: Manole; 2007. p.9.
22. World Health Organization (WHO). Health promotion evaluation: recommendations to policy-makers. Copenhagen: European Working Group on Health Promotion Evaluation; 1998.
23. Carvalho SR. Saúde coletiva e promoção da saúde: sujeito e mudança. São Paulo: Hucitec; 2005. p.159.
24. Brasil. Ministério da Saúde. Portaria n. 687, de 30 de março de 2006. Aprova a Política de Promoção da Saúde. Diário Oficial da União (DOU), Brasília, 31 de março de 2006.
25. Paim JS, Almeida-Filho N. Saúde coletiva: teoria e prática. Rio de Janeiro: MedBook; 2014. p.306-312.

capítulo 2

Prevenção de acidentes

INTRODUÇÃO

Ao estudar os acidentes é necessário se contrapor à ideia preponderante de que eles são obra do acaso, definindo-os de forma simplista em "acontecimento casual, desgraça", pois os acidentes não ocorrem por obra do acaso, chegando-se mesmo a se afirmar que "acidentes não acontecem, são causados".[1]

A maioria dos acidentes, como será mostrado adiante, podem e deveriam ser evitados, pois apresentam como uma de suas características mais marcantes a previsibilidade. Nesse contexto, dois elementos representam a chave para a prevenção: primeiro a educação, tanto nos seus aspectos básicos como também na educação específica, sendo ambas absorvidas, em prevenção, pelo uso da expressão promoção da saúde; em segundo lugar, a proteção específica, que trata do conjunto de ações necessárias para a devida eliminação dos fatores de risco identificados.[2]

A educação básica é o ponto de partida para a prevenção de acidentes. Nessa situação, é a população adulta quem deve ser inicialmente instruída quando realmente se deseja diminuir a incidência alarmante de casos de acidentes domésticos, escolares, no trabalho ou na comunidade que ainda ocorrem diariamente no Brasil.

São os adultos, desde que devidamente instruídos, que estão em condições de identificar as situações de risco e de elaborar medidas de prevenção contra acidentes, bem como aos adultos cabe a orientação das crianças para a efetiva adoção das medidas de prevenção.

Quanto menor a criança, maior a necessidade de proteção contra acidentes, educando-a progressivamente com o aumento da sua idade para que ela se torne autossuficiente na capacidade de prever situações de perigo. A educação básica é fundamental, pois somente é possível prevenir aquilo que se conhece.[2]

Um segundo nível de conscientização passa pela educação específica. Além da formação geral obtida na educação básica, também é prioritário conhecer todos os fatores de risco de forma mais aprofundada para tornar as medidas de prevenção mais eficientes contra os acidentes. A educação específica também atua quando a prevenção primária tiver falhado, pois conhecendo mais profundamente as causas de um acidente é possível atenuar sua gravidade com a efetivação de atendimento adequado e imediato, além de isolar a área ou os elementos causadores do infortúnio para que outros acidentes não surjam em decorrência do primeiro.

As medidas de proteção são específicas, e só fornecerão os resultados predeterminados se forem aplicadas por pessoas devidamente instruídas acerca do risco de um acidente em particular. Por exemplo, é fácil supor que ninguém tomará medidas contra queimaduras sem antes saber que determinada substância é inflamável. Fornecer essa informação é o papel da promoção da saúde (educação básica e específica). Após esse conhecimento prévio ser adquirido, é necessária a formação adequada do indivíduo para que ele possa vir a agir preventivamente contra um possível acidente. Além disso, também deve haver instrução sobre a forma correta de atuação nos casos em que o acidente já tiver ocorrido.[2]

Infelizmente, o desenvolvimento tecnológico e a modernização que vêm ocorrendo em ritmos cada vez mais acelerados têm exposto as pessoas cada vez mais ao risco de acidentes, principalmente na esfera doméstica.[3]

Em relação às crianças, isso é ainda mais preocupante, haja vista que no Brasil uma parcela consideravelmente elevada delas permanece diariamente sem a supervisão de um adulto em boa parte do dia e, às vezes, também da noite.

O cuidado com a criança denota uma responsabilidade muitas vezes somente percebida quando ocorre um acidente ou uma intercorrência clínica, desde as mais simples, como escoriações, quedas e presença de estados febris, até as mais graves, como fraturas, convulsões e outros.[4]

A esse respeito, uma das coisas mais significativas que os profissionais da saúde podem fazer é se envolverem em programas comunitários de prevenção a traumas infantis ao mesmo tempo em que se deve educar as famílias para que criem ambientes domésticos mais seguros com o intuito de diminuir a mortalidade infantil devida a acidentes no lar.[5]

Outro tópico importante diz respeito aos grupos populacionais especiais, que requerem medidas de prevenção ainda mais consistentes, efetivas e inadiáveis. Esses grupos incluem as pessoas com algum tipo de deficiência (deficiência visual, auditiva e de mobilidade), as pessoas acamadas e/ou funcionalmente dependentes (pessoas gravemente doentes ou feridas; pessoas com doenças crônicas; pessoas com distúrbios mentais), as pessoas muito idosas e as pessoas com défices mentais e/ou cognitivos.

De modo geral, algumas situações e locais predispõem a eventos típicos relacionados aos acidentes, o que é positivo sob o ponto de vista de que isso facilita o planejamento dos procedimentos de prevenção. Por exemplo, em parques, quadras, pistas etc., locais típicos à prática de atividades recreativas e desportivas, é comum a ocorrência de traumas, contusões e ferimentos. Em clubes aquáticos, piscinas, lagos e rios os cuidados preventivos devem se direcionar às quedas e ao risco de afogamento. Já em situações de exposição prolongada ao sol, os eventos mais frequentes incluem a insolação, as queimaduras e os desmaios.[6]

As seções a seguir listam algumas recomendações simples para se prevenirem os acidentes no ambiente doméstico, na comunidade e na área rural, e tratam de algumas modalidades de acidentes comuns e apresentam noções gerais de primeiros socorros.

ACIDENTES DOMÉSTICOS

Seguem-se algumas recomendações simples direcionadas à prevenção dos acidentes mais comumente relatados no ambiente doméstico, ilustrando alguns exemplos.

- Não manter arma de fogo, seja em casa, no automóvel ou em qualquer outro local.
- Manter fósforos, objetos pontiagudos e sacos plásticos fora do alcance das crianças.
- O espaçamento entre as barras de proteção do berço não deve passar de 6 cm (Figura 1).

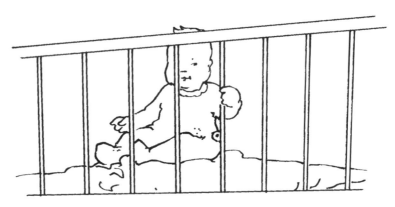

Figura 1 Acidentes domésticos: barras do berço.

- Não deixar travesseiros, brinquedos ou lençóis de material plástico soltos no berço.
- Nunca deixar crianças pequenas sozinhas no trocador ou na banheira.
- Experimentar a temperatura da água do banho de crianças testando-a com o cotovelo ou com o dorso da mão.
- Manter os medicamentos fora do alcance das crianças e conferir cuidadosamente a bula e o prazo de validade. Nunca dar qualquer tipo de medicamento sem a devida orientação médica (Figura 2).

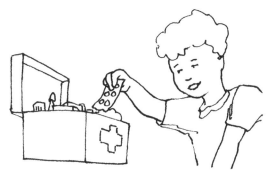

Figura 2   Acidentes domésticos: medicamentos.

- Deixar as bebidas alcoólicas fora do alcance das crianças. O ideal é não tê-las em casa.
- Limpar imediatamente líquidos e outros produtos derramados, certificando-se de que a superfície não permaneceu escorregadia.
- Limpar imediatamente os cacos de vidro e certificar-se de que o chão encontra-se totalmente livre de qualquer partícula.
- Manter produtos de limpeza, inseticidas, agrotóxicos e outras substâncias químicas fora do alcance das crianças, preferencialmente em local trancado (Figura 3).

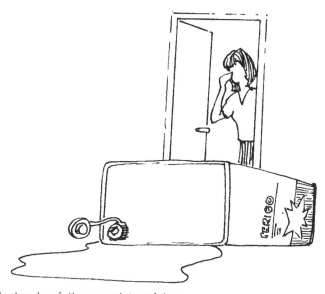

Figura 3   Acidentes domésticos: produtos tóxicos.

- Manter ferramentas e outros equipamentos fora da área de alcance das crianças, de preferência em local trancado.
- Verificar regularmente o sistema de gás usando o teste do sabão para prevenir eventuais vazamentos.

- Manter as panelas que estão sobre o fogão tampadas e com os cabos voltados para dentro. Enquanto o fogão ou o forno estiver sendo usado, a cozinha deve ser local proibido para as crianças.
- Fixar os tapetes da casa com adesivos apropriados. Se houver crianças e idosos em casa, eliminar os tapetes (Figura 4).

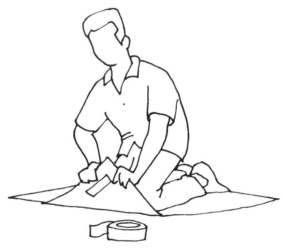

Figura 4 Acidentes domésticos: tapetes.

- Nunca deixar bebês sozinhos na companhia de crianças pequenas ou na presença de animais de estimação.
- Nunca deixar as crianças pequenas sozinhas em casa com velas ou lamparinas acesas.
- Cobrir as tomadas que não estejam em uso e evitar o acesso àquelas que estiverem sendo usadas (Figura 5).

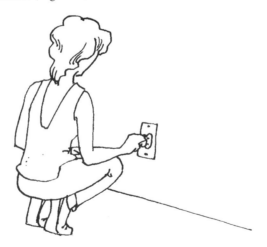

Figura 5 Acidentes domésticos: tomadas.

- Não permitir que animais domésticos permaneçam dentro de casa.
- Não usar toalhas com bordas pendentes sobre a mesa, pois crianças pequenas podem puxá-las e receber sobre si o que estiver sobre a mesa.
- Manter botões, brincos, alfinetes e outros objetos pequenos fora do alcance das crianças, de preferência em locais trancados.
- Proteger todas as janelas, as escadas e as sacadas com grades ou redes de proteção (Figura 6).

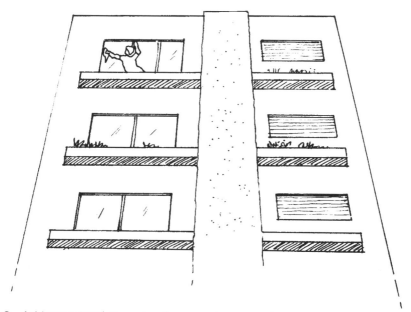

Figura 6   Acidentes domésticos: janelas, escadas e sacadas.

- Eliminar as lanças pontiagudas características de algumas grades e portões domésticos; se elas não puderem ser eliminadas, as crianças da residência e da vizinhança devem ser continuamente orientadas a não subirem nessas grades e portões.
- Certificar-se de que a panela de pressão esteja devidamente fechada e, ao abri-la, conferir se toda a pressão existente no seu interior já tenha saído por completo.
- Jamais perfurar latas e tubos de aerossóis, mesmo que estejam vazios.
- Evitar a presença de cantos, áreas ou cômodos mal iluminados e escuros em casa para prevenir tropeções, batidas e quedas, sobretudo se houver crianças e idosos na residência.
- Manter as plantas da casa fora do alcance das crianças, pendurando-as em locais altos e nunca em prateleiras ou suportes que possam ser puxados, vindo a cair sobre as crianças (Figura 7).

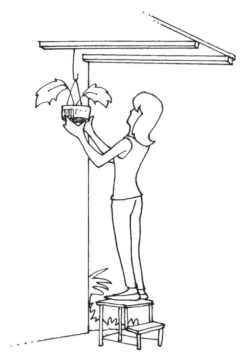

Figura 7   Acidentes domésticos: plantas.

- Evitar fumar dentro de casa, principalmente na cama.
- Jamais permanecer dentro do carro com o veículo ligado e a porta da garagem fechada, certificar-se sempre de que há ventilação suficiente para impedir o acúmulo dos gases nocivos emitidos pelos motores dos automóveis.
- Desligar a chave geral sempre que for consertar equipamentos elétricos ou trocar lâmpadas.
- Ler atentamente o manual de instrução dos equipamentos elétricos e eletrônicos.
- Aterrar todos os equipamentos elétricos de maior potência, incluindo-se chuveiros, torneira elétrica, forno de micro-ondas e quaisquer outros cujas descargas elétricas possam ocasionar graves lesões.

ACIDENTES COMUNITÁRIOS E RURAIS

A seguir, são propostas algumas orientações preventivas sobre os acidentes mais comuns ocorridos em áreas rurais e logradouros públicos, ilustrando alguns exemplos.

- Nos finais de semana ou nas férias, caminhadas por fazendas, sítios, matas e outros locais desconhecidos só devem ser realizadas na companhia de pessoas que conheçam bem a região. Deve-se lembrar de usar botas e roupas adequadas, protetor solar, substância repelente, além de carregar água e uma maleta de primeiros socorros.

- É preciso evitar a todo o custo soltar balões, fogos de artifícios ou pular fogueiras nas festas juninas.
- Nunca entrar em águas de rios e lagoas, principalmente em locais desconhecidos (Figura 8).

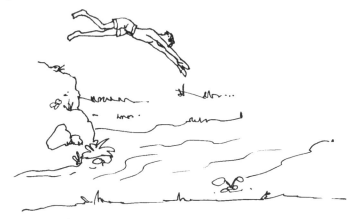

Figura 8   Acidentes comunitários: rios e lagoas.

- Respeitar os sinais de trânsito, tanto como condutor de veículo motorizado quanto como ciclista ou pedestre.
- Não praticar esportes em vias públicas, a não ser que ela esteja devidamente interditada e sinalizada.
- Não descer dos veículos pelo lado da rua. Sair sempre pelo lado da calçada (Figura 9).

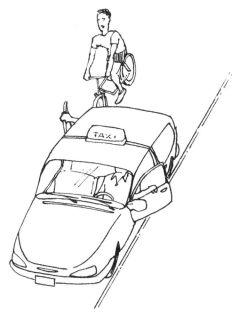

Figura 9   Acidentes comunitários: deixando o interior de veículos.

- Jamais subir ou descer de ônibus, trem ou outro transporte coletivo quando eles estiverem em movimento.
- Estar atento aos desníveis e buracos de calçadas e logradouros públicos. Jamais caminhar desatento, lendo, por exemplo (Figura 10).
- Não provocar animais soltos, seja na cidade ou no campo. Manter uma distância segura.
- Na condição de ciclista, jamais pegar carona segurando na caçamba de caminhões ou outros veículos (Figura 11).

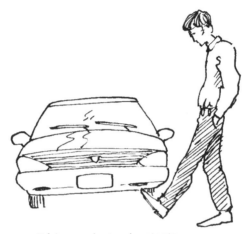

Figura 10 Acidentes comunitários: pedestre desatento.

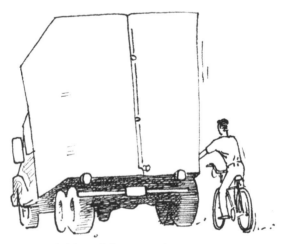

Figura 11 Acidentes comunitários: ciclistas em risco.

- Nunca dirigir sob o efeito de álcool, drogas ou medicamentos que prejudiquem a capacidade de concentração, visão ou julgamento.
- Nunca dirigir se estiver sob o efeito de estados emocionais negativos, por exemplo, logo após a morte de um parente próximo.

- Evitar dirigir veículos para os quais não esteja devidamente habilitado.
- Verificar, sempre, se um elevador chamado realmente encontra-se no andar quando a porta é aberta.
- Atenção especial deve ser dada para áreas que tenham poços desprotegidos, buracos de escavações ou fissuras no solo. Essas situações devem ser devidamente sinalizadas e a área ao redor isolada (Figura 12).

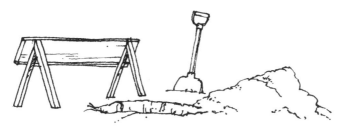

Figura 12 Acidentes comunitários: poços e escavações.

- Em caso de tempestade, evitar locais descampados ou proteger-se embaixo de árvores.
- Não sair de casa em condições climáticas adversas.
- Não sair de casa em situações de turbulências sociais e políticas.
- Evitar caminhar por áreas próximas a construções, sobretudo de edifícios (Figura 13).

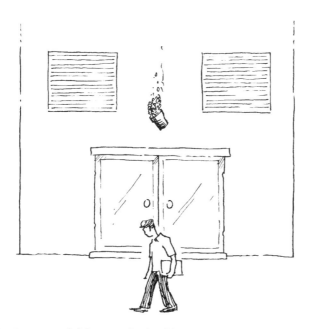

Figura 13 Acidentes comunitários: queda de objetos.

- Evitar situações de discussão verbal nas ruas com desconhecidos.
- Jamais sair de casa portando armas de fogo.

TIPOS MAIS COMUNS DE ACIDENTES E NOÇÕES DE PRIMEIROS SOCORROS

A maneira característica pela qual uma pessoa reage a uma situação de emergência antes da chegada do socorro especializado frequentemente determina as condições de recuperação experimentadas por uma vítima e, em casos extremos, pode até mesmo influenciar direta ou indiretamente o resultado de vida ou de morte de um acidentado.[7]

São chamados de primeiros socorros os atendimentos prestados às vítimas de qualquer acidente ou mal súbito antes da chegada de profissionais qualificados para o atendimento.[8]

Os objetivos principais dos primeiros socorros incluem o reconhecimento das situações que colocam a vida em risco; o controle de sangramentos; a desobstrução das vias aéreas; a manutenção das condições ventilatórias e circulatórias dentro dos melhores níveis possíveis; o posicionamento da vítima da maneira mais confortável possível para a ocasião; a prevenção das condições infecciosas previsíveis em alguns tipos de acidentes; a diminuição dos riscos de lesões secundárias e de complicações advindas do acidente primário; e a preocupação com as providências necessárias à rápida chegada de assistência especializada e de apropriado transporte para a vítima.

Queimadura

As queimaduras são lesões dos tecidos corporais provocadas pela ação do calor, da eletricidade e de substâncias químicas ou radioativas. Podem ser do tipo radiante (luz solar, incêndio) ou podem ser causadas pela combustão de líquidos inflamáveis (álcool, querosene), gases (lamparinas), líquidos em ebulição (água fervendo, gorduras), corpos sólidos (ferro em brasa, carvão ardente), produtos químicos (ácidos, soda cáustica), produtos radioativos (césio) ou por eletricidade (cabos ou fios elétricos, choque).

Infelizmente, para a pessoa queimada, o primeiro atendimento, na maioria das vezes, é feito no próprio local por pessoas leigas que, nesse caso, por ausência de programas sociais de educação específica, acabam por aumentar o efeito da queimadura ao agir de forma inadequada. Em locais onde é possível o socorro especializado, é melhor aguardar 10 a 15 minutos do que agir de modo imprudente. Os procedimentos básicos devem incluir: acalmar a pessoa queimada; mantê-la o mais imóvel possível; evitar o resfriamento abrupto da área queimada; em caso de fogo nas vestes, não tentar tirá-las, e sim cobrir a pessoa com um cobertor ou outro tecido para abafá-lo; e jamais colocar produtos como azeite, vaselina, pó de café e outros sobre a lesão.

Choque elétrico

As lesões causadas pela eletricidade assemelham-se às queimaduras. A gravidade da lesão varia de acordo com a intensidade da corrente e com o tempo de contato da pessoa com a eletricidade. Outro fator a ser levado em consideração diz respeito às condições da pele no local do contato: se estiver úmida, a gravidade das lesões será maior.

No aspecto geral, a vítima do choque elétrico pode apresentar desde ligeiros transtornos da consciência e agitação até desmaios, coma e parada cardiorrespiratória.

As primeiras medidas de socorro à vítima de choque elétrico devem incluir as seguintes medidas: desligar a corrente elétrica o mais brevemente possível, evitando a todo custo tocar a pessoa enquanto ela estiver em contato com a rede elétrica; verificar se o piso sob os pés do socorrista está seco, bem como constatar se o calçado é isolante (solado de borracha) ou condutor (se estiver molhado, por exemplo); em relação às lesões da pele, proceder como recomendado na seção "Queimadura"; e verificar se a vítima respira adequadamente.

Em casos de dificuldade respiratória analisar se há obstrução das vias aéreas. Nos casos de parada respiratória, iniciar os procedimentos de respiração artificial boca a boca e massagem cardíaca, mantendo-os até que o socorro especializado chegue ao local (Figuras 14 e 15). De forma alternativa à respiração boca a boca, pode ser feita a respiração boca-nariz, indicada quando não se consegue desobstruir a boca da vítima; quando a vítima tiver lesões na boca; quando a boca da vítima for desproporcionalmente maior que a boca do socorrista; e, em alguns casos, quando a vítima não tiver a dentição completa e isso acarretar problemas na vedação entre a boca da vítima e a boca do socorrista.[7]

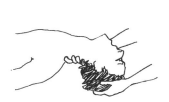 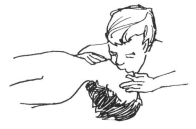

Figura 14   Respiração artificial boca a boca.

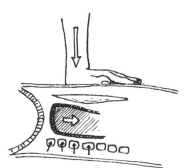 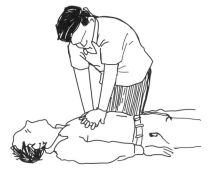

Figura 15   Massagem cardíaca.

Ferimentos

Ocorrem lesões corporais pela ação de agentes externos, e essas lesões podem apresentar-se com perda da continuidade da pele, como no caso de cortes, fraturas expostas, ferimentos perfurocontusos e outros, ou sem perda da continuidade da pele, como em luxações, entorses e fraturas simples.

As ações provocadas por agentes físicos no corpo são identificadas, de forma genérica, pelo uso do termo traumatismo, e traumatismos que ocasionam lesões ao tegumento cutâneo são denominados ferimentos ou escoriações, enquanto aqueles que não produzem esse tipo de lesão são denominados contusões.[6]

A gravidade pode ser definida quanto à profundidade da lesão nos casos de descontinuidade do tecido, sendo reconhecidas as lesões leves, quando apenas a pele e o tecido subcutâneo são comprometidos; as lesões moderadas, quando a descontinuidade atinge músculos, vasos sanguíneos e nervos; e as lesões graves, quando houver exposição de cavidades e órgãos internos.

Os ferimentos podem ainda ser classificados de acordo com a ação do agente em cortantes (p. ex., facadas); contusos (p. ex., atropelamento); lacerantes (p. ex., mordida de animais); decepantes (p. ex., corte abrupto e intenso, como os acidentes com machados); perfurantes (p. ex., pregos que atravessam o solado dos calçados); e escoriações (p. ex., arranhões).

As medidas de pronto-atendimento variam de acordo com a gravidade da lesão e com a característica do agente causador. Assim, nos casos de ferimentos abertos com presença de hemorragia, proceder de acordo com o recomendado na seção "Hemorragia". Nos casos simples, típicos dos ferimentos domésticos, deve-se agir da seguinte maneira: lavar a área com água e sabão neutro, procurando retirar toda a sujeira que possa causar infecção; usar um antisséptico local para prevenir infecção, porém, nunca usar álcool ou iodo com essa finalidade; ferimentos como arranhões devem ser mantidos descobertos, enquanto outros mais profundos devem ser protegidos com gaze seca (não usar algodão) para evitar novas batidas e a penetração de agentes infecciosos; trocar o curativo diariamente ou quantas vezes forem necessárias até que o ferimento possa ficar exposto. Se a gaze tiver aderido ao ferimento, deve-se umedecê-la com água destilada para facilitar a retirada.

Infelizmente, o Brasil tem se caracterizado como um país em que dois subtipos específicos e graves de ferimento têm se tornado cada dia mais frequentes: o ferimento por arma branca (FAB) e o ferimento por arma de fogo (FAF).

No caso do FAF, a recomendação mais prudente e eficaz é não possuir arma de fogo em casa; tendo-a, a melhor orientação envolve guardá-la em local seguro e inacessível a outras pessoas da residência, principalmente às crianças e aos adolescentes; guardar a arma sem a munição e com o gatilho travado por um cadeado; deixar a limpeza da arma exclusivamente para as empresas especializadas; e exercitar-se ao uso da arma de fogo exclusivamente em academias especializadas, jamais em casa e nunca em locais comunitários, mesmo que ermos.

Hemorragia

A hemorragia é definida como o extravasamento de sangue para fora dos vasos, sejam esses artérias ou veias. Esse extravasamento precisa ser contido rapidamente, pois hemorragias intensas colocam a vida da vítima em risco. Além disso, a perda de sangue costuma intensificar o estado emocional, tanto do acidentado como daquele que presta os primeiros socorros.

A gravidade da hemorragia depende dos fatores que a causaram e do calibre dos vasos comprometidos. Via de regra, quanto mais rápida for a perda de sangue, maior o risco de choque hipovolêmico e óbito.

As hemorragias podem ser divididas em externas, quando há extravasamento de sangue para fora do corpo, ou internas, quando a perda de sangue dos vasos ficar contida dentro do corpo. A sequência de sinais e sintomas que podem surgir em quadros de hemorragia inclui perda da coloração e diminuição da temperatura das extremidades; diminuição e/ou ausência da pulsação local; queda da pressão arterial; aumento da frequência respiratória; dispneia; palidez geral; visão turva e/ou obscurecida; transpiração; sede; fraqueza generalizada; perda da consciência; e, em casos graves, coma e óbito.

O socorro imediato é fundamental para a integridade, seja de um segmento em particular ou de todo o organismo. Toda e qualquer tentativa de deter o extravasamento de sangue é válida, mesmo quando os procedimentos são aplicados por pessoas leigas. Porém, o socorro especializado deve ser contatado o mais brevemente possível.

A hemostasia, isto é, a parada ou estancamento da hemorragia, é o objetivo imediato quando ocorre uma situação de extravasamento de sangue para fora dos vasos. A hemostasia pode acontecer de forma natural (hemostasia espontânea) ou artificial (hemostasia provocada).[6]

Entre os procedimentos mais apropriados para os casos de hemorragias, destacam-se: a identificação da origem da hemorragia, seja ela externa ou interna; deitar a pessoa em uma superfície plana; e deter a hemorragia usando compressões feitas com bandagens estéreis ou tecidos limpos, pressão digital ou, em casos mais graves, torniquetes (Figura 16).

Em relação ao uso do torniquete, é necessário considerar que esse procedimento somente deve ser utilizado como último recurso para controlar sangramentos efusivos com risco de morte;[5] além disso, outras considerações importantes incluem as recomendações de que ele não deve ser aplicado diretamente sobre a pele; que a compressão deve ser mantida por aproximadamente 15 a 20 minutos, afrouxando em seguida e tornando a comprimir a região caso a hemorragia persista; que na hemorragia arterial (sangue vermelho vivo que jorra), o torniquete deve ser aplicado acima do local do extravasamento, enquanto na hemorragia venosa (sangue vermelho escuro que escorre), o torniquete deve ser aplicado abaixo (Figura 17); e que não se deve apertar o torniquete em demasia, pois a pressão intensa pode causar lesões nervosas. A pressão deve ser feita na medida justa para conter a hemorragia.

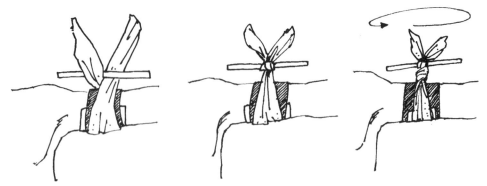

Figura 16   Técnica do torniquete.

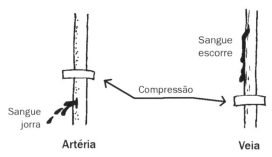

Figura 17   Diferenciação entre hemorragia arterial e venosa.

Envenenamento

Os envenenamentos são representados pelas intoxicações, podendo ocasionar até mesmo a morte. No ambiente doméstico, as substâncias tóxicas mais comuns são as substâncias corrosivas, sejam ácidas (p. ex., creolina) ou alcalinas (p. ex., amoníaco), as substâncias detergentes, os combustíveis, os medicamentos, os inseticidas, além de certos tipos de plantas e de gases (p. ex., gás de cozinha).

Até que o socorro especializado seja possível, deve-se agir prontamente e de forma continuada, pois o tempo é um fator preponderante em casos de envenenamento. O modo de atuação é definido pelo tipo de agente causador da intoxicação, por isso deve-se observar a área ao redor para tentar identificá-lo.

Nos casos de ingestão, a identificação pode ser possível por meio do exame da cavidade bucal do acidentado. Havendo sinais de queimadura nas mucosas, provavelmente a substância é corrosiva e o vômito não deve ser provocado. Nos casos de ingestão de plantas venenosas ou de intoxicação medicamentosa, o vômito pode ser estimulado.

Nas intoxicações por gases, pode ser necessária a aplicação de respiração artificial do tipo boca a boca, logo após a vítima ter sido transportada para um local com ar livre de gases intoxicantes. O socorrista deve garantir que as vias aéreas estejam livres de possíveis obstruções antes de iniciar a respiração artificial, caso contrário esse procedimento será ineficaz. Em casos de parada cardiorrespiratória, indica-se a massagem cardíaca sobre o osso esterno associada à respiração artificial (Figuras 14 e 15).

Afogamento

Nessa situação, duas ocorrências podem obstruir a respiração. Primeiro, a própria água que é aspirada para os pulmões e para as vias aéreas superiores e, segundo, a eventual presença de lama nas cavidades nasal e bucal. Nesse último caso, as cavidades devem ser desobstruídas com a retirada da lama. Já a água pode ser eliminada, em casos simples, com o posicionamento do acidentado em uma superfície firme e com a cabeça virada lateralmente. Os joelhos devem ser fletidos e o abdome comprimido pelos membros inferiores até que a água aspirada seja expelida pelo nariz e/ou pela boca (Figura 18).

As medidas preventivas para os casos de afogamento incluem: evitar nadar sozinho ou em locais desconhecidos; evitar nadar quando estiver excessivamente cansado ou sob o efeito do álcool ou de medicamentos que causem alteração dos níveis de concentração; nunca nadar logo após as refeições, aguardando cerca de 90 minutos; deixar a água imediatamente ao primeiro sinal de cãibras; e evitar nadar em locais profundos, com correnteza ou que apresentem galhos e outros objetos submersos.

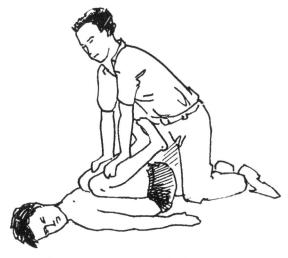

Figura 18   Eliminação da água aspirada pelos pulmões.

Contusão

As contusões são definidas como lesões traumáticas sem que se observe perda da continuidade da pele. Vários agentes são apontados como causadores das contusões, sendo os mais comuns as quedas, o contato físico em esportes coletivos, as agressões físicas e os atropelamentos. As consequências das contusões podem variar de simples equimoses (lesão capilar) ou hematoses (lesão dos vasos de maior calibre) até esmagamentos, entorses, luxações ou fraturas.

As equimoses e os hematomas podem ser tratados com o uso de gelo e compressões leves sobre o local. Nos casos de hematomas mais intensos, a atuação especializada é imprescindível. As entorses leves e moderadas também reagem bem ao resfriamento local e ao repouso da área comprometida. Em casos mais graves, quando há lesão ligamentar associada, o atendimento médico é necessário.

As luxações representam a perda parcial ou total do alinhamento dos ossos que compõem uma articulação. Em ambos os casos, o socorrista leigo nunca deve tentar o realinhamento, pois as consequências podem ser mais prejudiciais do que a própria afecção primária. A dor pode ser atenuada com a aplicação de bolsas de gelo na articulação comprometida.

Nas fraturas, há perda da continuidade do osso. Normalmente, tal lesão ocorre por ação de um traumatismo violento, sendo possível observar a impossibilidade de movimentação do membro comprometido, presença de movimento onde não há articulação e dor intensa. Independentemente de a fratura ser simples ou exposta, o socorrista leigo jamais deve tentar endireitá-la, devendo agir apenas no sentido de imobilizar a região e as articulações adjacentes acima e abaixo.

Introdução de corpos estranhos

A introdução de pequenos corpos estranhos no nariz ou no ouvido é fato relativamente comum em crianças, que o fazem motivados pela curiosidade. Porém, dado o risco que pode surgir, cabe aos adultos agir preventivamente evitando deixar moedas, grãos de milho ou feijão, botões, brincos e outros objetos pequenos em locais de possível acesso, além de promover a orientação necessária às crianças sobre os perigos da introdução desses pequenos objetos.

A retirada desses corpos estranhos por pessoa não especializada somente deve ser tentada nos casos em que for possível fazê-lo sem a necessidade de uso de objetos como pinças ou espátulas, e nas situações em que não haja risco de o corpo estranho penetrar ainda mais no organismo da vítima. Do contrário, o atendimento especializado é imprescindível. No caso do nariz, orientar o acidentado a expulsar o corpo estranho assoando o nariz ou induzi-lo a espirrar pode representar atitudes positivas.

A remoção de corpos estranhos da garganta (moedas, pedaços de ossos, espinha de peixe) é uma ação exclusiva do profissional especializado, devendo o socorrista leigo restringir-se ao encaminhamento da vítima para o local de atendimento adequado. No entanto, em casos mais simples de engasgamento, estando a pessoa engasgada consciente, pode a vítima ser abraçada por trás, ao passo que simultaneamente o socorrista faz compressões rápidas para dentro e para cima na região abdominal superior logo abaixo do osso esterno, o que é denominado manobra de Heimlich.[3,7,9]

Casos especiais dizem respeito à introdução de corpos estranhos nos olhos. Se o corpo estranho se referir a partículas de poeira, areia e cinzas diversas, genericamente chamados de ciscos no olho, procedimentos simples e consagrados como lavar os olhos abundantemente com água limpa costumam ser suficientes e eficazes. Entretanto, se o que estiver alojado no olho for pedaço de metal, de madeira e similares, principalmente se a córnea tiver sido atingida concomitantemente à camada mucosa mais externa (conjuntiva), o socorro especializado torna-se imprescindível e essencial.

Mordedura de animais

As mordeduras de animais domésticos como cães e gatos são mais comuns do que se imagina. Além deles, animais como ratos, morcegos e macacos também podem transmitir a hidrofobia, popularmente conhecida como *raiva*, um tipo de zoonose transmitida por vírus existentes na saliva de animais contaminados e que são introduzidos no organismo humano através da pele ou das mucosas por conta de mordeduras, arranhaduras ou lambeduras.[3]

Mesmo que o animal tenha sido vacinado, recomenda-se tomar as seguintes medidas: lavar o ferimento, que costuma ser do tipo lacerante, com água e sabão neutro; encaminhar a vítima a um serviço especializado, pois somente o médico pode determinar se há risco de hidrofobia ou não; não sacrificar o animal, pois ele deve ser mantido em observação para verificar se apresenta sinais como agitação excessiva, salivação abundante com a boca aberta e andar titubeante. Caso o animal desapareça após o acidente ou morra, o tratamento anti-hidrofobia deve ser iniciado imediatamente.

Picada de insetos e mordedura de animais peçonhentos

As mordeduras de cobras necessitam de atenção especial, pois essas situações requerem atendimento imediato, devendo a vítima ser encaminhada para um local onde o tratamento especializado seja possível. A vítima corre risco de vida nas situações em que a cobra é potencialmente venenosa e encontra um indivíduo fisicamente mais frágil, principalmente crianças e idosos. A distância do local do acidente até o centro de atendimento especializado também é considerada um fator agravante. A identificação correta da espécie de cobra é importante, pois assim o soro adequado pode ser administrado.

Os procedimentos leigos podem incluir a manutenção da vítima em posição horizontal, mantendo-a o mais imóvel possível; a compressão da região logo acima da mordida com um pano ou uma tira de tecido devidamente limpo, certificando-se de que a pulsação arterial ainda possa ser sentida na extremidade do segmento; a aplicação de gelo ao redor da mordida; além da recomendação para jamais usar a boca para tentar fazer a sucção do veneno.

Nos casos de picadas de aranhas e escorpiões, a vítima também pode correr risco de vida, sobretudo se for criança, idoso ou um adulto debilitado. Normalmente, assim como ocorre com as mordeduras de cobra, os acidentes costumam ocorrer em locais distantes das grandes cidades, durante piqueniques ou visitas a fazendas e sítios. Nessas circunstâncias, enquanto o atendimento especializado não é possível, pode-se proceder da mesma maneira recomendada para a mordedura de cobra.

As picadas de abelhas, marimbondos e vespas costumam ser mais amenas, porém em casos de picadas múltiplas também pode haver risco à vida do acidentado. Nos casos de picadas únicas, pode-se proceder da mesma forma que nas mordeduras de cobra; geralmente, não é necessário o transporte para locais especializados. Contudo, se a vítima apresentar dificuldades para respirar, palidez geral acentuada, fraqueza corporal e tremores, pode estar apresentando uma reação alérgica ao veneno e, nessa situação, deve ser imediatamente atendida por profissional especializado. No Brasil, considerando-se a vasta extensão de sua área costeira, cabe mencionar as picadas e mordeduras de animais marinhos.

Alguns animais marinhos causam ferimentos extensos e dilacerantes ao morder e rasgar as partes moles, entre eles o tubarão e a enguia são os principais responsáveis pelos acidentes. Outros, como as arraias, causam ferimentos do tipo perfurante, enquanto as águas-vivas e as anêmonas causam queimaduras nas vítimas.[10]

Em qualquer uma das situações descritas, é importante tentar identificar o animal para que as medidas específicas de primeiros socorros e os procedimentos secundários relativos ao adequado tratamento da vítima possam ser instituídos.[10]

Convulsão

A convulsão pode ser definida como uma descarga anormal do cérebro gerada pela ação simultânea de neurônios que causam contrações musculares involuntárias e severas que são acompanhadas por outras reações anormais, como salivação excessiva, tremores e movimentos irregulares dos olhos.[4]

Os abalos convulsivos que surgem associados à perda momentânea da consciência podem ocorrer por diversos motivos, entre eles cita-se a presença de epilepsia, as moléstias febris e as síndromes de conversão. O quadro geral apresentado durante uma convulsão frequentemente assusta a pessoa leiga, mas não é raro que após uma convulsão a pessoa se restabeleça sem que tenha havido atendimento especializado, apresentando-se bem após alguns minutos da crise.

Como medidas que podem ser prestadas pelo socorrista leigo, destaca-se o posicionamento da pessoa em local seguro, retirando todos os objetos próximos que possam machucá-la; a recomendação para não tentar impedir os abalos convulsivos segurando a pessoa; evitar que a pessoa morda a língua introduzindo um pano limpo entre seus dentes e jamais colocar seus dedos na boca da vítima; desapertar as vestes e retirar do corpo da pessoa qualquer objeto que possa representar perigo para ela; deixá-la respirar livremente, evitando aglomerações de curiosos ao seu redor; deixá-la à vontade após o retorno da crise, evitando indagações desnecessárias; e encaminhá-la ao médico, pois somente esse profissional pode identificar adequadamente a causa da convulsão.

Choque anafilático

Também conhecido como choque alérgico, é uma forma grave de reação de hipersensibilidade causada pela exposição de uma pessoa vulnerável a um agente com potencial capacidade de originar esse tipo de reação, sendo os agentes mais comuns alguns tipos de medicamentos (p. ex., penicilina), certos alimentos (p. ex., amendoim, crustáceos e temperos), veneno de alguns insetos (p. ex., aranhas, abelhas e marimbondos) e produtos químicos em geral.

Esse tipo de reação libera substâncias na corrente sanguínea que dilatam o sistema venoso e estreitam a passagem do ar nos brônquios pulmonares, o que associado ao inchaço do rosto e do pescoço e à queda da pressão arterial coloca a vida da pessoa em risco em razão da asfixia.[8]

Os sinais e sintomas mais comuns incluem as reações na pele (coceira, erupções e queimação), as reações respiratórias (dor e chiado no tórax, taquipneia e respiração difícil), reações circulatórias (pulsação rápida, fraca e às vezes não detectável), cianose labial, inchaço da face e do pescoço, agitação e alterações do estado de consciência.[11]

A principal medida preventiva do choque anafilático é evitar a exposição ao agente desencadeador da reação de hipersensibilidade,[3] portanto, as atividades de promoção da saúde incluídas no nível primário de prevenção são fundamentais. Em relação às medidas de proteção específica, também pertencentes ao nível primário de prevenção, merece destaque a posse contínua de medicamentos da família dos anti-histamínicos ou epinefrínicos por parte de pessoas cientes de serem portadoras de reação anafilática, os quais são administrados pelo próprio paciente quando necessário. Entretanto, a intensidade da reação varia amplamente, podendo ser desde pouco perceptível a um evento fatal. Nos casos graves, o quadro típico cursa com colapso cardiorrespiratório abrupto, razão pela qual as medidas de suporte ventilatório (Figuras 14 e 15) e o transporte rápido da vítima a um pronto-socorro são essenciais para que o óbito seja evitado.

REFERÊNCIAS BIBLIOGRÁFICAS

1. Fundacentro. CIPA: curso de treinamento. São Paulo. Ministério do Trabalho, 1985. In: Gonçalves A. Saúde coletiva e urgências em educação física. Campinas: Papirus; 1997. p.73.
2. Deliberato PCP. Fisioterapia preventiva: fundamentos e aplicações. Barueri: Manole; 2002.
3. Nogueira Filho AR. Como prevenir acidentes no lar: a informação é a melhor prevenção. Guarulhos: Parma; 2005.
4. Gonçalves KM, Gonçalves KM. Primeiros socorros em casa e na escola. São Caetano do Sul: Yendis; 2009.

5. Chapleau W. Manual de emergências: um guia para primeiros socorros. Rio de Janeiro: Elsevier; 2008.
6. Novaes JS, Novaes GS. Manual de primeiros socorros para educação física. Rio de Janeiro: Sprint; 1994.
7. Falcão LFR, Brandão JCM. Primeiros socorros. São Paulo: Martinari; 2010.
8. Manual de primeiros socorros. São Paulo: Ática; 2003.
9. Flegel MJ. Primeiros socorros no esporte. Barueri: Manole; 2012. p.54.
10. Hafen BQ, Karren KJ, Frandsen KJ. Primeiros socorros para estudantes. Barueri: Manole; 2002. p.382.
11. Bergeron JD, Bizjak G, Krause GW, Le Baudour C. Primeiros socorros. São Paulo: Atheneu; 2007.

capítulo 3

Fundamentos de saúde coletiva

INTRODUÇÃO

Em 1978, a Organização Mundial da Saúde (OMS) realizou uma conferência de fundamental importância para a saúde coletiva, a Conferência Alma-Ata (Kazak, antiga União Soviética, atual Cazaquistão), que consagrou as diretrizes essenciais da atenção primária em saúde.[1] Até então, o modelo de atenção à saúde predominante no Brasil era a assistência médica prestada pelo Inamps.[2]

Esse modelo foi substituído de forma paulatina a partir da criação do Sistema Único de Saúde (SUS), inicialmente previsto na Carta Constituinte de 1988 e efetivamente instituído pela publicação da Lei n. 8.080, de 19 de setembro de 1990.[3]

A partir da criação do SUS, o olhar da saúde brasileira voltou-se para o coletivo, alterando todo o contexto das práticas desenvolvidas em saúde e dos próprios serviços prestados à população, sendo princípios inabaláveis do SUS a universalidade; a integralidade da assistência; a equidade; a descentralização político-administrativa; e a participação comunitária.[2]

O nascimento oficial da saúde coletiva no Brasil se dá em 27 de setembro de 1979, quando a Associação Brasileira de Saúde Coletiva (Abrasco) foi fundada, durante a I Reunião Sobre a Formação e Utilização de Pessoal de Nível Superior na Área de Saúde Coletiva, ocorrida em Brasília, evento conjuntamente promovido pela Organização Pan-americana de Saúde (Opas) e pelos Ministérios da Saúde, da Educação e da Previdência Social.[4]

O campo de atuação da saúde coletiva é extenso e diversificado, espelhando a concepção ampliada de saúde, o que vem sistematicamente expandindo as especializações e os objetos de estudo dessa área. Destarte, dada a sua abrangência, vem sendo a saúde coletiva agrupada em três grandes grupos disciplinares: o grupo das ciências sociais e humanas; o grupo da epidemiologia; e o grupo do planejamento e das políticas de saúde.[4]

Segundo as premissas da saúde coletiva, o produto do trabalho em saúde pode ser avaliado sob quatro aspectos: primeiro, seguindo-se o plano da eficácia, isto é, analisando se o trabalho em saúde realmente produziu saúde e bem-estar em uma determinada população; segundo, seguindo-se o plano da eficiência, ou seja, verificando se os projetos e procedimentos foram executados com o menor custo possível; terceiro, seguindo-se o plano *primum non nocere* – menor dano possível, intimamente relacionado ao nível quaternário de prevenção, aquele que trata da prevenção da iatrogenia; e quarto, seguindo-se o plano da coconstrução de autonomia, que trata da mensuração dos resultados a partir dos níveis de educação e da subsequente capacidade de tomada de decisão dos sujeitos que atuam na saúde[5], sendo esse último aspecto condizente com a afirmação de que "os profissionais de saúde são sujeitos que trabalham com, para e sobre outros sujeitos".[6]

VIGILÂNCIA EM SAÚDE

Em nosso país, as ações para o controle das doenças transmissíveis baseavam-se no afastamento e confinamento das pessoas doentes[7], padrão de ação que perdurou até o final do século XIX, momento em que o surgimento dos estudos bacteriológicos possibilitou a introdução de ações de intervenção caracterizadas, principalmente, pela implementação de campanhas sanitárias que visavam controlar as doenças típicas da época, sendo exemplos a cólera, a febre amarela, a varíola, a tuberculose e a hanseníase.[8]

A vigilância epidemiológica, denominada vigilância em saúde pública nos países de língua inglesa, baseia-se na coleta, análise e interpretação de dados, seguidos da ampla disseminação da informação analisada a todos que dela necessitam visando fundamentar e tornar ágeis as intervenções em saúde pública.[7]

Na década de 1950, a terminologia vigilância epidemiológica passou a ser utilizada nas campanhas contra a malária, e na década seguinte, 1960, por ocasião das campanhas internacionais de erradicação da varíola, instituiu-se uma fase de vigilância epidemiológica seguida de vacinação em massa da população com o intuito de identificar de forma precoce os casos e subsequentemente bloquear a transmissão da varíola.

Na década de 1970, mais precisamente em 1975, criou-se no Brasil o Sistema Nacional de Vigilância Epidemiológica (Lei n. 6.259/75) a partir das recomendações da V Conferência Nacional de Saúde.

A legislação que instituiu o SUS, Lei n. 8.080/1990, define vigilância epidemiológica como

> O conjunto de ações que proporciona o conhecimento, a detecção ou a prevenção de qualquer mudança nos fatores determinantes e condicionantes de saúde individual e coletiva, com a finalidade de recomendar e adotar as medidas de prevenção e controle das doenças e agravos.[3]

Os princípios básicos da vigilância epidemiológica no Brasil estabelecem de maneira clara os casos nos quais a notificação é obrigatória, considerando-se notificação como o ato de comunicar à autoridade sanitária a ocorrência de uma doença ou de um agravo à saúde para que as medidas de intervenção pertinentes a cada caso possam ser adequadamente instituídas, seja em âmbito local, regional ou nacional.[8]

Destarte, a relação de casos de notificação obrigatória no Brasil inclui as doenças e os agravos compreendidos em três grandes áreas: o grupo das doenças de notificação compulsória internacional, que inclui a cólera, a febre amarela e a peste; o grupo orientado pelas ações de erradicação da OMS, cujas patologias mais importantes incluem a poliomielite e as paralisias flácidas; e o grupo de doenças de relevância nacional, tanto em razão da elevada frequência como em relação ao potencial de disseminação.

O Quadro 1 apresenta a lista das doenças de notificação compulsória do Brasil,[9] ao passo que o Quadro 2 lista as doenças de notificação compulsória imediata.[9]

Quadro 1 Doenças de notificação compulsória no Brasil[9]

1. Acidentes por animais peçonhentos
2. Atendimento antirrábico
3. Botulismo
4. Carbúnculo ou antraz
5. Cólera
6. Coqueluche
7. Dengue
8. Difteria
9. Doença de Creutzfeldt-Jakob
10. Doença meningocócica e outras meningites
11. Doenças de Chagas aguda
12. Esquistossomose
13. Eventos adversos pós-vacinação
14. Febre amarela
15. Febre do Nilo Ocidental
16. Febre maculosa
17. Febre tifoide
18. Hanseníase
19. Hantavirose
20. Hepatites virais
21. Infecção pelo vírus da imunodeficiência humana (HIV) em gestantes e crianças expostas ao risco de transmissão vertical
22. Influenza humana por novo subtipo
23. Intoxicações exógenas (por substâncias químicas, incluindo agrotóxicos, gases tóxicos e metais pesados)
24. Leishmaniose tegumentar americana
25. Leishmaniose visceral
26. Leptospirose
27. Malária
28. Paralisia flácida aguda
29. Peste
30. Poliomielite
31. Raiva humana
32. Rubéola
33. Sarampo
34. Sífilis adquirida
35. Sífilis congênita
36. Sífilis em gestante
37. Síndrome da imunodeficiência adquirida (Aids)
38. Síndrome da rubéola congênita
39. Síndrome do corrimento uretral masculino
40. Síndrome respiratória aguda grave associada ao coronavírus (SARS-CoV)
41. Tétano
42. Tuberculose
43. Tularemia
44. Varíola
45. Violência doméstica, sexual e/ou outras violências

Quadro 2 Doenças de notificação compulsória imediata no Brasil[9]

I. Caso suspeito ou confirmado de:
1. Botulismo
2. Carbúnculo ou antraz
3. Cólera
4. Dengue nas seguintes situações: dengue com complicações (DCC); síndrome do choque da dengue (SCD); febre hemorrágica da dengue (FHD); óbito por dengue; e dengue pelo sorotipo DENV4 nos estados sem transmissão endêmica desse sorotipo.
5. Doença de Chagas aguda
6. Doença conhecida sem circulação ou com circulação esporádica no território nacional que não constam no Anexo I da Portaria n. 104/2011, como: rocio, mayaro, oropouche, Saint Louis, Ilhéus, mormo, encefalites equinas do leste, oeste e venezuelana, chikungunya, encefalite japonesa, entre outras
7. Febre amarela
8. Febre do Nilo Ocidental
9. Hantavirose
10. Influenza humana por novo subtipo
11. Peste
12. Poliomielite
13. Raiva humana
14. Sarampo
15. Rubéola
16. Síndrome respiratória aguda grave associada ao coronavírus (SARS-CoV)
17. Varíola
18. Tularemia
19. Síndrome de rubéola congênita (SRC)

II. Surto ou agregação de casos ou óbitos por:
1. Difteria
2. Doença meningocócica
3. Doença transmitida por alimentos (DTA) em embarcações ou aeronaves
4. Influenza humana
5. Meningites virais
6. Outros eventos de potencial relevância em saúde pública, após a avaliação de risco de acordo com o Anexo II do RSI 2005, destacando-se:
   - Alteração no padrão epidemiológico de doença conhecida, independentemente de constar no Anexo I desta Portaria.
   - Doença de origem desconhecida.
   - Exposição a contaminantes químicos.
   - Exposição à água para consumo humano fora dos padrões preconizados pela SVS.
   - Exposição ao ar contaminado, fora dos padrões preconizados pela Resolução do Conama.
   - Acidentes envolvendo radiações ionizantes e não ionizantes por fontes não controladas, por fontes utilizadas nas atividades industriais ou médicas e acidentes de transporte com produtos radioativos da classe 7 da ONU.
   - Desastres de origem natural ou antropogênica quando houver desalojados ou desabrigados.
   - Desastres de origem natural ou antropogênica quando houver comprometimento da capacidade de funcionamento e infraestrutura das unidades de saúde locais em consequência do evento.

Conama: Conselho Nacional do Meio Ambiente; ONU: Organização das Nações Unidas; SVS: Secretaria de Vigilância em Saúde.

A vigilância epidemiológica busca a detecção das variações de tendências no nível de vida e saúde de uma dada população, visando traçar o perfil das doenças e elencar os problemas que possam ser considerados prioritários, de modo a promover a elaboração de diagnóstico que possibilite o delineamento das ações de saúde.[10]

Do que pode ser entendido acerca das ações da vigilância epidemiológica, percebe-se serem as doenças infecciosas o foco principal de atuação, especialmente aquelas listadas no Quadro 1. Entretanto, gradualmente, a atenção quase exclusiva dos sistemas de saúde às doenças infecciosas foi migrando para outros infortúnios não menos importantes à saúde humana, como as doenças crônico-degenerativas, os óbitos materno-infantis, os recém-nascidos de alto risco, as lesões decorrentes da violência, do trânsito, do trabalho, entre outros, demonstrando serem as ações características da vigilância epidemiológica não apropriadas para o enfrentamento dos outros problemas coletivos de saúde.

Nesse cenário surge uma nova proposta, a vigilância em saúde, que se propõe a prolongar os espaços de atuação dos serviços de saúde, englobando tanto a tradicional área de vigilância das doenças infecciosas como também a promoção da saúde, a vigilância em saúde ambiental, a vigilância das doenças e agravos não transmissíveis e o monitoramento global das condições de saúde.[10]

O conceito de vigilância em saúde é mais recente, tendo sido introduzido a partir das novas concepções da relação saúde-doença e do incremento das discussões sobre a importância dos preceitos essenciais à promoção da saúde.[8]

No entendimento contemporâneo da vigilância em saúde, o objeto de trabalho passa a ser os problemas de saúde de grupos populacionais que requerem um *continuum* de atenção em um dado território; o propósito é melhorar a qualidade de vida da população que vive ou transita em um dado território; os instrumentos de trabalho são o conhecimento epidemiológico, o conhecimento das ciências sociais, o conhecimento geográfico, a utilização das tecnologias de comunicação social voltadas à mobilização, à organização e à ação de grupos populacionais com o objetivo de promover as melhores condições de vida e de saúde.

Por fim, destaca-se a regulamentação da vigilância em saúde ambiental, subárea da vigilância em saúde. Tal regulamentação se deu pela Portaria Normativa n. 1, de março de 2005, que criou o Sistema Nacional de Vigilância em Saúde Ambiental (SINVSA), que possui como atribuições a coordenação, a avaliação, o planejamento, o acompanhamento, a inspeção e a supervisão das ações de vigilância relativas às doenças e aos agravos relacionados à saúde ambiental.[11]

DOENÇAS INFECTOCONTAGIOSAS

A situação em que se encontra a população em relação ao número de casos de doenças infectocontagiosas reflete o próprio nível de desenvolvimento de um país. Assim, é óbvio constatar que a população dos países subdesenvolvidos padece mais com problemas referentes a cólera, dengue e diarreia, por exemplo, do que a população dos países em desenvolvimento e, principalmente, a população de países já plenamente desenvolvidos.[12]

Quando se relaciona o nível de desenvolvimento de uma nação aos casos de doenças infectocontagiosas, não está na pauta somente o desenvolvimento da infraestrutura do país no setor da saúde, mas primariamente o desenvolvimento sociocultural, já que todas as ações preventivas elementares executadas em saúde pública solidificam-se a partir das políticas de educação básica a que uma determinada população é submetida.[12]

São diversos os fatores que elevam o risco de transmissão de doenças infecciosas, o que contribui para aumentar as dificuldades no controle dessas doenças. Esses fatores incluem o contato próximo entre as pessoas, os animais e os insetos vetores, o crescimento populacional desordenado, a alta densidade urbana, a marginalização de grupos populacionais, a migração, o uso predatório da terra para a agricultura e outras ações humanas nocivas ao meio ambiente, as catástrofes ambientais (inundações, terremotos, furacões etc.) e as mudanças climáticas. Eles afetam mais drasticamente a parcela mais pobre da população porque as pessoas aí inseridas apresentam níveis mais baixos de saúde por conta da privação de proteção social, moradia e alimentação.[13]

Em saúde pública, principalmente quando se trata da prevenção de doenças infectocontagiosas, uma abordagem meramente curativa e simplista do problema, com ações unicamente direcionadas para o tratamento medicamentoso não é suficiente, uma vez que ocorrem números cada vez maiores de surtos epidemiológicos dessas doenças. Nessa área, atuar de acordo com uma visão verdadeiramente global e sistêmica de todos os aspectos relacionados aos programas de promoção da saúde e às medidas de proteção específica representa, na verdade, a diferença entre ter ou não saúde. Dito de outra forma, a prevenção primária em saúde pública é essencial.[12]

Casos como as recentes epidemias de dengue e de infecções pelo vírus H1N1 refletem adequadamente a dimensão dos problemas de saúde pública que enfrenta o nosso país, além de revelar o maciço privilégio das políticas direcionadas às ações curativas em detrimento das políticas de ações preventivas.

A seguir, apresenta-se sucintamente algumas doenças de caráter infectocontagioso, bem como são estabelecidas algumas medidas básicas de prevenção.

Cólera

É uma doença bacteriana aguda extremamente contagiosa causada pelo vibrião colérico (*Vibrio cholerae*, bactéria gram-negativa) caracterizada pela presença de diarreia aquosa intensa, de cor esbranquiçada como água de arroz, que surge repentinamente e em frequência elevadíssima (vinte, trinta ou, às vezes, incontáveis evacuações diárias, dependendo da gravidade do caso). A cólera é um modelo clássico de enterotoxigenicidade[14], isto é, doença causada por agente capaz de provocar infecção intestinal.

Além da diarreia abundante, manifestam-se também vômitos, cólicas intestinais, mialgias, cãibras e olhar parado. A febre, quando ocorre, costuma ser baixa.

O resultado final do quadro clínico é a desidratação, que surge em decorrência da elevada perda corporal de água e sais minerais, que em alguns casos chega a representar 10% do peso corporal em um período de 10 horas após o início do quadro. Dessa forma, o óbito pode sobrevir em um período de 4 a 48 horas para os casos em que não houver atendimento adequado.

O período de incubação pode variar de 2 a 3 horas até 4 ou 5 dias após o contágio, quando então surgem abruptamente os sintomas. O período de contágio pode continuar por várias semanas ou até meses, desde que os vibriões permaneçam se multiplicando no intestino.

A cólera é uma doença de transmissão hídrica, ocorrendo primariamente por meio da ingestão de água contaminada e, secundariamente, pela ingestão de alimentos preparados com água contaminada ou diretamente infectados pelas fezes ou vômitos da pessoa infectada e ainda assintomática. Em razão das características da principal via de contaminação, é fundamental providenciar ações especiais direcionadas às descargas de efluentes de esgotos em rios, lagoas e represas, pois nesses locais há o risco de contaminação por meio do sistema de irrigação de verduras, legumes e frutas.

A bactéria pode sobreviver no leite e em extrato de carne por mais de 1 mês à temperatura de −20°C e por muito mais tempo ainda a −70°C, adaptando-se muito bem à água doce (7 a 15 dias de sobrevida) e em água salina (10 a 13 dias de sobrevida).[14]

No Brasil, não há registro atual de casos de cólera autóctones desde 2005. Entretanto, o sistema sanitário deve se manter vigilante por conta da ocorrência de casos e surtos em países com relações estreitas com o nosso país, como o Haiti, pela intensa migração de haitianos para o Brasil em busca de empregos e cursos de capacitação profissional; a República Dominicana, pelo intenso fluxo de turistas brasileiros; e o México, pelo turismo e pelo intercâmbio de trabalho. A vigilância deve ser mantida em estado de alerta em decorrência do risco de reintrodução de cólera por viajantes do exterior ou por turistas ou trabalhadores brasileiros, que voltem doentes com diarreia de suas viagens, ou com a doença ainda em período de incubação.[15]

As medidas preventivas relacionadas à cólera podem ser divididas em:

1. Prevenção primária
   - Vigilância da qualidade das águas, pois como o meio principal de propagação é a água, o monitoramento de esgotos e o controle dos principais cursos de água, tanto os superficiais (rios, represas, lagos e outros) como os subterrâneos (poços, nascentes etc.) é fundamental.
   - Medidas de saneamento, sendo indispensáveis à construção de instalações apropriadas para a deposição e o tratamento dos esgotos.
   - Elaboração, desenvolvimento e manutenção de programas de educação sanitária.
   - Distribuição de água previamente tratada pela rede pública, e nas regiões onde isso não for possível, proceder da seguinte forma: 1ª opção: ferver a água por dois a 3 minutos e, depois de fria, agitá-la; 2ª opção: adicionar duas gotas de hipoclorito de sódio a 2,5% para cada litro de água. O hipoclorito de sódio pode ser encontrado nos postos de saúde ou adquirido no comércio.
   Obs.: água aparentemente limpa e transparente nem sempre é potável. Em caso de dúvida, deve-se ferver a água ou usar o hipoclorito na forma recomendada.

- Tomar cuidado com a higiene dos alimentos, pois além da cólera várias outras doenças podem ser transmitidas por alimentos contaminados. Assim, lavar cuidadosamente e descascar as frutas antes de comê-las; evitar consumir carnes cruas ou malcozidas; ferver sempre o leite antes de consumi-lo; lavar e desinfetar verduras e legumes; entre outros exemplos, pode representar a diferença entre uma alimentação saudável e a contaminação. Em relação às verduras, recomenda-se: desfolhá-las e mantê-las mergulhadas em água potável por cerca de 15 minutos; lavá-las cuidadosamente em água corrente; mergulhá-las em solução com água sanitária, na proporção de uma colher de sopa para cada litro de água, mantendo-as nessa composição por aproximadamente 30 minutos; lavá-las novamente em água corrente para que ocorra a retirada da água sanitária; e evitar o contato de verduras e legumes limpos com outros que não foram tratados.
- Cuidar da higiene pessoal, lavando adequadamente as mãos.
- Implementar e vivenciar a tríade básica de prevenção da cólera: tratar e cozinhar os alimentos; lavar as mãos; e beber somente água comprovadamente potável.

2. Prevenção secundária
- Procurar atendimento especializado o mais brevemente possível.
- Seguir rigorosamente as orientações médicas.
- Permanecer em repouso absoluto.
- Hidratar-se abundantemente.
- Seguir todas as orientações estipuladas nas medidas de prevenção primária.

Dengue

A dengue é uma doença virótica febril e aguda do grupo das arboviroses,[16] que habitualmente se apresenta com dor de cabeça, dor nos ossos, nas articulações e nos músculos, erupção cutânea e leucopenia.[17] Outros sintomas incluem dor nos olhos, falta de apetite, vômito e diarreia, enquanto o aparecimento de pequenas manchas avermelhadas nos membros superiores e na face é um sinal comum após 3 ou 4 dias do início da febre. Sua vertente mais preocupante, a dengue hemorrágica, é caracterizada por quatro manifestações clínicas principais: febre alta; fenômeno hemorrágico; hepatomegalia; e, nos casos mais graves, presença de insuficiência circulatória.[17] É transmitida pela picada de insetos, sendo o vetor mais conhecido e importante o mosquito do gênero Aedes aegypti, também responsável pela propagação da febre amarela, chikungunya e do zika vírus. Apesar de ser uma virose, difere de outras doenças infecciosas por não ser contagiosa, ou seja, a transmissão somente ocorre pela picada do mosquito, não se propagando de uma pessoa para outra.

Tanto a dengue como a dengue hemorrágica são consideradas doenças infecciosas recém-surgidas de maior significância para a saúde pública, sendo a mais importante doença viral em artrópodes.[17]

Em 1986, a OMS publicou pela primeira vez um guia sobre o diagnóstico, o tratamento e o controle da dengue hemorrágica; em 1993, na 46ª Reunião da Saúde Mundial, a OMS publicou a Resolução WHA n. 46.31, que estabeleceu ser a prevenção e o controle da dengue uma prioridade de todos os países membros.[17]

No Brasil, o Portal do Ministério da Saúde apresenta dados que mostram que os casos oficiais de dengue aumentaram de 7.374 em 1993 para 1.452.489 em 2013, demonstrando de forma inequívoca à falência das medidas de prevenção e controle dos vetores.[18]

Os dados mencionados e a evidente constatação que se segue são preocupantes, à medida que a prevenção primária deve ser instituída principalmente pelas ações que envolvem a vigilância e o controle do vetor. Nesse sentido, a gestão ambiental é considerada pela OMS como o modo mais eficiente de controle, abarcando o planejamento, a organização e a execução de atividades de monitoramento que se prestam a modificar ou manipular os fatores ambientais com o intuito de evitar ou reduzir a propagação do vetor e o contato humano-vetor-patógeno.[17]

Ainda em relação à prevenção primária, segue uma lista de procedimentos que apesar de simples e economicamente viáveis são efetivos para o combate à dengue.

- Trocar a água de jarros e vasos com plantas de 3 em 3 dias, no máximo.
- Manter caixas, cisternas e outros depósitos de água rigorosamente tampados.
- Guardar as garrafas vazias de boca para baixo.
- Limpar regularmente calhas e marquises.
- Furar os recipientes que possam acumular água antes de jogá-los no lixo.
- Furar pneus velhos, mesmo aqueles usados como balanço em parques infantis.
- Ao regar as plantas, verificar se não há excesso de água acumulada nos pratos que servem de suporte aos vasos.
- Se possível, colocar telas nas janelas.
- Permitir a inspeção do domicílio pelos funcionários da vigilância sanitária que estejam devidamente identificados.
- Ao perceber a passagem da "máquina mata-mosquitos" aplicando o inseticida, proceder da seguinte maneira: abrir portas e janelas; cobrir alimentos; cobrir gaiolas e aquários; e tampar todos os recipientes e filtros de água potável.

No contexto da prevenção secundária, os procedimentos que podem ser instituídos incluem:

- Procurar atendimento especializado.
- Seguir rigorosamente as orientações médicas.
- Permanecer em repouso.
- Hidratar-se adequadamente com o objetivo de combater a desidratação provocada pela febre, pela diarreia e pelos vômitos.

- Evitar a ingestão de líquidos ácidos, como sucos de laranja e de limão.
- Seguir todas as orientações estipuladas nas medidas de prevenção primária.

Parasitoses

As verminoses representam um tipo de parasitose intestinal provocada por diversos tipos de vermes. Infelizmente, elas ainda são muito comuns em nosso país, principalmente nas regiões menos desenvolvidas, atingindo crianças, adultos e idosos, tanto na cidade como em áreas rurais.

Alguns exemplos de parasitoses intestinais comuns incluem a ascaridíase, causada pelo *Ascaris lumbricoides*, popularmente conhecido como lombriga; a teníase, causada pela *Taenia saginata* ou pela *Taenia solium*, também denominadas solitárias pela população leiga; e a ancilostomíase ou amarelão, causado pelo *Ancylostoma duodenale*.

O *Ascaris lumbricoides* aloja-se no intestino delgado, onde se alimenta dos nutrientes ingeridos pelo hospedeiro. Pode medir até 30 cm e eliminar até duzentos mil ovos por dia, fazendo com que uma mesma pessoa tenha uma infestação maciça por vários vermes. A contaminação ocorre pela ingestão de água ou alimentos infectados e pela ausência de procedimentos básicos de saneamento e higiene pessoal. A pessoa contaminada apresenta cólicas intestinais, náuseas, cansaço excessivo acompanhado de falta de disposição, fraqueza e emagrecimento acentuado, que trazem como consequência o retardamento do desenvolvimento físico de crianças e adultos ou até mesmo o óbito nos casos em que a infestação maciça resulta em obstrução intestinal total, principalmente em regiões distantes dos centros de tratamento.

A contaminação pela *Taenia saginata* (solitária dos bovinos) ou pela *Taenia solium* (solitária dos suínos) causa alteração do apetite, fraqueza intensa e perda de peso. O contágio ocorre de acordo com o seguinte ciclo: os ovos da *Taenia* (esse parasita pode eliminar de trinta a sessenta mil ovos por dia) são eliminados através das fezes da pessoa portadora. Em ambientes sem a higiene necessária, esses ovos transformam-se em larvas que infestam inicialmente um animal, em geral o porco ou o boi. A pessoa que ingerir a carne crua ou malpassada de um animal contaminado desenvolve a doença.

O *Ancylostoma duodenale* também se aloja na mucosa intestinal, permanecendo fixado por meio de pequenos ganchos e causando grandes perdas de sangue que geralmente provocam anemias. Esse parasita mede entre sete e quinze mm de comprimento, sendo responsável por infestações maciças, pois é possível detectar de quinhentos a mil vermes em uma pessoa contaminada. Os sintomas mais frequentes incluem desânimo, cansaço e fraqueza, com a pele apresentando-se amarelada (daí o termo amarelão). O mecanismo de contágio é semelhante ao ciclo inicial da teníase, ou seja, os ovos são eliminados pelas fezes da pessoa portadora, transformando-se em larvas que podem sobreviver por semanas no solo, até penetrarem pela pele, principalmente da planta dos pés, e infectarem uma pessoa.

As medidas de prevenção das verminoses são elementares, estando incluídas no nível primário. Alguns exemplos incluem:

- Lavar as mãos, principalmente após usar o banheiro e antes das refeições.
- Manter as mãos constantemente limpas, as unhas devidamente aparadas e evitar levar as mãos à boca.
- Cuidar da higiene dos alimentos.
- Ingerir somente água comprovadamente potável.
- Ingerir somente carnes devidamente preparadas. Jamais ingerir carnes cruas ou malpassadas.
- Andar sempre calçado.
- Manter a higiene e a limpeza da casa e dos terrenos ao redor, evitando a presença de moscas e outros insetos.
- Não permitir que as crianças brinquem em terrenos baldios, com o lixo ou em água poluída.

Outras parasitoses que se destacam no Brasil em razão da elevada incidência são a malária, doença infecciosa causada pelo *Plasmodium* de três famílias: *P. malariae, P. falciparum e P. vivax*; a leishmaniose, subdividida nas suas formas visceral e tegumentar, respectivamente causadas pelos tripanossomas *Leishmania chagasi* e por diversas espécies de *Leishmania viannia* (*L. V. braziliensis; L. V. amazonensis; L. V. guyanensis*; entre outras); a esquistossomose, causada pelo *Schistosoma* e cuja transmissão se dá caracteristicamente pelo contato com águas contaminadas pelas larvas do parasita liberadas por caramujos; a leptospirose, zoonose causada pelo *Leptospira*; e o tracoma, doença que ataca os olhos causando um tipo de cerato-conjuntivite crônica que pode levar à cegueira completa, causada pelo contágio da bactéria *Chlamydia trachomatis*.

Hanseníase

A hanseníase é considerada uma das mais antigas doenças causadoras de sofrimento ao homem, estando relatada em vários documentos históricos de diversos pontos do planeta, em especial mencionam-se habitualmente passagens da Bíblia que se referem a essa doença.

Ao longo dos anos o mal de Hansen, outra denominação da doença, ocasionou severos e numerosos casos de exclusão social, pois até a década de 1920 a medida padrão consistia no isolamento dos doentes nos leprosários. Entretanto, o que era considerado um mal terrível em um passado até certo ponto recente hoje se encontra sob controle por conta da melhoria das condições de vida e do avanço do conhecimento científico.

A hanseníase é um problema de saúde pública no Brasil e também em países com desenvolvimento socioeconômico baixo,[19] no caso brasileiro, insistindo em permanecer com altas taxas de detecção anual.

Apresenta período de incubação extremamente longo (o mais longo conhecido na espécie humana, de 2 a 7 anos), e em razão do longo período de incubação é menos frequente na infância. Possui elevado potencial incapacitante, sendo as deformidades resultantes responsáveis pelos preconceitos e tabus que persistem sobre a hanseníase. O bacilo – *Mycobacterium leprae* – tem capacidade para infectar muitas pessoas (alta infectividade), mas poucos adoecem (baixa patogenicidade).

As deformidades e incapacidades decorrentes da hanseníase costumam ser divididas em primárias, relacionadas ao acometimento das terminações nervosas pelo bacilo de Hansen, o que ocasiona problemas na sensibilidade térmica, dolorosa e tátil, além de atrofia e paralisia muscular; e secundárias, quando ocorrem inflamação e lesões ulcerativas nas mãos, pés e olhos.[20]

É uma doença curável, mas quanto mais tardiamente ocorrem o diagnóstico e o tratamento, maior o potencial incapacitante que surge em decorrência do comprometimento das fibras nervosas sensoriais, motoras e autonômicas.[20]

No Brasil, adota-se a seguinte classificação da hanseníase, segundo o grau de comprometimento:[19]

- Grau 0: nenhum comprometimento.
- Grau I: presença de alterações da sensibilidade; anestesia periférica das mãos, pés e olhos.
- Grau II: presença de ulcerações e lesões traumáticas em mão e pés; garra móvel dos dedos e artelhos; discreta reabsorção das mãos e dos pés; presença de pé caído; lagoftalmo e/ou ectrópio; triquíase; e opacidade da córnea.
- Grau III: presença de mão caída; garra rígida dos dedos e artelhos; reabsorção intensa das mãos e dos pés; acuidade visual menor que 0,1.

O objetivo maior dos programas de atenção à hanseníase se direciona ao controle de casos e, claro, à sua erradicação.

A Política Nacional de Controle da Hanseníase estabelece os seguintes objetivos: promover o diagnóstico precoce dos casos; estimular as ações de educação em saúde; promover a eficiência das ações de controle, principalmente nas zonas endêmicas; reduzir os índices de morbidade; prevenir, tratar ou minimizar as incapacidades; preservar a unidade familiar; estimular a integração social; aplicar a vacina BCG-ID (efeito protetor), sobretudo em zonas endêmicas; e promover o adequado tratamento das pessoas contaminadas.[21]

Entretanto, em decorrência do forte impacto sociodiscriminatório da doença e do ainda elevado número de casos registrados no Brasil, é urgente a capacitação de equipes multiprofissionais que atuem sob o prisma do modelo prevencionista, mesmo que no âmbito dos níveis secundário e terciário de prevenção.

A prevenção primária, obviamente, se direciona para o controle da doença, obtido a partir do rompimento de qualquer um dos elos da cadeia epidemiológica, composta pelo bioagente (*Mycobacterium leprae*), pelo reservatório (ser humano, único reservatório conhecido, portanto, caracterizado como a fonte primária da infecção), pela porta de entrada (possivelmente as vias aéreas superiores e a pele com lesão prévia), pela porta de saída (vias aéreas superiores, hansenomas, urina, fezes, suor, leite materno, secreções vaginais e esperma), pelo modo de transmissão da doença (ainda não totalmente esclarecido) e pela suscetibilidade do hospedeiro.[20]

No nível secundário de prevenção, a atuação fisioterapêutica consiste em promover as ações de educação em saúde das pessoas já diagnosticadas; orientar sobre os benefícios da ingestão líquida e da hidratação tópica para prevenir/minimizar lesões cutâneas; realização de massagens visando promover benefícios cutâneos; realização de exercícios ativos e passivos, promovendo a independência funcional e a prevenção de deformidades nas extremidades das mãos e pés; indicação de órteses de descanso; realização de exercícios respiratórios, técnicas de reeducação postural e exercícios de relaxamento; orientações sobre técnicas de conservação de energia e utilização de adaptações nos objetos utilizados nas atividades da vida diária e nas atividades da vida ocupacional; orientações sobre a importância das alterações de calçados; e orientações sobre a importância da prática contínua de cuidados protetores com os olhos, nariz e pavilhão auditivo.

Nesse nível de prevenção, a prática regular de atividade física se mostra particularmente útil, devendo a ênfase ser dada na execução dos movimentos em detrimento da força ou do número de repetições, isso em razão das alterações sensoriais e motoras e das prováveis lesões nas extremidades.[19] Ademais, todas as atividades físicas propostas devem levar em consideração às deformidades, incapacidades e eventuais mutilações presentes, pois, do contrário, o custo-benefício da atividade poderá não compensar e até mesmo ser um desastre; portanto, os princípios do *primum non nocere* (menor dano possível) e da prevenção da iatrogenia sempre deverão estar presentes quando se planeja a inclusão de atividade física em pacientes portadores de hanseníase.

O Quadro 3 apresenta as orientações de autocuidados relacionados aos exercícios, conforme o grau de força muscular do paciente com hanseníase.

Quadro 3 Orientações de autocuidados relacionados a exercícios, conforme a força muscular[21]

Força	Descrição
5	Realiza o movimento completo contra a gravidade com resistência máxima
4	Realiza o movimento completo contra a gravidade com resistência parcial
3	Realiza o movimento completo contra a gravidade
2	Realiza o movimento parcial
1	Contração muscular sem movimento
0	Paralisia (nenhum movimento)

As atividades direcionadas à limitação da incapacidade (p. ex., utilização de órteses e auxiliares para a marcha) e à reinserção social devem ser previstas nos casos classificados como grau III, sendo ambas as atividades inseridas no nível terciário de prevenção.

Outro tópico que pode ser inserido nesse nível de prevenção diz respeito às cirurgias de reabilitação. Segundo a Portaria n. 125, da Secretaria de Vigilância Sanitária, de 26 de março de 2009, o paciente com incapacidade instalada, apresentando mão em garra, pé caído e lagoftalmo, bem como outras incapacidades como madarose superciliar, desabamento da pirâmide nasal, queda do lóbulo da orelha e atrofia cutânea da face, deve ser encaminhado para avaliação e indicação de cirurgia de reabilitação em centros de referência de alta complexidade, de acordo com os seguintes critérios: ter completado o tratamento com poliquimioterapia (PQT); e não estar apresentando estados inflamatórios reacionais há pelo menos um ano.[21]

Gripes e resfriados

Essas infecções são causadas por vírus de diversas famílias, que afetam tanto as vias aéreas superiores (nariz, seios paranasais, faringe e laringe) como as vias aéreas inferiores (traqueia e pulmões).

O mecanismo de ação do vírus começa quando ele invade a mucosa das vias aéreas superiores, provocando reações inflamatórias. Essa fase dura de 24 a 48 horas, sendo comum a observação de obstrução nasal e coriza aquosa, podendo estar associados à tosse seca, febre, mal-estar geral, indisposição, cefaleia, mialgias, artralgias e falta de apetite. Em seguida, o organismo humano intensifica as reações de combate ao agente invasor, ocorrendo a destruição do vírus e a geração de restos celulares. O início de melhora do quadro clínico geral, que normalmente ocorre em cerca de 8 dias, costuma ser acompanhado de presença de tosse produtiva e coriza espessa.

Dependendo da idade, o ser humano pode apresentar entre dez quadros de resfriado por ano (crianças até 3 ou 4 anos) e um ou dois quadros (adultos). As crianças menores possuem maior suscetibilidade aos resfriados, pois o sistema imunológico delas ainda não dispõe de mecanismos de reconhecimento prévio para as centenas de famílias de vírus, de modo que apenas com o contato é que serão criados os marcadores imunológicos específicos para o efetivo reconhecimento de todos os vírus. As crianças menores de 6 meses, porém, encontram-se relativamente mais protegidas em decorrência da proteção conferida pelo leite materno e pela presença de anticorpos que foram transferidos pela mãe durante a gestação.

O resfriado diferencia-se da gripe. Nos quadros de gripe, a infecção é causada na maioria das vezes por um vírus denominado *Influenza*, que habitualmente provoca reações mais intensas do que as observadas nos resfriados.

A febre pode chegar a 39,5°C ou mais, e é definida como o aumento da temperatura corporal pela participação ativa do centro termorregulador (CTR), localizado no hipotálamo. Esse centro possui um papel regulador da temperatura corpórea, aumentando ou diminuindo o seu nível. As reações fisiopatológicas da febre se iniciam muito antes dos sintomas, sendo o *start* dado a partir da invasão de um corpo estranho no organismo. As primeiras células de defesa a serem solicitadas são os macrófagos e os monócitos, que em contato com o agente invasor provocam uma reação inflamatória por meio da liberação de citocinas. São essas citocinas que desencadeiam as alterações do CTR, que passa a funcionar em um nível térmico mais elevado.[22]

A febre pode estar acompanhada de calafrios, cefaleia intensa, fotofobia e dores generalizadas pelo corpo. A gripe pode também não ser tão benigna quanto o resfriado, havendo riscos principalmente para as crianças, os idosos e os adultos portadores de doenças cardíacas ou pulmonares crônicas.

Ainda não se conhecem exatamente todos os fatores que predispõem uma pessoa a estar mais ou menos suscetível às infecções virais. Contudo, sabe-se que os fatores psicológicos e o estresse possuem ligação direta com uma maior incidência de gripes e resfriados. O fator climático também é relevante, pois em certas épocas do ano, como no final do outono e no início do inverno, é maior o número de casos. Outro fator que seguramente predispõe aos resfriados e às gripes é a presença de alergias respiratórias, como a rinite, a sinusite e a asma.

Como o mecanismo causal ainda não é completamente conhecido, não se consegue prevenir com sucesso as infecções virais das vias respiratórias. Entretanto, algumas medidas auxiliares podem ser tomadas para permanecer livre dessas infecções:

- Cuidar da higiene básica da casa e do próprio corpo.
- Manter a casa e o ambiente de trabalho ou estudo sempre bem ventilados.
- Evitar permanecer muito tempo em locais fechados com grande aglomeração de pessoas.
- Evitar permanecer muito tempo em locais com ar-condicionado.
- Alimentar-se adequadamente. Os hábitos alimentares ideais incluem a ingestão de alimentos leves e de fácil digestão, e a mastigação correta dos alimentos, que também devem ser ingeridos sem pressa.
- Ingerir grande quantidade de líquido diariamente, dando preferência para água e sucos.
- Exercitar-se com regularidade.
- Evitar o estresse.

A vacina pode ser útil contra a gripe, podendo ser administrada a partir do sexto mês para as crianças. Porém, em geral, a indicação em crianças somente é feita pelo médico em casos de alergias respiratórias, presença de doenças cardíacas ou pulmonares e em crianças institucionalizadas. Para os adultos, muitas empresas têm oferecido a vacina anualmente, principalmente no início do outono, pois se observa uma relação adequada entre o custo e o benefício. Em idosos, é extremamente importante a vacinação, pois as gripes podem trazer complicações perigosas nessa faixa etária. Não existem vacinas contra os resfriados, pois são benéficos ao organismo, ativando as defesas imunológicas.

Não há tratamento eficaz contra as infecções virais. No entanto, medidas preventivas devem ser adotadas dentro do nível secundário, evitando-se com isso as complicações que podem surgir em casos de gripe. Como exemplo dessas medidas, cita-se:

- Repouso, fornecendo condições de funcionamento adequado ao sistema imunológico.
- Ingestão abundante de líquidos, visando fluidificar as secreções e facilitar a higienização das vias aéreas.
- Alimentação adequada, preferencialmente frutas, legumes e verduras. O ideal é alimentar-se moderadamente várias vezes por dia, mastigando bem o alimento.
- Procurar atendimento médico e somente usar medicamentos sob sua rigorosa indicação e supervisão.
- Na presença de secreções nas vias aéreas, a fisioterapia respiratória é altamente benéfica para evitar as complicações pulmonares, sendo indicada em qualquer faixa etária. A fisioterapia respiratória atua na limpeza das vias aéreas por meio da fluidificação das secreções, além de promover a realização de exercícios respiratórios.

DOENÇAS SEXUALMENTE TRANSMISSÍVEIS

A todo o momento o corpo humano pode ser atacado por agentes infecciosos potentes o suficiente para causar doenças e malefícios. Esses agentes podem ser os vírus, as bactérias, os fungos ou ainda outras linhagens de microrganismos, com poder de infecção variável de acordo com diversos fatores. Alguns desses agentes atuam por meio do contato sexual, sendo por isso causadores de doenças denominadas sexualmente transmissíveis. Como exemplo de doenças sexualmente transmissíveis (DST), temos a síndrome da imunodeficiência humana adquirida (Aids), a sífilis, a gonorreia, o condiloma, a candidíase, o herpes genital, as uretrites não gonocócicas, entre outras.

A OMS estima que ocorram aproximadamente 340 milhões de casos de DST no mundo todos os anos, sem que sejam incluídos nessa estimativa os casos de herpes genital e a infecção pelo papiloma vírus humano (HPV). Ainda segundo a OMS, cerca de 80% desses casos ocorrem nos países em desenvolvimento. As complicações mais incidentes das DST envolvem a infertilidade, os abortos e as infecções congênitas.[23] Também de acordo com a OMS, as DST são um problema de saúde pública porque estão incluídas entre as cinco principais causas de procura por serviços de saúde.[24]

Os sinais e os sintomas gerais mais comuns relacionados às DST incluem a presença de dor durante o ato sexual, ardor ao urinar, mau cheiro, ferimentos, bolhas, coceira, verrugas e secreções. Na presença de apenas um desses sinais ou sintomas no pênis, na vagina ou no ânus, recomenda-se a procura imediata de atendimento especializado.

Independentemente da forma clínica e do poder de infecção do agente das DST, as medidas preventivas são simples, como as listadas a seguir:

- Manter-se constantemente informado sobre o assunto é o primeiro passo para a prevenção das DST. Não ter vergonha de conversar e esclarecer dúvidas a esse respeito com os pais, irmãos ou amigos, desde que essas informações sejam satisfatórias. Em qualquer caso, procurar o posto de saúde ou um médico e colocar claramente as dúvidas.
- Conscientizar-se de que a sexualidade é um aspecto importante da vida, mas que deve ser vivenciada com responsabilidade.
- Procurar conhecer melhor o próprio corpo, observando-se e buscando outros conceitos mais específicos em livros de anatomia disponíveis em bibliotecas públicas ou universitárias.
- Restringir o número de parceiros sexuais.
- Usar sempre preservativo durante o ato sexual, descartando-o adequadamente após a ejaculação (preservativo masculino) ou ato sexual (preservativo feminino).
- Disseminar o conhecimento e as informações adquiridas sobre o assunto.
- Manter hábitos adequados e saudáveis de higiene pessoal.
- No caso da síndrome da imunodeficiência humana adquirida, que também pode ser transmitida por outros meios além do ato sexual, recomenda-se: não compartilhar seringas já usadas; esterilizar objetos como alicates de unha, aparelhos de barbear e similares, evitando compartilhá-los.
- Em caso de confirmação diagnóstica de DST, não entrar em desespero e lembrar que tanto você como seu parceiro devem seguir rigorosamente o tratamento e as orientações médicas.

SAÚDE BUCAL

Os 32 dentes do adulto, 16 em cada arcada dentária, têm a função de preparar os alimentos ingeridos para que esses sejam devidamente assimilados pelo processo de digestão. Na ausência dos dentes, os alimentos não são triturados adequadamente, sobrecarregando o trabalho do estômago e do intestino, o que por sua vez pode ocasionar distúrbios gastrintestinais. Além disso, os dentes maltratados são focos constantes de infecções e doenças gengivais, liberando secreções mucopurulentas que são engolidas e podem originar infecções em outros órgãos do corpo humano. A presença de dentes saudáveis sempre será possível se forem respeitadas duas situações básicas: manter uma boa higiene bucal e evitar alimentos com açúcar.

A higiene bucal não depende apenas da escovação dos dentes. É necessário iniciar os cuidados escolhendo corretamente a escova de limpeza, sendo aconselhável o uso daquelas que possuem cabeça pequena, pois assim evitam-se traumatismos nos músculos internos da boca, além de ser possível atingir os dentes posicionados mais posteriormente na arcada. Ainda em relação à escova, é importante que tenham as cerdas arredondadas nas extremidades, sejam todas da mesma altura e possuam maciez intermediária, isto é, não sejam nem muito moles nem muito duras. As escovas de limpeza devem ser substituídas sempre que houver deformação das extremidades das cerdas. Além da escovação, a higiene bucal deve ser complementada pelo uso de fio ou fita dental, que eliminam os restos de sujeira não alcançados pela escova de limpeza.

A aplicação periódica de solução fluoretada também é recomendada. No Brasil, a fluoretação da água disponibilizada pela rede pública vem sendo utilizada há várias décadas, e nos anos 1990 o Ministério da Saúde estimava em 64 milhões o número de pessoas beneficiadas pela fluoretação[25]; no entanto, infelizmente, parcela significativa da população sequer dispõe de água tratada e outros, ainda, sequer da própria água.

Independentemente das questões sociais acerca da falta de água tratada, é fato que são amplamente conhecidos nos meios técnico e científico os benefícios da fluoretação das águas dos sistemas públicos de abastecimento na redução dos indicadores de cárie dentária, sendo esse procedimento recomendado pela OMS por ser um método universal que atinge toda uma dada população de forma global.[26,27]

A técnica correta de escovação é importante para a prevenção dos problemas bucais. A escovação deve ser feita do fundo para a frente da boca por meio de pequenos movimentos vibratórios, tomando o cuidado de manter uma inclinação de aproximadamente 45° entre a escova e os dentes. Além dos movimentos vibratórios, também é necessário fazer uma leve pressão para que as cerdas retirem os restos de alimentos, tanto entre os dentes como entre eles e a gengiva. Em seguida, tendo sido escovados tanto as partes anteriores como as posteriores das fileiras de cima e de baixo, passa-se à limpeza da superfície superior das duas arcadas, fazendo movimentos de vaivém e aplicando uma leve pressão. A técnica deve privilegiar o movimento harmonioso e não a força durante a escovação, pois movimentos com força excessiva podem causar ferimentos e desgastar o esmalte dos dentes.

A alimentação rica em açúcar potencializa o risco de surgimento das cáries dentárias, pois é sabido que a incidência de cárie aumentou de maneira significativa com a introdução dos açúcares na dieta, bem como é também sabido que os povos mais primitivos praticamente não experimentaram a cárie, uma vez que suas dietas eram baseadas no consumo de frutas, carnes e peixes.[28]

O açúcar é o principal alimento dos microrganismos infecciosos que constituem a placa bacteriana, representando assim o risco número 1 para o aparecimento das lesões nos dentes. Esse açúcar transforma-se em ácido lático, que ataca o esmalte protetor do dente, provocando sua corrosão. Portanto, caso a ingestão de balas, gomas de mascar, chocolate e outros alimentos ricos em açúcar não puder ser evitada, ao menos deve ser realizada uma adequada técnica de escovação e aplicação do fio ou da fita dental logo após a ingestão desse tipo de alimento, sem sequer aguardar alguns minutos.

Alguns alimentos são considerados não cariogênicos, ou seja, não provocam as cáries. Entre esses, destacam-se os vegetais, as frutas e as proteínas, encontradas em laticínios, ovos, peixes e carnes. Esses grupos de alimentos são também importantes porque contribuem para a formação e para a manutenção de dentes permanentes adequadamente calcificados, fortes e resistentes à corrosão que origina as cáries.

Há, ainda, outro grupo de alimentos fundamentais para a manutenção da saúde bucal. São os alimentos chamados de detergentes, pois possuem o poder de eliminar durante a mastigação os restos de outros alimentos que ficaram grudados nos dentes. Como exemplos de alimentos detergentes para os dentes podem ser citados a maçã, a pera, a laranja, o pêssego, a cenoura e todos os frutos carnosos.

Para as crianças que ainda estão com os dentes em formação é importante fornecer alimentos consistentes que as obriguem a mastigá-los intensamente, pois assim elas desenvolverão a força da musculatura dos maxilares, além de massagear as gengivas, o que pode ser considerado uma medida preventiva para problemas nessa estrutura.

Em relação à população idosa, a instituição de campanhas, ações e programas de prevenção em odontogeriatria merece destaque em razão do crescente aumento populacional daqueles identificados como idosos (60 a 74 anos) e como muito idosos (acima de 74 anos).

Estudos epidemiológicos mostram ser a cárie dentária a principal causa da perda de dentes em idosos; contudo, os problemas das gengivas (doença periodontal) parecem ser os responsáveis pela perda de toda a dentição.[29] A presença de qualquer um dos problemas listados no teste de saúde bucal do Quadro 4 representa um motivo para que o dentista seja imediatamente procurado. Mesmo na ausência desses problemas, a avaliação odontológica deve ser feita no máximo a cada 6 meses para manter uma saúde bucal adequada, prevenindo todos os tipos de problemas que podem ocorrer na cavidade bucal.

HIGIENIZAÇÃO DAS MÃOS

A higienização das mãos é o procedimento mais importante e menos oneroso quando se planeja evitar a transmissão de infecções relativas à prestação de serviços de saúde, sendo evidente, portanto, que as ações de promoção e as práticas de higienização das mãos devem ser constantemente incentivadas nos serviços de saúde em todos os níveis de atenção.[30]

Entretanto, apesar das inúmeras evidências de que a correta higienização das mãos representa uma medida eficaz para a redução da transmissão de elementos contaminantes por meio das mãos, a adesão a esse procedimento permanece baixa, em média somente 40% dos profissionais de saúde o utilizam de maneira frequente, sendo apontados como

Quadro 4 Teste de saúde bucal

Problemas	Presente	Ausente
Dor de dente (geral)		
Dor de dente com a ingestão de líquidos frios		
Dor de dente com a ingestão de líquidos quentes		
Dor de dente ao ingerir doces		
Dor durante a mastigação		
Dente quebrado		
Dente furado		
Restauração quebrada ou solta		
Sangramento gengival durante a escovação		
Gengiva inchada		
Gengiva avermelhada e dolorida		
Gengiva com secreção purulenta		
Dente com manchas ou pontos brancos		
Dente com manchas escuras		
Mau hálito		
Dente mole		
Dente com tártaro		

fatores relacionados à baixa taxa de adesão a ausência de pias e lavatórios; a deficiência de insumos como sabonete e papel toalha; a falha na atitude pessoal do profissional de saúde; a presença de lesões e afecções dermatológicas; a capacitação insuficiente; e a falta de exemplos por parte dos colegas e superiores.[30]

A Associação Nacional de Vigilância Sanitária (Anvisa), por ocasião do Dia Nacional de Controle da Infecção Hospitalar, comemorado em 15 de maio, destacou, em 2001, a adoção de um conjunto de ações que visavam à redução dos índices de infecção nos estabelecimentos de saúde. Entre essas ações, destacavam-se a elaboração de uma campanha nacional sobre a importância da lavagem apropriada das mãos para profissionais da saúde, incluindo a confecção de uma cartilha, botons, adesivos, folders e cartazes; a ampliação do número de comissões de Controle de Infecção Hospitalar (CIH) nos estabelecimentos de saúde; e a interligação dos dados das diversas CIH por meio de um *software* especificamente elaborado para essa finalidade.

Antes disso, a Portaria n. 2.616, de 12 de maio de 1998, regulamentou o Programa Nacional de Controle de Infecções e a implantação de Comissões de Controle de Infecção Hospitalar (CCIH), definindo as competências visando à eficiência do controle de infecção em serviços de saúde, incluindo a higienização das mãos.[31]

Mais recentemente, a Resolução de Diretoria Colegiada (RDC) n. 42 da Anvisa, de 25 de outubro de 2010, estabeleceu a obrigatoriedade de disponibilização de preparação alcoólica para fricção antisséptica das mãos nos serviços de saúde do Brasil, sendo o regulamento aplicável a todos os serviços do país, seja qual for seu nível de complexidade.[32]

A OMS, por meio do programa denominado Aliança Mundial para a Segurança do Paciente, tem elaborado diretrizes e estratégias para a implementação de medidas que visam à adesão dos profissionais da saúde às práticas rotineiras de higienização das mãos. O programa se direciona para os serviços de saúde, mas envolve tanto os profissionais como os pacientes e a comunidade visando reduzir os riscos inerentes às infecções relacionadas à assistência a saúde.[33]

A Anvisa[33] e a Fundação Oswaldo Cruz (Fiocruz)[34] orientam que a higienização simples ou a antissepsia das mãos para profissionais de saúde está indicada nas seguintes situações:

- No início e no fim do turno de trabalho.
- Sempre que as mãos estiverem sujas.
- Antes de preparar medicação.
- Antes de preparar nebulizações.
- Antes e após o uso de luvas.
- Depois de manusear material contaminado, mesmo quando as luvas tiverem sido usadas.
- Antes e depois das atividades desenvolvidas nas áreas hospitalares e ambulatoriais.
- Antes e depois da realização de atos e funções fisiológicas e pessoais, como se alimentar, limpar e assoar o nariz, usar o toalete, pentear os cabelos, fumar, tocar em alguma parte do corpo ou manusear dinheiro.
- Antes e depois do contato com cada paciente ou entre diversas atividades em um mesmo paciente.
- Ao término de cada tarefa.
- Antes e depois do contato com equipamentos, sondas, tubos, acessórios diversos e outros materiais.
- Após manusear quaisquer tipos de resíduos.
- Antes e depois da higienização e da troca de roupa dos pacientes.
- Quando as mãos forem contaminadas acidentalmente.
- Antes e depois de procedimentos cirúrgicos, mesmo os de pequeno porte, como biópsias, cateterismos vasculares, drenagens de cavidades serosas e procedimentos endoscópios (nesses casos, realizar a lavagem e a antissepsia das mãos).
- Antes e depois de procedimentos como aspiração buco ou nasotraqueal, passagem de sonda nasogástrica e similares (nesses casos, realizar a lavagem e a antissepsia das mãos).
- Antes e depois da realização de qualquer tipo de curativo (nesses casos, realizar a lavagem e a antissepsia das mãos).

- Após o contato com urina, fezes, sangue, saliva, secreções purulentas ou outras secreções ou excreções e com materiais, equipamentos, roupas ou lençóis contaminados com esses produtos.
- Ao término da jornada de trabalho.
- Ao chegar à sua casa e se desfazer da roupa utilizada no trabalho.

Os produtos usados para a lavagem e a antissepsia das mãos encontram-se determinados no Quadro 5[33], enquanto as técnicas adequadas para cada procedimento estão no Quadro 6.[33]

Quadro 5 Lavagem e antissepsia das mãos: produtos recomendados[33]

Procedimento	Produto recomendado
Lavagem das mãos	Sabonete comum, apresentado em barra, espuma ou líquido (tipo refil; mais comum e recomendado por causa do menor risco de contaminação do produto). Adequado à remoção de sujeiras, de substâncias orgânicas e da microbiota transitória das mãos em decorrência da ação mecânica. Observação: os sabonetes estão regulamentados pela Resolução Anvisa n. 481, de 23 de setembro de 1999.[35]
Lavagem e antissepsia das mãos	Antissépticos: álcool etílico (mais utilizado no Brasil), álcool isopropílico e n-propanol; gluconato de clorexidina; PVPI (polivinilpirrolidona iodo), iodóforos diversos; triclosan.

Quadro 6 Lavagem e antissepsia das mãos: técnicas

Procedimento	Técnica
Lavagem das mãos	Remover todas as joias (pulseiras e anéis, inclusive alianças).
	Manter as unhas aparadas e sem esmalte.
	Manter as mãos em altura levemente superior ao cotovelo.
	A lavagem deve ser ritual, friccionando as mãos com movimentos contínuos.
	Iniciar pelas extremidades dos dedos e progredir para os espaços interdigitais, diferentes faces das mãos e antebraços, durante 5 minutos.
Lavagem e antissepsia das mãos	Repetir os procedimentos acima.
	Após o término da lavagem, aplicar o antisséptico.
	Enxugar as mãos com toalha ou compressa esterilizada usando movimentos compressivos.
	Na ausência de toalhas ou compressas esterilizadas, deixar as mãos secarem naturalmente, evitando o uso de papel toalha.

(continua)

Quadro 6   Lavagem e antissepsia das mãos: técnicas *(continuação)*

Procedimento	Técnica
Lavagem e antissepsia das mãos para procedimentos cirúrgicos, mesmo os considerados de pequeno porte	Repetir os procedimentos de lavagem anteriormente estipulados, porém realizando também a escovação usando escovas de cerdas macias, descartáveis e/ou esterilizadas. As escovas de cerdas duras são contraindicadas, pois causam lesões cutâneas. Também são contraindicadas a reutilização e a manutenção das escovas em solução desinfetante. Na ausência de condições ideais de escovação, o melhor é abortar o procedimento.
	Após o término da lavagem com escovação, seguir o restante da técnica de antissepsia das mãos.
Antissepsia direta das mãos, sem lavagem prévia com água e sabão (indicada nas situações em que não houver pias ou em situações emergenciais em que é necessária a aplicação rápida do antisséptico. É um procedimento que não deve ser usado como rotina)	Colocar 3 a 5 mL de antisséptico sobre as mãos, friccionando todas as faces durante 1 minuto. Deixar as mãos secarem naturalmente, evitando o uso de papel toalha.

Repetindo uma assertiva do Capítulo 1, afirma-se que o reconhecimento profissional e social adquirido pelo fisioterapeuta em sua caminhada histórica o leva a se inserir em todas as questões referentes à educação sanitária básica, devendo engajar-se cada vez mais nesses assuntos porque sua formação universitária, tal como se encontra determinada pelas Diretrizes Curriculares Nacionais, objetiva um profissional generalista, capaz de atuar em todos os níveis de atenção à saúde, não devendo ficar restrito às ações curativas e reabilitativas, o que, infelizmente, ainda tem sido a regra.

REFERÊNCIAS BIBLIOGRÁFICAS

1. Brasil. Ministério da Saúde. Secretaria de Políticas Públicas. Projeto Promoção da Saúde. As cartas da promoção da saúde. Brasília; 2002.
2. Figueiredo NMA, Tonini T. SUS e saúde da família para enfermagem: práticas para o cuidado em saúde coletiva. São Caetano do Sul: Yendis; 2012. p.18-20.
3. Brasil. Presidência da República. Casa Civil. Subchefia para Assuntos Jurídicos. Lei n. 8.080, de 19 de setembro de 1990. Dispõe sobre as condições para a promoção, proteção e recuperação da saúde, a organização e o funcionamento dos serviços correspondentes e dá outras providências. Diário Oficial da União (DOU), Brasília, 20 de setembro de 1990.

4. Nunes ED. Saúde coletiva: uma história recente de um passado remoto. In: Campos GWS, Bonfim JRH, Minayo MCS, Akerman M. Drumond Jr. M, Carvalho YM. Tratado de saúde coletiva. São Paulo: Hucitec; 2013. p.25-7.
5. Campos GWS. Clínica e saúde coletiva compartilhadas: teoria Paideia e reformulação ampliada do trabalho em saúde. In: Campos GWS, Bonfim JRH, Minayo MCS, Akerman M. Drumond Jr. M, Carvalho YM. Tratado de saúde coletiva. São Paulo: Hucitec; 2013. p.73.
6. Campos RTO, Campos GWS. Coconstrução de autonomia: o sujeito em questão. In: Campos GWS, Bonfim JRH, Minayo MCS, Akerman M, Drumond Jr. M, Carvalho YM. Tratado de saúde coletiva. São Paulo: Hucitec; 2013. p.733.
7. Waldman EA. Vigilância em saúde pública: conceitos, abrangência, aplicações e estratégias. In: Campos GWS, Bonfim JRH, Minayo MCS, Akerman M. Drumond Júnior M, Carvalho YM. Tratado de saúde coletiva. São Paulo: Hucitec; 2013. p.514.
8. Cianciarullo T. A enfermagem na gestão em atenção primária à saúde. Barueri: Manole; 2007.
9. Brasil. Ministério da Saúde. Portaria GM/MS n. 104, de 25 de janeiro de 2011. Disponível em http://bvsms.saude.gov.br. Acesso em: 10 out. 2015.
10. Fujimori E, Borges ALV, Sato APS, Trapé CA, Yonekura T. Epidemiologia e saúde coletiva. In: Soares CB, Campos CMS. Fundamentos de saúde coletiva e o cuidado em enfermagem. Barueri: Manole; 2013. p.185.
11. Papini S. Vigilância em saúde ambiental: uma nova área da ecologia. São Paulo: Atheneu; 2012. p.103.
12. Deliberato PCP. Fisioterapia preventiva: fundamentos e aplicações. Barueri: Manole; 2002.
13. Brasil. Ministério da Saúde. Secretaria de Vigilância em Saúde. Saúde Brasil 2013: uma análise da situação de saúde e das doenças transmissíveis relacionadas à pobreza. Brasília; 2014. p.230.
14. São Paulo. Secretaria de Estado da Saúde. Centro de Vigilância Epidemiológica. Cólera: normas e instruções. São Paulo; 2002.
15. Eduardo MBP, Katsuya EM. Informe técnico. Situação da cólera no mundo 2014. Centro de Vigilância Epidemiológica. Secretaria de Estado da Saúde. Governo do Estado de São Paulo. BE CVE/3, v.4, n.1, 2014.
16. Cervi MC, Sato HK. Diagnóstico diferencial das doenças ictero-hemorrágicas. In: Sato HK, Marques SR. Atualidades em doenças infecciosas: manejo e prevenção. São Paulo: Atheneu; 2009. p.155.
17. World Health Organization (WHO). Dengue hemorrágica: diagnóstico, tratamento, prevenção e controle. São Paulo: Santos; 2001.
18. Brasil. Ministério da Saúde. Portal da Saúde SUS. Serviços. Situação epidemiológica/dados. Casos de dengue no Brasil, 1990 a 2014. Disponível em: http://www.portalsaude.gov.br. Acessado em: 1 out. 2015.
19. Mantellini GG, Padovani CR, Gonçalves A. Saúde coletiva, atividade física e hanseníase. In: Gonçalves A. Conhecendo e discutindo saúde coletiva e atividade física. Rio de Janeiro: Guanabara Koogan; 2004.
20. Ramirez A, Melão R. Hanseníase. In: Brêtas ACP, Gamba MA. Enfermagem e saúde do adulto. Barueri: Manole; 2006. p.201.
21. Brasil. Ministério da Saúde. Secretaria de Vigilância Sanitária. Portaria conjunta n. 125, de 26 de março de 2009. Define ações de controle da hanseníase. Diário Oficial da União (DOU). Brasília, 27 de março de 2009.
22. Marques HHS, Sakane PT. Febre sem sinais de localização. In: Sato HK, Marques SR. Atualidades em doenças infecciosas: manejo e prevenção. São Paulo: Atheneu; 2009. p.179.

23. Gouvêa AFTB, Machado DM, Freitas IW, Matilda LH, Bossolan RM. Doenças sexualmente transmissível. In: Sato HK, Marques SR. Atualidades em doenças infecciosas: manejo e prevenção. São Paulo: Atheneu; 2009. p.191.
24. Brêtas JRS, Oliveira JR, Aguiar Júnior W. DST. In: Brêtas ACP, Gamba MA. Enfermagem e saúde do adulto. Barueri: Manole; 2006. p.36.
25. Nirvai PC. Odontologia e saúde bucal coletiva. São Paulo: Santos; 2002.
26. Noro LRA, Oliveira AGRC, Leite J. O desafio da vigilância sanitária em saúde bucal no SUS. In: Dias AA. Saúde bucal coletiva: metodologia de trabalho e práticas. São Paulo: Santos; 2006. p.190.
27. Kozlowski FC, Pereira AC. Métodos de utilização de flúor sistêmico. In: Pereira AC. Odontologia em saúde coletiva: planejando ações e promovendo saúde. São Paulo: Artmed; 2003. p.265.
28. Meneghim MC. Dieta, nutrição e cárie dentária. In: Pereira AC. Odontologia em saúde coletiva: planejando ações e promovendo saúde. São Paulo: Artmed; 2003. p.301.
29. Hebling E. Prevenção em odontogeriatria. In: Pereira AC. Odontologia em saúde coletiva: planejando ações e promovendo saúde. São Paulo: Artmed; 2003. p.430.
30. Brasil. Agência Nacional de Vigilância Sanitária (Anvisa). Segurança do paciente: relatório sobre autoavaliação para higiene das mãos. Brasília, 2012.
31. Brasil. Ministério da Saúde. Portaria MS/GM n. 2.616, de 12 de maio de 1998. Diário Oficial da União (DOU). Brasília, 13 de maio de 1998.
32. Brasil. Agência Nacional de Vigilância Sanitária (Anvisa). Resolução de Diretoria Colegiada, RDC 42, de 25 de outubro de 2010. Diário Oficial da União (DOU). Brasília, 26 de outubro de 2010.
33. Brasil. Agência Nacional de Vigilância Sanitária (Anvisa). Segurança do paciente em serviços de saúde: higienização das mãos. Brasília, 2009. 100p.
34. Fundação Oswaldo Cruz (Fiocruz). Lavagem de mãos. Disponível em: http://portal.fiocruz.br/biossegurança/bis/lab_virtual/lavagem_de_maos.html. Acessado em: 7 out. 2015.
35. Brasil. Agência Nacional de Vigilância Sanitária (Anvisa). Resolução de Diretoria Colegiada, RDC 481, de 23 de setembro de 1999. Diário Oficial da União (DOU). Brasília, 24 de setembro de 1999.

PARTE II
Fisioterapia preventiva

capítulo 4

Fundamentos e aplicações da fisioterapia preventiva

INTRODUÇÃO

Conhecendo o perfil profissional atual do fisioterapeuta, bem como todas as suas áreas e locais de atuação, associando-o ao conhecimento dos níveis de prevenção e a todo o dinamismo da inter-relação entre saúde e doença, torna-se possível estabelecer algumas propostas de aplicação da fisioterapia preventiva, usando para isso exemplos específicos de situações que fazem parte do cotidiano do fisioterapeuta. O intuito é explorar alguns exemplos típicos com o objetivo de fundamentar a aplicação dos princípios estabelecidos no capítulo atual, agregando-os com aqueles apresentados na Parte I visando estabelecer os mecanismos de atuação fisioterapêutica preventiva para algumas situações particulares.

SAÚDE DO IDOSO

O envelhecimento é um processo que apresenta como características a progressiva perda de tolerância ao estresse consequente ao declínio das reservas funcionais de vários órgãos; elevada prevalência de comorbidades; suporte socioeconômico habitualmente limitado; cognição reduzida; e maior prevalência de depressão.[1]

O crescimento da população mundial de idosos é uma realidade cada vez mais evidente, representando uma conquista cultural do processo de humanização e refletindo uma melhoria das condições de vida. Segundo dados da Organização das Nações Unidas (ONU), uma em cada nove pessoas no mundo tem 60 anos ou mais, estimando-se um crescimento para um em cada cinco pessoas por volta de 2050. Dados de 2012 mostram que cerca de 810 milhões de pessoas tinham 60 anos ou mais, constituindo 11,5% da população global. Projeções da ONU mostram que esse número deve alcançar 1 bilhão em menos de dez anos e mais que duplicar em 2050, alcançando 2 bilhões de pessoas ou 22% da população global.[2]

De acordo com a Organização Mundial da Saúde (OMS), o Brasil será o sexto país do mundo em número de idosos até 2025.[3] Dados do Instituto Brasileiro de Geografia e Estatística (IBGE) mostram que a tendência de envelhecimento da população brasileira se solidifica a cada nova pesquisa realizada. De acordo com o IBGE, as pessoas com mais de 60 anos somavam 23,5 milhões de brasileiros em 2010, mais que o dobro do registrado em 1991, quando essa faixa etária contabilizava 10,7 milhões de pessoas. Ao mesmo tempo, o número de crianças de até quatro anos no país declinou de 16,3 milhões em 2000 para 13,3 milhões em 2011, confirmando que o envelhecimento é reflexo do mais baixo crescimento populacional aliado a menores taxas de natalidade e fecundidade.[4]

Outros dados brasileiros mostram que nosso país se encontra no topo do *ranking* mundial no que diz respeito à aceleração do envelhecimento da população, pois desde os anos 1940 é na população idosa que se tem observado as taxas mais altas de crescimento populacional. Na década de 1950, a taxa de crescimento da população idosa era de aproximadamente 3% ao ano, chegando a 3,4% entre 1991 e 2000. Uma análise comparativa de 1980 a 2005, portanto, considerando um intervalo de 25 anos, mostra que o crescimento da população idosa no Brasil foi de 126,3%, em contraste com um crescimento de 55,3% da população total. Nesse mesmo intervalo, a parcela da população com 80 anos de idade ou mais cresceu a um ritmo ainda maior, apresentando um crescimento de 246,0%.[5-7]

No começo do século XX, no Brasil, a expectativa de vida atingiu a idade de 33,7 anos. Atualmente, as pessoas que vivem em países desenvolvidos têm uma expectativa de vida acima dos 80 anos e nos demais países, em torno de 70 anos.[8]

O efeito das mudanças na estrutura etária do Brasil tem propiciado alterações significativas na pirâmide etária (Figura 1), caracterizadas por um aumento progressivo e acentuado da população adulta e idosa em detrimento da população de crianças, adolescentes e jovens. Segundo o IBGE, a parcela da população com 60 anos ou mais já representa 10,5% da população feminina brasileira e 8,4% da população masculina.[2,4] À medida que a população de um país envelhece, a pirâmide etária tradicionalmente triangular passa a ser substituída por uma estrutura mais cilíndrica.[3]

As mudanças radicais da pirâmide etária ocorridas em períodos relativamente curtos de tempo requerem dos sistemas de saúde e de previdência social adaptações rápidas e incisivas, o que não costuma ser a regra em países como o Brasil, no qual o processo de crescimento rotineiramente se dá de forma desorganizada e não qualificada.

Deve-se levar em consideração que os idosos em sua maioria absoluta não vivem isolados; portanto, questões como o seu bem-estar, a sua qualidade de vida e o exercício de sua cidadania guardam estreita relação com a sociedade em que vivem. Nesse contexto, o acelerado crescimento da população idosa requer das esferas pública e privada a existência de serviços e equipamentos sociais cada vez mais eficientes e complexos.[5]

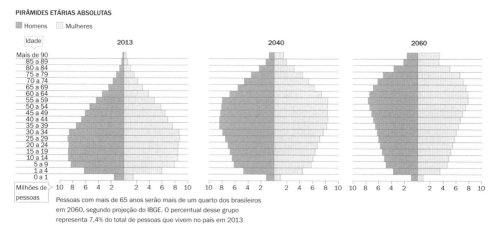

Figura 1   Pirâmide etária brasileira. Fonte: IBGE. Diretoria de Pesquisas, Coordenação de População e Indicadores Sociais. Projeção da População por Sexo e Idade para o Brasil, Grandes Regiões e Unidades da Federação, 2013.

Há também de se considerar que o envelhecimento (processo), a velhice (fase da vida) e o velho ou idoso (resultado final) fazem parte de um conjunto cujos componentes estão intrinsecamente relacionados.[9]

Em detrimento dos reveses das políticas públicas voltadas à saúde do idoso, no Brasil o direito universal e integral à saúde é um preceito da constituição de 1988, reafirmado pela Lei n. 8.080/1990, que criou o Sistema Único de Saúde (SUS). Esse direito deveria garantir o acesso universal e equânime aos serviços e ações de promoção, proteção e recuperação da saúde, tanto de idosos como da população geral, o que garantiria a integralidade da atenção em saúde. Os preceitos constitucionais também foram reafirmados pela Lei n. 8.142, de 28 de dezembro de 1990, que dispõe acerca da participação da comunidade na gestão do SUS e sobre as transferências de recursos financeiros na área de saúde.[10,11]

Independentemente da visão de sucesso ou de fracasso do sistema de saúde do país, é fato que a regulamentação do SUS representou uma importante bandeira para a organização e devido tratamento das crescentes demandas da população idosa no Brasil, culminando com a promulgação (1994) e subsequente regulamentação (1996) da Política Nacional do Idoso, que asseguraram os direitos sociais indispensáveis à pessoa idosa, ao mesmo tempo em que promoveram a autonomia, a integração e a efetiva participação do idoso na sociedade.

Em dezembro de 1999, a Portaria n. 1.395 do Ministério da Saúde estabeleceu a Política Nacional de Saúde do Idoso, determinando, entre outros pontos, que o principal problema que pode afetar uma pessoa idosa diz respeito à perda da sua capacidade funcional, ou seja, a perda das habilidades físicas, psicológicas e cognitivas necessárias à plena realização das atividades básicas e instrumentais da vida diária.[12]

Três anos depois, outra Portaria[13] dispôs sobre a organização e a implantação das chamadas Redes Estaduais de Assistência à Saúde do Idoso (REASI), baseando-se nas condições de gestão e na divisão de responsabilidades definidas pela Norma Operacional de Assistência à Saúde (NOAS). Como parte integrante da operacionalização das REASI foram criadas as normas para cadastramento dos chamados Centros de Referência em Atenção à Saúde do Idoso.

No ano seguinte, 2003, foi aprovado pelo Congresso Nacional o Estatuto do Idoso, elaborado por meio da ação conjunta dos poderes públicos e das entidades de representação civil. No estatuto, especificamente no Capítulo IV, fica claramente estabelecido o papel do SUS na garantia da atenção à saúde da pessoa idosa, de forma integral e em todos os níveis de atenção.

Em 2006, a Portaria n. 2.528 do Ministério da Saúde aprova de vez a Política Nacional de Saúde da Pessoa Idosa (PNSPI), ressaltando que embora a legislação brasileira que trata dos cuidados da população idosa seja bastante avançada, a prática ainda se mostra insatisfatória.[11]

O aspecto cronológico determina quantitativamente por meio dos anos as pessoas que devem ser consideradas jovens, adultas ou idosas. Nas sociedades ditas civilizadas, considera-se uma pessoa idosa quando atinge o patamar dos 60 ou 65 anos.[8]

É possível distinguir os idosos jovens (entre 65 e 74 anos) dos muito idosos (de 75 anos ou mais), e após os 75 anos os índices de incapacidade aumentam rapidamente, na maioria das vezes associando duas ou mais comorbidades, o que reduz significativamente a capacidade funcional e a vida independente das pessoas nessa faixa etária.[14]

O envelhecimento é um fenômeno do processo da vida que, assim como a infância, a adolescência e a maturidade, é marcado por mudanças biopsicossociais específicas, associadas à passagem do tempo. Dessa maneira, ao lidar terapeuticamente com a população idosa não deve o fisioterapeuta considerar apenas os aspectos relacionados ao envelhecimento biológico, mas essencialmente deve também considerar os aspectos associados às vertentes psicológica e social do envelhecimento.[15]

O envelhecimento biológico é um processo natural, dinâmico, progressivo e irreversível, que provoca no organismo alterações bioquímicas, morfológicas e fisiológicas. Suas consequências incluem a diminuição da capacidade individual de adaptação ao meio ambiente, o que torna o geronte mais suscetível à possibilidade de adoecer. O envelhecimento biológico é explicado por duas teorias: teoria do relógio biológico, que sugere que o envelhecimento ocorra pela degradação dos mecanismos de síntese proteica; e teoria da homeostase, que julga haver a degradação dos mecanismos homeostáticos responsáveis pelo equilíbrio do meio orgânico interno.

O envelhecimento psicológico é mais difícil de determinar do que o envelhecimento biológico, mas também possui duas teorias que tentam explicá-lo: teoria clássica, que estabelece que o envelhecimento surja à medida que novas situações na vida da pessoa solicitam adaptações sucessivas da memória, da personalidade, das experiências e das expectativas projetadas, obtendo como resposta soluções construtivas (adaptações adequadas) ou soluções destrutivas (adaptações inadequadas); e teoria progressista, que é contrária à teoria clássica ao afirmar que não é suficiente adaptar-se e viver em conformidade com o isolamento social das pessoas idosas, pois se a velhice apresenta-se como uma crise, para superá-la não adianta simplesmente adaptar-se a ela, mas é necessário enfrentá-la.[16]

A teoria progressista do envelhecimento psicológico estabelece, ainda, o importante papel da visão que a sociedade tem da pessoa idosa, determinando a reclusão que caracteriza o envelhecimento social. Dessa forma, há diferença entre envelhecimento e velhice. No primeiro caso, têm-se o reconhecimento natural do processo de envelhecer, respeitando-o como progressivo, irreversível e comum a todos os seres vivos. Já a velhice é caracterizada como um fenômeno social, que rotula o geronte como improdutivo.[15]

Uma vez desqualificados psicologicamente para desempenhar determinadas funções, os idosos são excluídos precocemente do mercado de trabalho apenas pelo fato de atingirem certa idade. Diz-se que o passaporte para o envelhecimento social é a aposentadoria. Entretanto, parece que esta só se torna fonte de conflitos quando não é desejada ou quando compromete o *status* financeiro do indivíduo.

As principais alterações biológicas causadas pelo envelhecimento são a diminuição da massa muscular e da densidade óssea; a perda da força muscular; a deficiência da agilidade, da coordenação motora, do equilíbrio, da mobilidade articular e das funções hepática e renal; a maior rigidez das cartilagens, dos tendões e dos ligamentos; a redução da capacidade termorreguladora; o maior trabalho ventilatório aos esforços; o menor número e tamanho dos neurônios; e a diminuição do tempo de reação e da condução nervosa.[17]

O envelhecimento psicológico é marcado tanto pela dificuldade do idoso em adaptar-se às mudanças físicas e sociais advindas desse processo de vida como pelo choque provocado pela interação com uma sociedade pouco tolerante.[18]

A conclusão é que envelhecer é muito mais do que um simples processo de mudanças físicas e de incapacidade funcional, envolvendo aspectos mais abrangentes e delicados, como o envelhecimento psicológico e social do indivíduo, os quais devem ter a mesma importância na hora de avaliar, tratar e/ou reabilitar uma pessoa idosa.

O fisioterapeuta, para atender a pessoa idosa, deve antes de qualquer coisa possuir uma visão humanística. É necessário conhecer todo o conjunto de alterações biológicas e psicológicas, bem como os aspectos relativos aos fenômenos sociais de exclusão. Destarte, o fisioterapeuta, estando de posse dos conceitos estabelecidos na Parte I, estará apto a estruturar e desenvolver programas de prevenção para essa população.

Tendência a quedas

As quedas podem ser definidas como episódios de desequilíbrios que levam o indivíduo ao chão, como uma insuficiência súbita do controle postural que pode ser considerada uma síndrome, por ser um problema que envolve aspectos biológicos, psicológicos, sociais e funcionais. Junto à instabilidade postural, as quedas estão entre as grandes síndromes geriátricas e são a causa principal de acidentes em idosos.[19]

Estimativas do Ministério da Saúde mencionam que ocorre uma queda para uma em cada três pessoas idosas e que uma em cada vinte entre aquelas que sofreram pelo menos uma queda teve uma fratura ou necessitou de internação em razão das consequências da queda. Entre os idosos com 80 anos ou mais, cerca de 40% caem a cada ano, e nos idosos institucionalizados esse percentual sobe para 50%.[20]

As quedas podem levar a graves consequências, como aumento no risco de fraturas, principalmente as fraturas de quadril, perda da confiança para caminhar, medo de cair novamente, ansiedade e depressão. Isso faz com que o idoso diminua sua mobilidade, formando-se um ciclo vicioso, pois a restrição às atividades diminui a força muscular, enfraquece os membros inferiores e leva a condições de dependência, ao isolamento e muitas vezes à institucionalização. Pelo teor do que foi exposto é absolutamente essencial que o fisioterapeuta compreenda que as quedas não constituem somente riscos de sequelas físicas, mas também podem envolver a ocorrência de sequelas funcionais, psicológicas e sociais.

A elaboração de estratégias de prevenção de quedas na população idosa não é tarefa fácil em razão da variedade de fatores que as predispõem.[20] Essa ampla variedade de causas inclui desde fatores intrínsecos, como fraqueza generalizada dos músculos, distúrbios osteoarticulares e neurológicos, visão inadequada, imobilidade e uso de medicamentos, até fatores extrínsecos, como pisos escorregadios, tapetes ou tacos soltos, prateleiras altas que levem o idoso a necessitar subir em banquinhos, iluminação inadequada, escadas e objetos espalhados pelo chão.[18,19,21]

Um mito que necessita ser abandonado é a ideia de que as quedas são uma consequência comum e inevitável da idade, porque elas na verdade representam uma séria ameaça para a saúde e a independência dos idosos. Infelizmente, muitas vezes a pessoa idosa precisa sofrer algum dano antes que inicie a adoção de medidas de prevenção para as quedas, e os esforços para prevenir quedas em idosos devem envolver a necessidade de estruturação de programas educativos, a prática regular de exercícios, a adoção de mudanças no ambiente e a orientação sobre os perigos das quedas.

As quedas ocorrem pela combinação de vários fatores, de modo que a identificação desses fatores é de grande importância para que se possa atuar, modificando o que for necessário, a fim de reduzir a probabilidade de quedas em idosos e, consequentemente, reduzir gastos hospitalares e com institucionalizações.

A Figura 2 mostra o ciclo de tendência a quedas na população idosa.

Os objetivos da fisioterapia preventiva incluem eliminar e/ou minimizar as causas das quedas; evitar quedas futuras; restabelecer a segurança e a autoestima; e promover a reeducação funcional visando evitar o decúbito prolongado (permanência da pessoa no chão, após uma queda, por mais de 60 minutos).

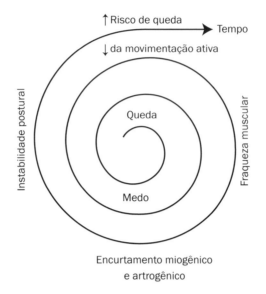

Figura 2 Ciclo de tendência a quedas.

O Quadro 1 apresenta uma lista de fatores que devem ser combatidos pelos programas de capacitação antiquedas que devem ser instituídos à população idosa.

Quadro 1 Fatores contribuintes às quedas em idosos[15]

Fatores relacionados ao idoso
Diminuição da força muscular.
Osteoporose.
Anormalidades para caminhar.
Arritmia cardíaca (batimento cardíaco irregular).
Alteração da pressão arterial.
Depressão.
Senilidade.
Artrose, fragilidade de quadril ou alteração do equilíbrio.
Alterações neurológicas (derrame cerebral, doença de Parkinson, esclerose múltipla e mal de Alzheimer).
Disfunção urinária e da bexiga.
Uso controlado de determinadas drogas.
Diminuição da visão.
Diminuição da audição.
Câncer que afeta os ossos.
Deformidades nos pés (unhas grandes, joanetes dolorosos etc.).

(continua)

Quadro 1 Fatores contribuintes às quedas em idosos[15] *(continuação)*

Fatores relacionados ao ambiente

Iluminação: ambientes mal iluminados favorecem a ocorrência de quedas.

Arquitetura: casas mal planejadas aumentam o risco de quedas.

Móveis: disposição inadequada atrapalha a locomoção e quando instáveis os móveis não servem como apoio.

Espaço: oferecem risco os objetos escorregadios espalhados pela casa.

Cores: ambientes escuros aumentam a chance de quedas.

Algumas classes de medicamentos ou ainda a associação de dois ou mais fármacos, condição denominada polifarmácia, também contribuem para o aumento do risco de quedas em idosos.[22] Outra informação que não pode passar despercebida é que determinados sintomas, como as alterações do nível de consciência, da frequência cardíaca e/ou da pressão arterial, a sonolência excessiva, a tontura, a sudorese excessiva e sem motivação, entre outros, podem ser efeitos adversos do uso de alguns medicamentos, aumentando o risco de quedas.[23]

Outros dois grandes eixos etiológicos relativos às quedas em idosos são a lentidão dos mecanismos de integração central, essenciais para o desencadeamento dos reflexos posturais; e a presença de doenças associadas, denominadas comorbidades. Nesse último eixo, cita-se a epilepsia, a doença de Parkinson, as vestibulopatias, as miopatias e neuropatias periféricas, as arritmias e outras síncopes cardiogênicas, a disfunção renal, os distúrbios da coluna vertebral, a disfunção autonômica, a hipotensão postural e as demências.[24]

Considerando serem as quedas causadas por múltiplos fatores, também são inúmeras as recomendações que devem compor os programas de prevenção de quedas em idosos, conforme estabelecido nos grupos de orientações a seguir expostos.

Grupo A – orientações gerais:

- Fazer exames oftalmológicos e físicos regularmente.
- Manter dieta com ingestão adequada de cálcio e vitamina D, bem como tomar banhos de sol diariamente visando à síntese de vitamina D.
- Participar com regularidade de programas de atividades corporais que visem ao desenvolvimento das habilidades físicas básicas (agilidade, força, equilíbrio e coordenação motora).
- Eliminar da residência móveis, objetos e situações que possam provocar escorregões.
- Instalar suportes, corrimões e outros acessórios de segurança na residência.
- Usar sapatos com sola antiderrapante e modelos que permaneçam firmemente fixados aos pés, lembrando sempre de amarrar os cadarços dos calçados.

- Evitar o uso de chinelos, principalmente se estiverem deformados ou frouxos, e também evitar sapatos altos e aqueles que apresentam sola lisa.
- Utilizar uma calçadeira e sempre sentar-se para colocar os calçados.
- Não andar pela casa somente de meias.
- Evitar a ingestão de bebidas alcoólicas.
- Manter uma lista atualizada dos medicamentos ingeridos, procurando orientação médica.

Grupo B – orientações domiciliares.
B.1 – Na cozinha:

- Remover os tapetes.
- Limpar imediatamente líquidos, gorduras ou alimentos que tenham caído no chão.
- Armazenar os alimentos, bebidas e todos os utensílios de cozinha em locais de fácil acesso.
- Fixar adequadamente as estantes e prateleiras.
- Não subir em cadeiras ou caixas para alcançar objetos guardados em locais altos.
- Não encerar o piso.

B.2 – No banheiro:

- Colocar tapetes antiderrapantes ao lado do box ou fixá-los conforme mostrado na Figura 4 do Capítulo 2.
- Instalar suportes para sabonete líquido e para toalhas em alturas facilmente acessíveis.
- Instalar barras de apoio nas paredes do seu banheiro ao lado do vaso sanitário e, se necessário, no interior do box.
- Manter algum tipo de iluminação durante a noite, caso seja necessário utilizar o banheiro.
- Usar tiras antiderrapantes nos pontos mais escorregadios do banheiro.
- Dar preferência para os boxes de acrílico em detrimento dos modelos em vidro.
- Se necessário, utilizar uma cadeira de banho, caso haja dificuldade para se manter em pé durante o banho.
- Dar preferência para os sabonetes líquidos em detrimento dos sabonetes em barra.

B.3 – No dormitório:

- Colocar uma lâmpada, um telefone e uma lanterna ao lado da cama, em distância facilmente acessível.

- Utilizar camas que possibilitem o deitar e o levantar com o mínimo de esforço e riscos (alturas entre 55 a 65 cm são as que melhor atendem à maioria dos idosos).
- Utilizar armários que possuam portas leves e maçanetas grandes para facilitar a abertura.
- Arrumar os pertences pessoais no dormitório de modo a tê-los em locais de fácil acesso.
- Utilizar lençóis, acolchoados e cobertores feitos de materiais menos escorregadios.
- Instalar iluminação no trajeto entre a cama e o banheiro.
- Deixar água ao lado da cama ao se deitar para evitar deslocamentos noturnos à cozinha.
- Não deixar objetos e pertences soltos no chão do dormitório.

B.4 – Na sala e nos corredores da casa:

- Organizar os móveis de maneira a ter caminho livre.
- Manter as mesas de centro, porta-revistas, vasos de plantas e similares fora da zona de tráfego.
- Instalar interruptores de luz nos pontos-chave da residência, se possível fazendo uso dos modelos que se destacam no escuro.
- Manter os ambientes sempre muito bem iluminados, trocando imediatamente lâmpadas queimadas, porém chamando auxílio para essa tarefa.
- Manter os fios de telefone e de aparelhos elétricos fora da zona de tráfego, jamais embaixo de tapetes.
- Evitar o uso de tapetes na sala ou fixá-los de acordo com as orientações da Figura 4 do Capítulo 2.
- Evitar o uso de poltronas ou sofás muito baixos. Não utilizar cadeira sem braços.

B.5 – Outras situações domiciliares:

- Não deixar caixas e outros objetos nos degraus.
- Instalar interruptores de luz tanto na parte inferior como na parte superior de escadas. O ideal é instalar detectores de presença em todos os cômodos da residência.
- Manter uma lanterna em local estratégico para os casos de falta de energia elétrica.
- Remover tapetes que estejam no início ou no fim da escada.
- Colocar tiras adesivas antiderrapantes na borda de cada um dos degraus.
- Instalar corrimãos por toda a extensão da escada e, se possível, em ambos os lados.

Os programas fisioterapêuticos de prevenção às quedas visam à melhora da força e do equilíbrio, pela aplicação do treino de marcha, o uso adequado de auxiliares para a marcha e os exercícios de transferência de peso. Além desses, o fisioterapeuta também deve adotar os seguintes procedimentos:

- Tratar o distúrbio primário (osteomuscular, neurológico etc.).
- Cinesioterapia: exercícios de fortalecimento, exercícios proprioceptivos, exercícios aeróbios (esteira, bicicleta), exercícios de equilíbrio e de coordenação motora.
- Reeducação funcional.
- Hidroterapia.
- Promover a conscientização do idoso, incluindo no plano de assistência orientações acerca da necessidade de controle médico regular, inclusive oftalmológico, e adequação domiciliar (retirada ou fixação de tapetes, instalação de faixas antiderrapantes no piso e de barras de suporte no banheiro, entre outros já mencionados).

O fisioterapeuta deve ser bastante cuidadoso ao aplicar exercícios de alongamento em pacientes idosos, pois a presença de encurtamentos adaptativos e a consequente diminuição da amplitude de movimento podem representar exatamente o que está promovendo a estabilidade do segmento ou mesmo de todo o corpo do idoso. Nesse caso, alongamentos exagerados ou desnecessários podem melhorar a mobilidade da região, porém também podem causar prejuízo adicional da estabilidade e aumentar a tendência a quedas, portanto, o profissional não deve se esquecer dos princípios da prevenção quaternária. A decisão entre alongar ou não uma determinada região deve ser feita pelo fisioterapeuta somente após uma análise criteriosa dos fatores que conferem estabilidade ao paciente idoso.

Distúrbio articular degenerativo (DAD)

O processo degenerativo das articulações das pessoas idosas possui várias outras denominações, como artrite degenerativa, osteoartrose e artrite deformante. Independentemente da sinonímia, o distúrbio articular degenerativo é definido como uma ocorrência de caráter degenerativo e crônico, que atinge a cartilagem articular com eventual crescimento ósseo ao redor.[15]

É uma afecção degenerativa da cartilagem hialina articular que acomete mais frequentemente pessoas acima dos 50 anos de idade, manifestando-se de forma clássica pela presença de dor, rigidez e prejuízo funcional da articulação atingida.[25]

De acordo com a etiologia, o distúrbio articular degenerativo pode ser classificado como primário, quando ocorre sem uma causa aparente ou conhecida, mas na qual se reconhece a presença de alguns fatores predisponentes típicos (idade, hereditariedade, obesidade); e secundário, quando é decorrente de um problema preexistente, que pode ser genético, metabólico, inflamatório ou traumático. Independentemente de o distúrbio articular degenerativo ser primário ou secundário, as articulações mais acometidas costumeiramente são sempre as mesmas: quadril (coxartrose), joelho (gonartrose), coluna cervical (espondiloartrose cervical), coluna lombar (espondiloartrose lombar) e articulação trapézio-metacarpiana (rizoartrose).

Os sinais e os sintomas incluem a rigidez articular, sobretudo matinal e após curtos períodos de repouso, sendo essa rigidez habitualmente aliviada pela movimentação suave da articulação; a presença de crepitações, inclusive com presença de bloqueios articulares causados por fragmentos ósseos livres no interior da articulação; e o relato de dor, amplamente variável de pessoa para pessoa em relação à intensidade, já que não há fibras nervosas na cartilagem articular. Inicialmente, a dor diminui com o repouso, mas com a progressão do distúrbio ela está presente mesmo durante a eliminação da sobrecarga articular. O mecanismo exato da artralgia em pacientes com distúrbio articular degenerativo não é totalmente conhecido, mas a perfuração da cartilagem com subsequente exposição do osso subcondral parece contribuir de maneira decisiva para a sintomatologia dolorosa.[15]

A educação é parte integrante dos programas de assistência fisioterapêutica aplicados em pacientes com DAD. Consiste basicamente em orientações do paciente sobre do que se trata esse distúrbio com o intuito de motivá-lo para o tratamento, pois a aderência é considerada um elemento-chave para o sucesso desses programas. Outras orientações são direcionadas às dicas sobre conservação de energia articular (uso racional de objetos domésticos, automação de atividades, cuidados com rampas e escadas, entre outros), além da educação do paciente acerca das limitações impostas pelo distúrbio.

Para ter uma ideia da importância da educação em saúde, cita-se que as medidas educativas em casos de gonartrose são consideradas tão eficazes quanto o tratamento com analgésicos ou anti-inflamatórios não hormonais (AINH) e a redução orientada do peso corporal.[25]

Os procedimentos preventivos recomendados para a fisioterapia englobam a interrupção do ciclo de degeneração e imobilismo, com o uso das técnicas de mobilização articular; a prevenção de deformidades, que representam a causa principal da incapacidade funcional, estando indicados para essa finalidade os exercícios respiratórios, as técnicas de relaxamento e os exercícios de reequilíbrio muscular, que quando instituídos conjuntamente visam manter um padrão postural adequado e diminuir as sobrecargas cíclicas nas articulações comprometidas; a mobilização regular das articulações acometidas por meio das técnicas de mobilização articular e dos exercícios na piscina terapêutica; e o controle da dor, sendo necessário definir a etiologia precisa de sua origem visando ao sucesso de seu controle. Por exemplo, se ela for causada por fibrose capsular e espasmo periarticular, pode-se rejuvenescer os tecidos com o aumento da circulação local e com a promoção do relaxamento, preparando as estruturas para a aplicação da cinesioterapia. O uso de compressas quentes úmidas, do infravermelho ou de ondas-curtas também atende essa finalidade. Se a dor for causada pela presença de franjas sinoviais, pode-se utilizar as técnicas de mobilização articular e a massoterapia visando eliminar aderências. Se a origem da artralgia for a presença de processo inflamatório agudo, recomenda-se o posicionamento adequado do segmento, o uso da crioterapia e a aplicação de movimentos passivos suaves dentro da amplitude livre do paciente.[15]

As órteses são empregadas com o objetivo de estabilizar e economizar esforços de uma articulação, estando indicadas as goteiras, palmilhas, bengalas e outros dispositivos de assistência úteis tanto para promover o controle da dor como para melhorar a capacidade funcional residual dos pacientes.[25]

Todos os procedimentos descritos anteriormente se encontram no nível secundário de prevenção, uma vez que no nível terciário as medidas se destinam à atenuação das incapacidades funcionais presentes e à reeducação das capacidades físicas remanescentes, visando à readaptação para o trabalho e para as atividades de vida diária.

Doença de Alzheimer

A doença de Alzheimer (DA) foi descrita há pouco mais de um século (1906-1907) pelo psiquiatra e neuropatologista alemão Alois Alzheimer. Ela representa cerca de 60% de todas as demências diagnosticadas e apresenta aumento significativo da prevalência com o avançar da idade.[26-28]

É caracterizada pela demência neurodegenerativa progressiva, que até o presente momento se mostra inexorável em sua evolução. O comprometimento cognitivo atinge todos os domínios, de início surgem os problemas da memória, seguindo-se défices da atenção e concentração, da linguagem, das gnosias e das praxias. A perda progressiva da noção de tempo e de espaço, denominada desorientação temporoespacial, também está presente até mesmo em relação aos locais de convivência habitual do paciente.[28,29]

As atividades de vida diária são progressivamente comprometidas, tanto as básicas como as instrumentais, considerando serem essas últimas mais complexas, são as primeiras a apresentar défices. Por exemplo, em uma ordenação hierarquia de complexidade, primeiro ocorrem as dificuldades relacionadas aos atos de dirigir, lidar com dinheiro, fazer compras e cozinhar; mais tarde, surgem as dificuldades relacionadas à capacidade de se alimentar, de se vestir, de tomar banho e de fazer a higiene pessoal básica diária; por fim, ocorre a perda de controle dos esfíncteres.[29]

Há três possibilidades de diagnóstico, segundo o National Institute of Neurologic Communicative Disorders: doença de Alzheimer provável, quando a impressão clínica de demência é apoiada por testes neuropsicológicos e os exames de imagem apresentam evidências da doença; doença de Alzheimer possível, quando o quadro clínico sugere o diagnóstico de DA, mas esse quadro é atípico ou pode ser confundido por outros fatores;

e doença de Alzheimer definida, quando há tanto evidências clínicas como confirmação anatomopatológica.[30]

À medida que a doença progride, as questões de segurança pessoal vão se tornando cada vez mais relevantes para o paciente com doença de Alzheimer,[27] sendo as ações preventivas inseridas no nível terciário por se tratarem de atividades que visam limitar as incapacidades apresentadas.

Em linhas gerais, os cuidados com a segurança pessoal são idênticos aos descritos no Capítulo 2 que trata da prevenção de acidentes no lar e na comunidade, destacando que os maiores riscos se relacionam aos acidentes que podem ocorrer dentro de casa.

O diagnóstico precoce, ação do nível secundário de prevenção, é essencial à perspectiva de tratamento de uma pessoa com doença de Alzheimer, pois apesar de ainda se tratar de uma condição progressiva incurável, propostas de tratamento medicamento e não medicamentoso (apoio psicológico, prática regular de atividade física, terapias lúdicas e fisioterapia tradicional) existem e se prestam a estabilizar o quadro demencial sequencial ou, na pior das hipóteses, direcionam-se a tornar a evolução mais lenta. Na ocorrência do diagnóstico precoce, a instituição imediata do tratamento adequado, medicamentoso e/ou não medicamentoso, também se caracteriza como uma ação do nível secundário de prevenção.

É pertinente a consideração normalmente feita de que após o diagnóstico da doença de Alzheimer duas vítimas são reconhecidas, a pessoa diagnosticada e sua família;[28] portanto, a educação básica sobre o que é a doença, suas características principais e secundárias, meios diagnósticos e tratamentos disponíveis, entre outros, é extremamente necessária e encontra no fisioterapeuta um dos profissionais mais bem habilitados para contribuir no tratamento dos pacientes, bem como sua participação nas orientações familiares também deve considerada essencial.

O fisioterapeuta deve aproveitar o fato de que as funções motoras básicas se mantêm inalteradas durante muito tempo nas pessoas com doença de Alzheimer. Destarte, os exercícios e as atividades físicas propostas no plano de assistência fisioterapêutico visam à manutenção dessas funções motoras em níveis ótimos pelo maior tempo possível, com o objetivo de manter as capacidades funcionais do paciente dentro dos padrões de normalidade que lhe possibilite a realização de atividades básicas e instrumentais da vida diária, da maneira mais independente possível. Secundariamente, os exercícios e as atividades físicas especialmente elaboradas para esse paciente poderão estimular o apetite, melhorar a qualidade do sono, diminuir a ansiedade e as inquietações, além de favorecer a função cardiorrespiratória.

O Programa terapêutico domiciliar para pacientes com doença de Alzheimer é uma importante ferramenta de extensão do próprio tratamento fisioterapêutico, pois enfoca tanto a qualidade de vida do paciente como do(s) cuidador(es). Esse programa enfatiza a independência do paciente e procura evitar ou minimizar prováveis complicações como a perda de força muscular, a presença de retrações e deformidades, o surgimento de úlceras por pressão, entre outras. As metas do programa terapêutico domiciliar devem estar direcionadas para a mobilidade, flexibilidade, equilíbrio, estabilidade, coordenação motora e para as transferências.[30]

A mobilidade, por exemplo, representa um componente importante para a função motora, além de ser um pré-requisito essencial para a execução das atividades da vida diária e, consequentemente, para a manutenção da independência.[31]

Dentro do vasto espectro de modalidades de tratamento da fisioterapia destacam-se atividades como o alongamento, o fortalecimento muscular, o treino de locomoção e os exercícios simuladores das atividades de vida diária como valiosos nos programas de tratamento de pacientes com doença de Alzheimer.[32]

Entretanto, poucas patologias ainda apresentam tantas incertezas quanto a doença de Alzheimer, de modo que a adoção de medidas preventivas no âmbito da esfera de trabalho dos fisioterapeutas deve ser feita de maneira parcimoniosa e coerente, levando em consideração estritamente as condições clínicas, cognitivas e cinético-funcionais de cada paciente, ao mesmo tempo em que não se pode perder de vista os princípios do nível quaternário de prevenção.

Envelhecimento e doenças crônicas não transmissíveis

As doenças crônicas não transmissíveis (DCNT) são enfermidades multifatoriais que se desenvolvem no decorrer da vida, sendo atualmente consideradas um sério problema de saúde pública porque são responsáveis por 63% das mortes no mundo e, no Brasil, seguindo essa tendência mundial, são a causa de aproximadamente 74% das mortes.[33,34] A verdadeira epidemia das DCNT no Brasil fez com que o Ministério da Saúde lançasse em 2011 o Plano de Ações Estratégicas para o Enfrentamento das Doenças Crônicas Não Transmissíveis[33], enfatizando ações populacionais para controlar as doenças cardiovasculares, diabetes, câncer e doença respiratória crônica, predominantemente pelo controle do fumo, inatividade física, alimentação inadequada e uso prejudicial de álcool.[35]

A referida tendência faz parte de um fenômeno denominado transição epidemiológica e ocorre em razão da mudança do padrão de mortalidade que afeta a população. No passado, as doenças infecciosas eram as que mais levavam ao óbito, enquanto hoje, por causa das melhorias das condições socioeconômico-culturais, a mortalidade é preponderantemente consequência das doenças crônicas não transmissíveis.[36]

No caso do Brasil, as dificuldades em lidar com essas doenças encontram na dimensão continental do nosso território um desafio a mais para o planejamento e a estruturação de programas abrangentes de combate às DCNT.[37]

Conforme as pessoas envelhecem, as doenças crônicas não transmissíveis se transformam nas principais causas de morbidade, incapacidade e mortalidade. As DCNT, portanto, podem ser consideradas enfermidades típicas da terceira idade e representam enorme dispêndio de recursos financeiros para as pessoas, as famílias e os governos.[3]

As doenças cardiovasculares, o diabetes, o câncer e as doenças respiratórias crônicas são as quatro DCNT de maior incidência no Brasil e no mundo, sendo o risco de desenvolver uma DCNT na terceira idade potencializado pelo sedentarismo, pelo tabagismo, pelo uso abusivo do álcool e pela adoção de dietas inadequadas, todos fatores de risco adotados na juventude e vida adulta.[34] Esse conhecimento leva a uma dedução óbvia, a de que as políticas públicas de saúde precisam promover a educação da população para a prevenção dos fatores de risco das DCNT desde os primeiros até os últimos anos de vida, sendo a infância e a adolescência os períodos ideais para se promover de maneira efetiva e eficiente a educação em saúde da população.

O Quadro 2 mostra a associação entre os principais fatores de risco e as quatro principais enfermidades do grupo das DCNT.

Quadro 2   As quatro principais DCNT e os fatores de risco em comum

DCNT \ Fatores de risco	Tabagismo	Alimentação não saudável	Inatividade física	Uso nocivo de álcool
Doenças cardiovasculares	X	X	X	X
Câncer	X	X	X	X
Diabetes	X	X	X	X
Doenças respiratórias crônicas	X	X	X	X

DCNT: Doenças crônicas não transmissíveis.

Correlacionando as informações do Quadro 2 com a premissa de que a excelência em saúde preventiva somente será obtida a partir da efetiva implantação de políticas de educação em saúde para crianças e adolescentes, apresentam-se os dados da Pesquisa Nacional de Saúde Escolar (PeNSE), coletados em 2012 e divulgados pelo IBGE em 2013.[38]

Entre os adolescentes pesquisados, 5,1% dos estudantes do 9º ano (13 a 15 anos de idade) relataram ter fumado nos 30 dias anteriores à entrevista.

A exposição ao álcool tem início precoce, pois 66,6% dos estudantes de 9º ano avaliados na PeNSE relataram que já haviam experimentado álcool, 26,1% haviam consumido bebidas alcoólicas nos 30 dias anteriores à pesquisa e 21,8% desses alunos disseram que haviam se embriagado pelo menos uma vez na vida.

Entre os adolescentes, segundo a PeNSE, 30,1% dos alunos avaliados foram considerados suficientemente ativos (pelo menos 300 minutos de atividade física acumulada nos últimos 7 dias); no entanto, 78,0% gastam mais de 2 horas por dia em frente à televisão.

Em relação à alimentação dos escolares, os alimentos marcadores de alimentação saudável mais consumidos, 5 ou mais dias por semana, foram o feijão (60,0%), as hortaliças (44,2%) e as frutas (29,8%). Entre os alimentos não saudáveis, destacaram-se na pesquisa as guloseimas (42,6%), os refrigerantes (35,4%) e os embutidos (14,9%).

Ainda tratando do quesito alimentação, dados obtidos em quatro grandes pesquisas representativas sobre compras de alimentos pelas famílias do Brasil, entre meados da década de 1970 e meados da década de 2000, sugeriram uma redução na compra de alimentos tradicionais básicos, como arroz, feijão e hortaliças, e aumentos notáveis na compra de alimentos processados, acarretando aumento no consumo de gorduras saturadas e sódio.[39]

O Ministério da Saúde, por meio do programa denominado Vigilância de Fatores de Risco e Proteção para Doenças Crônicas por Inquérito Telefônico (Vigitel), apresenta os indicadores desfavoráveis relativos aos fatores de risco, como o aumento do sedentarismo e o consumo abusivo de bebidas alcoólicas, além de mostrar um aumento de 8% na prevalência de hipertensão e de 19% na de diabetes,[40] duas condições-chave na determinação da morbidade e mortalidade por DCNT nos próximos anos.[35,40]

Ressalta-se que a maioria dos fatores de risco para as doenças cardiovasculares são os mesmos para o diabetes, para a doença renal crônica e para uma variedade de neoplasias malignas, portanto, a presença de vários desses fatores na epidemiologia de diferentes enfermidades do grupo das DCNT deveria determinar que as políticas públicas de saúde se direcionassem às ações preventivas e de controle dos fatores de risco. No entanto, infelizmente, as previsões futuras para o Brasil em relação às DCNT são sombrias porque persiste a opção pelas políticas de saúde voltadas maciçamente à vertente curativa da área de saúde, marcada pelo atendimento e tratamento das DCNT em serviços de urgência, emergência ou sob hospitalizações, opção essa de custos muito mais elevados e cujos resultados negativos estão sendo colhidos,[37] conforme mostram os dados do Vigitel apresentados no parágrafo anterior.[40]

Dos quatro fatores de risco mais significativos para a ocorrência das DCNT, o sedentarismo é aquele no qual o fisioterapeuta mais se encontra apto para desenvolver programas de intervenção visando promover a saúde da população.

Atividade física na terceira idade

O fisioterapeuta que atende pacientes idosos deve conhecer os princípios de aplicação de atividades físicas nessa população, principalmente se deseja atuar dentro da esfera do nível primário de prevenção. Atualmente, é grande a preocupação dos profissionais da saúde em alertar as pessoas idosas sobre os cuidados para um envelhecimento saudável, incluindo orientações sobre a prática de exercícios físicos.

A prática regular de atividade física tem sido recomendada para a prevenção e a reabilitação de doenças cardiovasculares e outras doenças crônicas por diferentes associações de saúde, como o American College of Sports Medicine, o Centers for Disease Control and Prevention, a American Heart Association, o National Institutes of Health, o US Surgeon General, a Sociedade Brasileira de Cardiologia, entre outras.[41]

A OMS adota o termo envelhecimento ativo para designar o processo de otimizar as oportunidades de saúde, participação e segurança visando à melhoria da qualidade de vida da população à medida que as pessoas ficam mais velhas, sendo esse processo aplicável tanto a indivíduos como a grupos populacionais. O objetivo do envelhecimento ativo, segundo a OMS, é aumentar a expectativa de uma vida saudável e a qualidade de vida para todas as pessoas que estão envelhecendo, inclusive as que apresentam fragilidades, incapacidades físicas e que requerem cuidados.[3]

Os exercícios e a atividade física podem contribuir para compensar determinadas deficiências, aumentar a capacidade funcional ou simplesmente proporcionar prazer e bem-estar. A atividade física é capaz de beneficiar pessoas de todos os grupos etários, mas ela é especialmente importante para a saúde das pessoas idosas.[15]

Além disso, também há excelentes razões econômicas para que os governos e os representantes da iniciativa privada direcionem seus esforços e recursos para o incentivo à prática regular de atividades físicas na terceira idade. Pesquisa divulgada em 1999 pelo Centers for Disease Control and Prevention (CDC), órgão norte-americano que cuida do controle das doenças naquele país, mostrou ser menos dispendioso prevenir uma doença do que tratá-la, estimando que para cada 1 dólar investido em medidas para estimular a prática de atividade física regular houve uma economia de cerca de 3 dólares em despesas de saúde.[42]

Programas de exercícios regulares têm se mostrado muito efetivos para reduzir ou evitar um número significativo de declínios funcionais associados ao envelhecimento. Entre esses benefícios estão a melhora da função cardiovascular, o aumento da massa e da força muscular, a redução do risco de osteoporose, a melhora da estabilidade postural, a redução do risco de quedas, bem como das lesões e das fraturas associadas, o aumento da flexibilidade corporal e da amplitude de movimento articular.[43]

As vantagens e benefícios da atividade física não se restringem apenas às questões econômicas e à parte orgânica do indivíduo, ocorrendo também efeitos psicológicos positivos, como aumento da autoestima e da confiança. Pela prática regular de atividade física consegue-se fortalecimento muscular, melhora da estabilidade postural e do equilíbrio, resultando na diminuição do risco de quedas, consequentemente diminuindo a imobilização, aumentando a independência do idoso nas atividades de vida diária (AVD) e melhorando o seu contato social, reduzindo assim problemas psicológicos.[17] Além disso, quanto melhor o desempenho físico nas atividades de vida diária maior a autonomia do idoso, o que lhe confere segurança física e mental para enfrentar as questões cotidianas.

Ao atuar com o desenvolvimento de programas de atividade física para indivíduos ou grupos da terceira idade, o fisioterapeuta deve compreender que se trata de uma atuação que exigirá do profissional múltiplos conhecimentos sobre os fatores determinantes envolvidos no processo de envelhecimento. Entre esses fatores, mencionam-se:

- Ambiente físico: a adequação do ambiente físico à idade das pessoas faz toda a diferença no grau de independência ou de dependência de qualquer indivíduo, mas é ainda mais relevante às pessoas que se encontram no processo de envelhecimento.
- Determinantes pessoais: os fatores biológico e genético têm grande influência sobre o processo de envelhecimento. Além deles, também os fatores psicológicos

se relacionam às melhores possibilidades de adaptação do idoso aos programas de atividade física.
- Determinantes comportamentais: dizem respeito à adoção de um estilo de vida saudável e à participação ativa no cuidado que o idoso deve ter com a própria saúde, sendo esse um aspecto fundamental para que o fisioterapeuta obtenha uma adesão adequada aos programas de atividade física.
- Determinantes sociais: apoio social, oportunidade de educação e de aprendizagem permanente, proteção contra violência e maus-tratos e paz são fatores essenciais do ambiente social que estimulam a saúde, a autonomia e a participação do idoso na vida em sociedade, influenciando diretamente seus níveis de motivação para a prática da atividade física.
- Determinantes econômicas: três aspectos do ambiente econômico são relevantes sobre o processo de envelhecimento: o trabalho, a renda e a proteção social.
- Assistência existente no serviço social e de saúde: o sistema de saúde e de serviço social deve possuir uma perspectiva de curso de vida que estimule a promoção da saúde, a prevenção de doenças, o acesso equitativo a atenção primária de saúde e a previsão de assistência em longo prazo para a pessoa idosa.
- Cultura: os valores e as tradições de uma determinada cultura influenciam de forma direta como a sociedade encara a pessoa idosa e o processo de envelhecimento. Ignorar essa questão é um passo importante rumo ao fracasso de um programa de atividade física aplicado ao idoso.
- Gênero: em muitas sociedades há verdadeiros abismos entre as características de vida dos homens e das mulheres. Por exemplo, homens adultos jovens mais expostos à violência e a comportamentos de risco como o tabagismo e o abuso do álcool, enquanto as mulheres são proibidas de trabalhar para se manter em casa cuidando dos filhos. Como esses comportamentos na juventude e vida adulta influenciaram o homem e a mulher idosa que se apresentam para os programas de atividades físicas com o fisioterapeuta é a pergunta que deve ser feita pelo profissional.

SAÚDE GERAL E DO ADULTO

Hipertensão arterial sistêmica

A hipertensão arterial sistêmica (HAS) é um distúrbio relativamente comum, que atinge cerca de 15 a 20% da população brasileira. É a mais frequente das doenças cardiovasculares e também o principal fator de risco para as complicações mais comuns como o acidente vascular encefálico e o infarto agudo do miocárdio, além da doença renal crônica terminal.[44,45] Entretanto, muitas pessoas são portadoras de pressão alta e desconhecem o fato, pois o organismo habitua-se a essa elevação e a mantém silenciosa. Porém, paulatinamente, ocorrem alterações que comprometem a integridade de órgãos como o coração, os rins, o encéfalo e os vasos sanguíneos,[15] razão pela qual alguns autores radicalizam e denominam essa condição de "a assassina silenciosa" por geralmente não causar qualquer sintoma durante anos até que um órgão vital seja afetado.[46]

O segredo para prevenir a HAS passa pelo conhecimento do sistema cardiovascular. O coração funciona como uma poderosa bomba propulsora, capaz de impulsionar cerca de 5 litros de sangue para todo o corpo em um único minuto. Contudo, os vasos sanguíneos menores causam uma resistência à passagem desse fluxo de sangue que, contracenando com o bombeamento cardíaco contra essa resistência, cria como resposta a pressão necessária para que a circulação contínua do sangue se estabeleça. Essa circulação, por sua vez, é essencial para a nutrição dos principais órgãos e tecidos do organismo humano, fornecendo o oxigênio e os nutrientes necessários para a vida. A pressão gerada pela contração do coração contra a resistência imposta ao seu bombeamento é denominada sistólica (ou máxima), enquanto a pressão produzida pelo seu relaxamento é chamada diastólica (ou mínima). Ambas são importantíssimas para a determinação de eventos como as coronariopatias ou os acidentes vasculares encefálicos.

Os valores considerados normais para as pressões sistólica e diastólica em uma pessoa adulta situam-se, respectivamente, entre 110 e 70 mmHg e 130 e 8,5 mmHg. Contudo, a pressão sanguínea não é constante; ela pode variar de minuto a minuto em um mesmo dia, em situações de tensão ou após a prática de exercícios físicos, sem que haja qualquer problema. A pressão arterial também se eleva habitualmente à medida que os seres humanos envelhecem, razão pela qual a população idosa é mais propensa aos distúrbios citados anteriormente (doenças coronarianas e acidentes vasculares encefálicos). Normalmente, define-se a hipertensão arterial sistêmica como aquela caracterizada pela manutenção de valores superiores a 140 e 90 mmHg na pressão sistólica e diastólica, respectivamente, estando a pessoa calma, em posição de repouso e sem uso de anti-hipertensivos.[46,47]

A pressão arterial necessita ser medida com técnica adequada, utilizando-se aparelhos confiáveis e devidamente calibrados, respeitando-se os procedimentos padronizados, conforme resumido no Quadro 3.

No paciente idoso, dois cuidados básicos devem ser levados em consideração no momento da aferição da pressão arterial: primeiro, nessa faixa etária ocorre com maior frequência a presença de hiato auscultatório (desaparecimento dos sons na ausculta durante a deflação do manguito), geralmente entre o final da fase I e o início da fase II dos sons de Korotkoff; segundo, deve-se atentar para a possível presença de pseudo-hipertensão, caracterizada por nível de pressão arterial falsamente elevado em decorrência do enrijecimento da parede arterial. A pseudo-hipertensão pode ser detectada pela manobra de Osler, que consiste na inflação do manguito no braço até o desaparecimento do pulso radial. Se a artéria for palpável após esse procedimento, sugerindo enrijecimento, o paciente é considerado Osler-positivo.

Quadro 3 Procedimentos para aferição da pressão arterial[44]

Fase de preparação

1. Explicar o procedimento ao paciente, orientando-o para que não fale e descanse por 5-10 minutos em ambiente calmo, com temperatura agradável. Promover o relaxamento, visando a atenuar o efeito do avental branco (elevação da pressão arterial pela tensão provocada pela simples presença do profissional de saúde).
2. Certificar-se de que o paciente não está com a bexiga cheia; não praticou exercícios físicos há 60-90 minutos; não ingeriu bebidas alcoólicas, café, alimentos, ou fumou até 30 minutos antes; e não está com as pernas cruzadas.
3. Utilizar manguito de tamanho adequado ao braço do paciente, cerca de 2 a 3 cm acima da fossa antecubital, centralizando a bolsa de borracha sobre a artéria braquial. A largura da bolsa de borracha deve corresponder a 40% da circunferência do braço e o seu comprimento, envolver pelo menos 80%.
4. Manter o braço do paciente na altura do coração, livre de roupas, com a palma da mão voltada para cima e o cotovelo ligeiramente fletido.
5. Posicionar os olhos no mesmo nível da coluna de mercúrio ou do mostrador do manômetro aneroide.
6. Palpar o pulso radial e inflar o manguito até seu desaparecimento, visando a obter a estimativa do nível da pressão sistólica; desinflar rapidamente e aguardar 1 minuto antes de inflar novamente.

Fase de aferição

1. Posicionar a campânula do estetoscópio suavemente sobre a artéria braquial, na fossa antecubital, evitando compressão excessiva.
2. Inflar rapidamente, de 10 em 10 mmHg, até ultrapassar, de 20 a 30 mmHg, o nível estimado da pressão sistólica. Proceder a deflação, com velocidade constante inicial de 2 a 4 mmHg por segundo. Após identificação do som que determinou a pressão sistólica, aumentar a velocidade para 5 a 6 mmHg para evitar congestão venosa e desconforto para o paciente.
3. Determinar a pressão sistólica no momento do aparecimento do primeiro som (fase I de Korotkoff), seguido de batidas regulares que se intensificam com o aumento da velocidade de deflação. Determinar a pressão diastólica no desaparecimento do som (fase V de Korotkoff). Auscultar cerca de 20 a 30 mmHg abaixo do último som para confirmar seu desaparecimento e depois proceder à deflação rápida e completa. Quando os batimentos persistirem até o nível zero, determinar a pressão diastólica no abafamento dos sons (fase IV de Korotkoff).

Fase de registro

1. Registrar os valores das pressões sistólica e diastólica, complementando com a posição do paciente, o tamanho do manguito e o braço em que foi feita a medida. Não arredondar os valores de pressão arterial para dígitos terminados em zero ou cinco.
2. Esperar 1 a 2 minutos antes de realizar nova medida.
3. O paciente deve ser informado sobre os valores obtidos da pressão arterial e a possível necessidade de acompanhamento.

As causas da HAS são variadas, não sendo raro encontrar casos em que vários fatores se combinam para produzi-la. Assim, fatores como a hereditariedade, o estresse constante, a presença de distúrbios endócrinos e/ou renais e o uso de certos tipos de medicamentos (descongestionantes nasais, anticoncepcionais, antidepressivos, moderadores de apetite e corticoides) podem ser citados. Os sinais e os sintomas, quando presentes, costumam incluir cefaleia, sangramento nasal, tonturas, zumbidos no ouvido e outros mais preocupantes, como dores no peito, taquicardia, arritmia cardíaca, défice de memória, equilíbrio e/ou coordenação motora, entre outros.

Pelo alto risco de problemas cardíacos, encefálicos e renais decorrentes da HAS, sua prevenção é fundamental, sendo aceitas as seguintes medidas no nível primário de proteção à saúde:

- Manter hábitos saudáveis, como: não fumar, ingerir bebidas alcoólicas com moderação e bom senso e praticar atividades físicas regularmente.
- Manter o peso corporal dentro de margens aceitáveis, evitando a obesidade e o sobrepeso. Assim, bons hábitos alimentares também são essenciais, evitando alimentos como manteiga, leite excessivamente gorduroso, frituras, gordura animal, ovos, bolos, doces e excesso de sal.
- Consultar o médico regularmente, atendendo rigorosamente a todas as suas orientações.
- Fazer *check-ups* e exames indicados pelo médico periodicamente.
- Manter-se calmo, não permitindo que pressões profissionais ou familiares interfiram em seu estado emocional.

Portanto, as mudanças no estilo de vida são recomendações fundamentais para prevenção primária da HAS, notadamente nos indivíduos com pressão arterial considerada limítrofe. Para os resultados sobre a saúde da população geral serem ainda mais efetivos, as mudanças de estilo de vida com a adoção de hábitos saudáveis devem ser adotadas desde a infância e adolescência, respeitando-se as características regionais, culturais, sociais e econômicas dos indivíduos.[47]

A fisioterapia preventiva deve dar atenção especial também àqueles casos em que o evento cardíaco já ocorreu, principalmente para evitar as recidivas. Nesse contexto, além das medidas de controle dos fatores de risco, que devem ser intensificadas, também devem ser estabelecidas ações dentro dos níveis de prevenção secundário e terciário.

A reabilitação do paciente cardíaco é frequentemente dividida em cinco fases: 1ª – repouso absoluto no leito nas primeiras 48 horas; 2ª – repouso parcial (até o quarto dia); 3ª – deambulação hospitalar (até o 15º dia); 4ª – domiciliar (até 60 dias); e 5ª – ambulatorial (a partir do segundo mês).

Dentro de cada fase, é possível distinguir objetivos distintos da fisioterapia preventiva, conforme estabelecido a seguir:

- Fase 1 – prevenção contra o acúmulo de secreções pulmonares; trombose venosa profunda; úlceras por pressão; encurtamentos adaptativos nos tecidos moles; ansiedade e estresse; recidivas; e conscientização acerca da redução e/ou eliminação dos fatores de risco.
- Fase 2 – prevenção contra as alterações e as compensações posturais e contra a diminuição da força e do trofismo muscular.
- Fase 3 – prevenção contra a diminuição da resistência à fadiga, tanto localizada (fadiga muscular) como geral (fadiga cardiorrespiratória ou sistêmica).
- Fases 4 e 5 – manter a capacidade física geral e as habilidades motoras.

Para atingir os objetivos estabelecidos na fase 1, o fisioterapeuta deve usar exercícios e técnicas específicas de relaxamento, exercícios respiratórios, exercícios passivos de amplitude de movimento e técnicas de posicionamento adequado. Em relação às fases 2 e 3, são indicados os exercícios ativo-assistidos e/ou ativos de amplitude de movimento, o uso de técnicas de movimentos combinados, manobras de alongamento, bem como a continuação dos programas de exercícios respiratórios e de relaxamento iniciados na fase 1. Nas fases 4 e 5, o fisioterapeuta deve direcionar a reabilitação para a execução de exercícios recreacionais em grupo e de exercícios de recondicionamento cardiovascular, além de manter os programas de exercícios das fases anteriores.

A atividade física regular é fundamental no processo de reabilitação de pessoas com HAS e deve ser realizada por pelo menos 30 minutos, com intensidade moderada, na maior parte dos dias da semana (idealmente 5) de forma contínua ou acumulada. A orientação ao paciente deve ser clara e objetiva, destacando a necessidade do paciente incorporar a atividade física nas atividades rotineiras como caminhar, subir escadas, realizar atividades domésticas dentro e fora de casa.[44]

Em relação ao programa de exercícios de recondicionamento cardiovascular, é necessário estabelecer critérios de triagem e seleção dos pacientes. Os fatores que mais exigirão atenção do fisioterapeuta incluem:

- Presença de patologias e/ou distúrbios associados, por exemplo, hipertensão arterial não controlada por via medicamentosa, diabetes, distúrbios reumáticos sistêmicos, doença pulmonar obstrutiva crônica (DPOC), edema pulmonar e cardiomegalia.
- Idade avançada, pois geralmente quanto maior a idade maior também o risco de eventos cardíacos recidivantes, porém a condição clínica geral do paciente é soberana em relação ao fator idade.

- Distância desfavorável entre a residência e o centro de reabilitação, bem como deve ser objeto de análise o meio de transporte usado, pois às vezes o esforço desprendido pelo paciente para ir ao local do programa de recondicionamento pode não justificar a sua inclusão, além do risco de tornar-se um fator agravante para o seu estado clínico geral.
- Personalidade e estado emocional do paciente, pois viciados no trabalho, com síndromes depressivas e outros, frequentemente faltam às sessões, tornando a continuidade e os consequentes efeitos benéficos da terapia impossíveis de serem atingidos.

Mesmo nos casos em que o paciente tenha sido criteriosamente selecionado para o programa de recondicionamento cardiovascular, o fisioterapeuta deve permanecer atento aos sinais e sintomas de alerta durante a execução desse tipo de atividade. Por exemplo: a dispneia, a dor torácica ou relacionada (por exemplo, face, ombro ou membro superior esquerdo), as parestesias, as alterações da pressão arterial, da frequência cardíaca e da frequência respiratória, surgimento de fadiga desproporcional, tontura, náuseas, cefaleia ou a presença de anormalidade evidenciada no eletrocardiograma ou no teste ergométrico.

As complicações mais comumente observadas são a taquicardia e/ou bradicardia, as arritmias, a *angina pectoris*, a insuficiência cardíaca congestiva e as pneumopatias diversas.

Diabete melito

A primeira referência ao diabete foi feita por Aretaeus da Capadócia, em 250 d.C., que escreveu sobre as pessoas que tinham "derretimento da carne em urina".[15,48]

É necessário diferenciar o diabete melito (DM), grupo heterogêneo de causas e manifestações clínicas com aumento de glicose no sangue como denominador comum, e o diabete insípido, que é uma deficiência do hormônio antidiurético decorrente de doença hipotalâmica, porém havendo níveis normais de glicose sanguínea.

O DM é causado pela deficiência ou insuficiência da produção de insulina, hormônio proteico sintetizado nas ilhotas de Langerhans do pâncreas, substância orgânica que atua para impedir a formação de níveis sanguíneos elevados de glicose pós-alimentação; para armazenar glicose no fígado e nos músculos, na forma de glicogênio, usado em jejuns prolongados e durante atividades físicas extenuantes; para favorecer a formação de tecido gorduroso marrom, que atua como reserva energética; e para participar do metabolismo dos sais minerais, interferindo em ossos, músculos e vários outros órgãos.[49]

As alterações excessivas dos níveis de glicose no sangue podem ocasionar o coma diabético, sendo o coma hiperglicêmico causado pela elevação excessiva e o coma hipoglicêmico pela redução excessiva desses níveis de glicose sanguínea. A Figura 3 mostra o mecanismo do coma diabético hiperglicêmico.

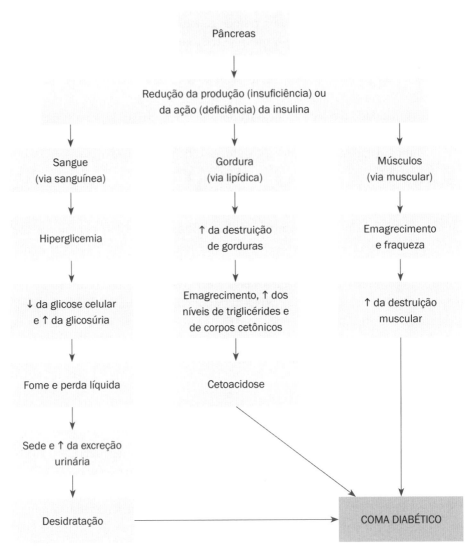

Figura 3   Mecanismo do coma diabético hiperglicêmico.

O DM é dividido em dois tipos principais:[48]

- Tipo I (DM-I): acomete crianças e jovens, não apresenta obesidade prévia, a taxa de insulina é baixa (insuficiência ou mesmo ausência), há presença frequente de anticorpos anti-insulina e de cetoacidose. Representa cerca de 10% dos casos de DM.
- Tipo II (DM-II): acomete pessoas com mais de 40 anos, frequentemente obesas, a taxa de insulina pode ser normal ou mesmo aumentada, porém, ela não está ativa (deficiência), é rara a presença de anticorpos anti-insulina e há presença de hipoglicemia. Representa cerca de 90% dos casos de DM.

A cetoacidose, distúrbio associado ao diabete, manifesta-se por dores abdominais, náuseas, aumento da frequência respiratória, poliúria, polidipsia, desidratação, sonolência e coma diabético.[50]

O mecanismo bioquímico envolve o aumento da oxidação dos ácidos graxos, a produção hepática de acetoacetato e de hidroxibutirato. A seguir, a descarboxilação espontânea gera acetato em excesso, originando os chamados corpos cetônicos[51], cujo nível normal no sangue é de 1 mg/100 mL. O aumento nos níveis dos corpos cetônicos no sangue é conhecido por cetonemia, enquanto o aumento nos níveis urinários é chamado de cetonúria. A ocorrência de cetonemia e de cetonúria por períodos prolongados ocasiona a diminuição da reserva alcalina, culminando com o grave quadro de cetoacidose.[49]

Para o fisioterapeuta, a associação entre diabete e comprometimento energético é um dos aspectos mais relevantes. De forma geral, pode-se conceituar o DM como o distúrbio que compromete o armazenamento de energia. Essa energia deriva do uso dos alimentos ingeridos, que após serem absorvidos são armazenados sob a ação da insulina, visando ao uso nos períodos interalimentares. A ação armazenadora de energia da insulina é feita por três vias: 1ª – via de controle da síntese de glicose hepática e muscular (glicogênio), a partir dos hidratos de carbono (HC); 2ª – via de controle da síntese de gordura marrom, a partir dos hidratos de carbono (HC); 3ª – via de controle da síntese de proteínas, a partir das frações de aminoácidos.[49]

A insulina também possui outras funções, como estimular a síntese de triglicérides, a partir das frações de ácidos graxos; e inibir a quebra de triglicérides em ácidos graxos, ou seja, inibir a transferência de gorduras do tecido adiposo para o sangue.

Os sinais e os sintomas do DM são poliúria diurna e noturna, polipsia, boca seca, polifagia, mialgia, fadiga constante, fraqueza generalizada, turvamento da visão, emagrecimento acelerado e prurido corporal. O diagnóstico é determinado pelos exames laboratoriais, sendo a glicose sanguínea em jejum superior a 110 mg/dL sugestiva, enquanto níveis superiores a 126 mg/dL confirmam o diagnóstico. O exame de urina com glicosúria também é determinante para o diagnóstico definitivo, enquanto a presença de anticorpos anti-insulínicos (ac-ai) mostra que há comprometimento do pâncreas.

Os objetivos da fisioterapia preventiva aplicada ao paciente com DM são:

- Melhorar as condições gerais de vida do paciente.
- Promover o maior grau possível de independência funcional.
- Promover a autoestima e a confiança, aumentando a disposição e o bem-estar.
- Estimular o crescimento adequado em crianças com DM-I.
- Evitar/minimizar complicações agudas e crônicas.
- Favorecer a queima de glicose pelos músculos, normalizando ou adequando os níveis de glicose no sangue.
- Aumentar a ação da insulina e dos hipoglicemiantes orais, minimizando o emagrecimento contínuo e a perda da glicose pela urina.

- Aumentar os encaixes bioquímicos da insulina em músculos, tecido gorduroso e diversos órgãos.
- Favorecer a redução de triglicérides e colesterol, além de evitar a aterosclerose pelo aumento do fluxo sanguíneo, principalmente dos membros inferiores, reduzindo o risco de problemas cardiovasculares.

O tratamento do paciente diabético é feito por um conjunto de ações que envolvem uma tríade constituída por dieta, medicação e exercícios regulares.

A obesidade e a retenção hídrica são as duas causas principais da hipertensão diabética, de modo que as medidas não farmacológicas como a redução do peso, a restrição alimentar do sal, o controle do consumo de bebidas alcoólicas e a prática regular de exercícios devem ser instituídas ao paciente diabético.[52] Em relação à dieta, destaca-se:

- Diminuir a quantidade de gorduras ingeridas. Os pacientes são suscetíveis a apresentar formação ateromatosa. Dar preferência para as gorduras de origem vegetal.
- Não abusar dos produtos *diets* (diminuição de gorduras e calorias) ou *lights* (diminuição de gorduras).
- Ingerir hidratos de carbono complexos (p. ex., arroz, feijão e amido) ou fibras. A absorção é mais lenta que os hidratos de carbono simples (p. ex., açúcares), proporcionando aumento gradual nos níveis de glicose.
- Diminuir ou eliminar a ingestão de bebidas alcoólicas.
- Substituir açúcares livres por adoçantes calóricos (frutose, aspartame) ou não calóricos (ciclamatos).
- Dosar a quantidade calórica diária de acordo com as características do paciente. Crianças, adolescentes, gestantes e mulheres amamentando necessitam de uma ingestão calórica maior, mesmo estando no peso ideal. Dependendo do nível de atividade física praticado pelo paciente, é necessário aumentar a ingestão calórica para evitar o risco de hipoglicemia.
- Personalizar a dieta. Considerar: preferências individuais, idade, cultura, região, entre outros. É imprescindível a presença de um nutricionista na equipe interdisciplinar que acompanha o paciente.

Em relação aos medicamentos, tanto para pacientes com DM-I como para pacientes com DM-II, os mais usados são os hipoglicemiantes orais, como Glucoformim® e Dimefor® (metformina), Rezulin® (troglitazona), Glucobay® (acarbose), Amaryl®, Diabenese® e Clorpropamida® (sulfonilureia de meia-vida prolongada), Daonil®, Aglucil®, Euglucon® e Lisaglucon® (sulfonilureia de meia-vida moderada) e Repaglinida® (sulfonilureia de meia-vida curta). Os pacientes insulino-dependentes são os DM-I, os DM-II com falência secundária ou intercorrências (p. ex., infecções ou cirurgias), os DM por pancreatite aguda e as mulheres com DM gestacional.

Visando a atingir os objetivos da fisioterapia preventiva, recomenda-se a utilização dos exercícios terapêuticos. A prática regular de exercícios aumenta o efeito da insulina nos casos de DM-II (níveis normais de insulina, porém, ela é resistente ou inativa), melhora o uso dos alimentos como fonte energética, melhora o consumo de oxigênio e glicose, diminui a dosagem dos hipoglicemiantes orais e diminui a dosagem de insulina em pacientes dependentes.

A recomendação da Sociedade Brasileira de Diabetes é que os adultos com diabetes, se não apresentarem contraindicações, devem realizar no mínimo 150 minutos de atividades físicas por semana, podendo ser esses minutos divididos em no mínimo 3 dias da semana, e com intervalos sem atividade física não ultrapassando 2 dias.[53]

Entre os benefícios no curto prazo da prática regular de exercícios cita-se o aumento do consumo de glicose como combustível por parte do músculo em atividade, o que contribui significativamente para o controle da glicemia. O efeito hipoglicemiante do exercício pode se prolongar por horas e até dias após o fim de exercício; no entanto, essa resposta metabólica normal pode ser alterada durante os estados de extrema deficiência ou, na mão contrária, de extremo excesso de insulina, o que potencializa o risco de hipoglicemia e/ou hiperglicemia e ocorrência de cetoacidose. Por essa razão, a prescrição de atividade física para melhorar o controle glicêmico em pacientes portadores de DM-I (insulino-dependentes) tem sido motivo de discussão e controvérsias entre especialistas.[54]

Portanto, o fisioterapeuta que acompanha um paciente diabético deve ser extremamente cuidadoso ao aplicar os exercícios terapêuticos. Os pacientes compensados (com níveis adequados de glicose sanguínea) podem apresentar sinais de hipoglicemia e até mesmo coma hipoglicêmico. Nos pacientes descompensados, pode ocorrer perda do controle da ingestão calórica na dieta e perda da dosagem medicamentosa, aumentando o risco de cetoacidose e coma diabético.[15]

O nível de atividade física estipulado pelo fisioterapeuta deve considerar a idade, o tipo de dieta, a quantidade de ingestão calórica, o horário da alimentação, o tipo de medicamento, o horário de sua administração e o local de sua aplicação, nos casos de pacientes insulino-dependentes. Outros cuidados e recomendações estão expostos no Quadro 4.

O fisioterapeuta que acompanha um paciente com DM também pode usar os seguintes procedimentos visando contemplar os princípios do nível secundário de prevenção: exercícios respiratórios, exercícios de reequilíbrio muscular, exercícios resistidos manuais, hidroterapia, exercícios proprioceptivos, exercícios de equilíbrio e coordenação motora, estimulação tátil (na presença de neuropatias associadas), eletroestimulação nervosa transcutânea (TENS) (na presença de neuropatias associadas), ultrassom, calor úmido e microcorrentes (na presença de miosites insulínicas).

Por fim, destaca-se que ao atender pacientes com DM deve estar o profissional da fisioterapia atento aos princípios do nível quaternário de prevenção, respeitando a máxima do *primum non nocere* – menor dano possível.

Quadro 4 Exercícios terapêuticos: cuidados e recomendações

Cuidados e recomendações para a aplicação de cinesioterapia em pacientes diabéticos
Fazer exercícios aeróbios (contínuos e baixo esforço), como pedalar, nadar e caminhar.
Fazer exercícios com regularidade (mínimo de 4 vezes por semana, durante 30 minutos).
Ao aumentar o esforço, fazer complementação alimentar para evitar hipoglicemia (em média, 15 g de hidratos de carbono para cada 15 minutos a mais, ou seja, uma pera ou uma maçã).
Variar o tipo de exercício para evitar acomodação e para diminuir sobrecargas.
Evitar os horários inadequados, principalmente os mais quentes, para evitar a perda hídrica.
Orientar o paciente quanto ao uso de roupas pró-transpiração e calçados apropriados.
Evitar exercícios de fortalecimento, principalmente da musculatura abdominal, em decorrência da presença de hipertensão arterial.
Evitar a realização de exercícios nos momentos de maior ação da insulina injetada ou dos hipoglicemiantes orais, pois há risco de hipoglicemia.
Não realizar qualquer tipo de exercício em pacientes com glicose sanguínea superior a 200 mg/dL ou na presença de cetonúria. Nesses casos, há risco de cetoacidose e coma diabético, pois o exercício favorece a utilização de gordura marrom e glicogênio.
Relacionar o tipo de atividade física e o local de aplicação da insulina. Por exemplo, se o paciente está aplicando a insulina nos membros superiores podemos recomendar a realização de exercícios nos membros inferiores.
Orientar o paciente quanto ao prejuízo da realização de atividades físicas esporádicas ou competitivas. Nesses casos, há descontrole dos níveis de glicose no sangue e risco de hipoglicemia.

Dor crônica

A dor é definida como uma desagradável experiência sensorial associada a uma resposta emocional que surge em decorrência de um dano atual ou potencial do tecido, ou descrita em torno desse dano.[55] Para ser caracterizada como crônica, deve persistir além do curso habitual de uma patologia e permanecer mesmo depois da retirada do estímulo nociceptivo que a causou.[15]

A dor crônica é um importante problema contemporâneo na área da saúde pública. Nos últimos 50 anos, o estudo da dor tem contribuído com significativas mudanças na compreensão da dinâmica e complexidade do sistema nervoso; e tem impulsionado o reconhecimento da importância das dimensões socioculturais e psíquicas na experiência e expressão do fenômeno doloroso, além de ter proporcionado a diversificação de recursos terapêuticos mobilizados no cuidado da dor crônica.[56]

Nos países desenvolvidos a dor crônica acomete de 25 a 30% da população; no Brasil, a dor é a razão pela qual 75 a 80% da população procura o sistema de saúde; e a dor crônica, que acomete 30 a 40% da população brasileira, é a principal causa de faltas ao trabalho, baixa produtividade, licenças médicas, aposentadorias por doença e indenizações trabalhistas.[57]

A dor não pode ser simplesmente medida como resultado da extensão e da gravidade da lesão física, mas deve ser interpretada de acordo com as influências psicológicas associadas (ansiedade, medo, depressão etc.), pois aproximadamente 50% dos pacientes com dor crônica apresentam depressão. Esse quadro frequentemente evolui para incapacidade funcional parcial que, por sua vez, leva a restrição progressiva do paciente ao leito, complicações cardiovasculares, complicações respiratórias, complicações musculoesqueléticas e dores crônicas secundárias. O resultado final é a piora da depressão e, brevemente, o surgimento de um quadro de incapacidade funcional plena. Outras complicações associadas à dor crônica incluem: osteoporose, osteoartrose, úlceras por pressão, encefalopatias senis e problemas no relacionamento familiar e conjugal.

A avaliação de uma pessoa com dor crônica, mas que não apresenta sinais físicos, orgânicos ou imaginológicos que a justifique, representa uma tarefa bastante desafiadora para o fisioterapeuta, pois apesar dos avanços no conhecimento dos mecanismos nociceptivos, na avaliação desses pacientes deve o fisioterapeuta estar igualmente atento para as questões psicológicas e psicossociais associadas à percepção de dor. Desse modo, a avaliação de uma pessoa com dor crônica não pode se restringir meramente às questões biológicas, área na qual o fisioterapeuta costuma se sentir mais confortável.

Entre os instrumentos mais populares de avaliação da dor, são citados a escala de categoria numérica, a escala visual analógica (EVA), o desenho da dor e o Questionário de Dor McGill, destacando-se que a escala de categoria numérica é vista como a mais popular, apesar de a escala visual analógica e a escala da avaliação verbal também serem bastante utilizadas.[58]

Agentes físicos como o calor, o frio, a eletricidade e as ondas eletromagnéticas promovem alívio sintomático da dor e relaxamento muscular, subsequentemente prevenindo prováveis deformidades que poderiam surgir em decorrência da tensão muscular e/ou da adoção de posições antálgicas. O efeito analgésico deve-se à ativação do sistema supressor da dor, ao relaxamento muscular, à remoção de substâncias algiogênicas, à melhora da circulação regional, à melhora da extensibilidade do colágeno e à melhoria das condições mecânicas osteoarticulares e musculares.[59]

Os procedimentos fisioterapêuticos, nesse caso, atuam no nível secundário ou terciário de prevenção, dependendo do estado clínico geral do paciente. Entre esses, destacam-se:

- Tratamento eficiente da dor aguda, impedindo que ela progrida para um quadro de dor crônica.
- Realização de exercícios de amplitude de movimento ativo ou ativo-assistido, visando prevenir as complicações musculoesqueléticas associadas.
- Realização de exercícios de alongamento com o objetivo de manter e/ou aumentar a amplitude de movimento.

- Aplicação de exercícios resistidos, manuais ou mecânicos, que atuam no sentido de manter e/ou aumentar a força muscular.
- Realização de exercícios respiratórios e de relaxamento, visando diminuir a tensão muscular, evitar dores crônicas secundárias e diminuir a ansiedade.
- Promover o posicionamento adequado do paciente, com o objetivo de evitar encurtamentos adaptativos dos tecidos moles.
- Aplicação de recursos físicos analgésicos, como a crioterapia, o TENS e as microcorrentes.
- Ensinar ao paciente os princípios das mudanças transposturais, por meio das técnicas de reeducação postural.

Dentro da visão prevencionista, mesmo quando se trata de situações nas quais o fisioterapeuta atua nos níveis secundário e terciário de prevenção, a identificação dos fatores que perpetuam e agravam a dor (anormalidades posturais, questões psicocomportamentais, fatores ambientais concomitantes, entre outros) representa uma etapa essencial do tratamento e reabilitação da pessoa com dor crônica. A reabilitação visa à melhora da qualidade de vida, à readaptação e à reabilitação social e profissional e não apenas ao alívio da dor, sendo o enfoque interdisciplinar fundamental para promover a reintegração social das pessoas com dor crônica.[59]

Considerando os dados de prevalência, duas grandes áreas absorvem a maciça maioria de casos relativos à dor crônica: a área de cuidados paliativos para pacientes com câncer (seção "Cuidados Paliativos") e a área de saúde do trabalhador (Parte III do livro).

Cuidados paliativos

No Brasil, os aspectos técnicos e legais relativos ao controle da dor crônica e aos cuidados paliativos foram determinados pela Portaria GM/MS n. 19, de 03 de janeiro de 2002, que institui no âmbito do Sistema Único de Saúde (SUS) o Programa Nacional de Assistência à Dor e Cuidados Paliativos.[60] A referida Portaria estabelece os seguintes objetivos ao programa mencionado:

- Articular iniciativas governamentais e não governamentais voltadas para a atenção/assistência aos pacientes com dor e cuidados paliativos.
- Estimular a organização de serviços de saúde e de equipes multidisciplinares para a assistência a pacientes com dor e que necessitem de cuidados paliativos, de maneira a constituir redes assistenciais que ordenem essa assistência de forma descentralizada, hierarquizada e regionalizada.
- Articular/promover iniciativas destinadas a incrementar a cultura assistencial da dor, a educação continuada de profissionais de saúde e de educação comunitária para a assistência à dor e cuidados paliativos.

- Desenvolver esforços no sentido de organizar a captação e disseminação de informações que sejam relevantes, para profissionais de saúde, pacientes, familiares e população em geral, relativas, entre outras, à realidade epidemiológica da dor no país, dos recursos assistenciais, cuidados paliativos, pesquisas, novos métodos de diagnóstico e tratamento, avanços tecnológicos, aspectos técnicos e éticos.
- Desenvolver diretrizes assistenciais nacionais, devidamente adaptadas/adequadas à realidade brasileira, de modo a oferecer cuidados adequados a pacientes com dor e/ou sintomas relacionados a doenças fora de alcance curativo e em conformidade com as diretrizes internacionalmente preconizadas pelos órgãos de saúde e sociedades envolvidas com a matéria.

Ainda no ano de 2002, em 23 de julho, foi publicada no *Diário Oficial da União* (DOU) a Portaria n. 472, da Secretaria de Assistência à Saúde do Ministério da Saúde, oficializando a criação dos Centros de Referência em Tratamento da Dor Crônica, que, entre outros, estabelece os critérios acerca da estrutura física, dos materiais e equipamentos necessários, dos recursos humanos em cada nível, das rotinas de funcionamento e atendimentos dos referidos centros, do registro dos pacientes, da dispensação dos fármacos (opiáceos) e da manutenção dos procedimentos de cadastramento dos centros.[61]

No campo das associações de desenvolvimento técnico, científico e cultural menciona-se a existência da Associação Internacional de Hospice e Cuidados Paliativos (Sede: Houston, EUA; fundação: 1984), da Associação Brasileira de Cuidados Paliativos (Sede: São Paulo; fundação: 1997)[62-64] e da Academia Nacional de Cuidados Paliativos (Sede: São Paulo; fundação: 2005).[64,65]

Deve ser feita distinção entre tratamento paliativo e cuidado paliativo. No primeiro caso, temos o paciente com dor e doença avançada, mas que ainda é elegível cirurgicamente ou para tratamento adjuvante, enquanto no segundo caso está o paciente ao qual somente é possível oferecer algum tipo de conforto, mas nenhuma expectativa de controle da doença.[57]

A OMS definiu, em 1990, cuidado paliativo como "o cuidado total e ativo de pacientes cuja doença não é mais responsiva ao tratamento curativo, sendo da maior importância o controle da dor e de outros sintomas, como também a abordagem das questões psicológicas, espirituais e sociais".[66] Em 2002, a própria OMS ampliou a definição do cuidado paliativo afirmando sê-lo "uma abordagem que promove a qualidade de vida dos pacientes e das famílias diante de doenças que ameaçam a continuidade da vida, por meio da prevenção e do alívio do sofrimento, requerendo identificação precoce, avaliação e tratamento impecável da dor e de outros problemas de ordem física, psicossocial e espiritual".[67]

Ainda segundo a OMS, há nove "regras de ouro" relacionadas aos cuidados paliativos:

- Promover alívio da dor e de outros sintomas que causam sofrimento.
- Afirmar a vida e considerar a morte um processo natural.

- Não pretender apressar, nem retardar a morte.
- Integrar os aspectos psicossociais e espirituais ao cuidado do paciente.
- Oferecer sistema de apoio com o intuito de ajudar pacientes a viverem ativamente tanto quanto possível até a morte.
- Oferecer sistema de apoio para ajudar a família a lidar com a doença do paciente e seu próprio luto.
- Utilizar equipe para abordar as necessidades dos pacientes e seus familiares, incluindo aconselhamento para o luto, se indicado.
- Reforçar e aprimorar a qualidade de vida e também influenciar positivamente o curso da doença.
- Ser aplicável no início do curso da doença, em conjunto com outras terapias que prolonguem a vida, e incluir as investigações necessárias para o melhor entendimento e abordagem das complicações clínicas que causam sofrimentos.

É importante ressaltar que os cuidados paliativos são um direito dos pacientes e um dever dos profissionais da saúde, não estando indicados somente no final da vida, mas devendo ser oferecidos durante toda a evolução da doença, de modo individualizado, contínuo e intensivo. Destaca-se que as intervenções preventivas são as mais efetivas e promovem o conforto e a dignidade esperada.[64]

A neoplasia maligna, causa principal dos pacientes que se encontram em cuidados paliativos, ocorre em todas as idades, mas a maciça maioria atinge os pacientes idosos. Nos Estados Unidos, por exemplo, cerca de 60% de todas as neoplasias malignas incidem em pessoas com mais de 65 anos, e cerca de 80% das mortes por câncer acontecem na faixa etária da população idosa.[68]

Dois fenômenos contemporâneos explicam o porquê de o câncer ter se tornado um crítico problema de saúde pública: o contínuo crescimento da população e o aumento da expectativa de vida, principalmente nos países industrializados. Para ter uma noção do prodigioso aumento da sobrevida das pessoas, cita-se que a atual expectativa de vida de alguém nascido em 2001 é de 79 anos, cerca de 30 anos a mais que a mesma expectativa de quem nasceu em 1901. Esse importante problema de saúde pública exige dos sistemas de saúde a adoção de medidas preventivas, de detecção precoce e de avanços na terapia oncológica.[64,68]

O Quadro 5 lista as principais causas de dor no paciente oncológico, dividindo-as naquelas devidas ao próprio câncer, nas relacionadas ao câncer, nas associadas ao tratamento do câncer e em outras desordens concomitantes.

Além dos cuidados direcionados ao alívio da dor e à promoção da ampla reabilitação do paciente oncológico, é preciso atenção aos cuidados paliativos, que devem começar desde o diagnóstico de doença avançada até a fase final de vida. O conceito de dor total foi cunhado em 1964 por Cicely Saunders para mostrar que a dor em câncer era física, emocional, social e espiritual, sendo posteriormente acrescentada a dor interpessoal, a familiar e a financeira.[57,63,70]

Quadro 5 Causas de dor em pacientes oncológicos[69]

Próprio câncer (causa mais comum)

Invasão óssea tumoral

Invasão tumoral visceral

Invasão tumoral do sistema nervoso periférico

Extensão direta às partes moles

Aumento da pressão intracraniana

Relacionada ao câncer

Espasmo muscular

Linfedema

Escaras de decúbito

Constipação intestinal, entre outras

Associada ao tratamento antitumoral

Pós-operatória: dor aguda, pós-toracotomia, pós-mastectomia, pós-esvaziamento cervical, pós--amputação (dor fantasma)

Pós-quimioterapia: mucosite, neuropatia periférica, nevralgia pós-herpética, espasmos vesicais, necrose da cabeça do fêmur, pseudorreumatismo (corticoterapia)

Pós-radioterapia: mucosite, esofagite, retite actínica, radiodermite, mielopatia actínica, fibrose actínica de plexo braquial e lombar

Desordens concomitantes

Osteoartrite

Espondiloartrose, entre outras

Segundo a OMS,[66] é possível controlar a dor em cerca de 90% dos pacientes oncológicos, mas na maioria das unidades de saúde falta conhecimento, habilidade e até interesse no manejo da dor.

Dado que o controle da dor é um dos aspectos mais importantes no âmbito dos cuidados paliativos, o fisioterapeuta deve estar ciente de que o sucesso nesse controle está diretamente ligado à avaliação criteriosa do paciente, devendo a etiologia da dor ser corretamente identificada, bem como seus efeitos elucidados visando a que seja estabelecida a melhor proposta terapêutica relacionada aos níveis secundário (diagnóstico precoce, pronto-atendimento e reabilitação) e terciário de prevenção (limitação da incapacidade). Na avaliação da dor também devem ser considerados os prováveis fatores psicossociais que possam estar influenciando o quadro clínico geral e seu respectivo impacto na qualidade de vida do paciente.

Nos casos de dor crônica persistente, mesmo quando as medidas terapêuticas adequadas de controle da dor tenham sido instituídas, o melhor caminho é o encaminhamento do paciente para terapia em Grupo de Dor, constituído de forma multidisciplinar, visando à limitação das incapacidades e à prevenção dos efeitos deletérios secundários à dor, por exemplo, a restrição ao leito com consequente aumento do risco de úlceras por pressão, problemas respiratórios e cardiovasculares, entre outros.

Além disso, o controle da dor será mais efetivo se envolver intervenções que atuem nos diversos componentes da dor, compreendendo medidas de ordem educacional, física, emocional e comportamental que se direcionem tanto aos pacientes como aos familiares e aos cuidadores.[69]

Todos os profissionais que lidam com pacientes com dor crônica avançada devem estar cientes de que a reabilitação é parte integrante dos princípios elementares dos cuidados paliativos, pois muitos pacientes terminais têm sua autonomia restringida de modo desnecessário, tanto pela família como pelos profissionais de saúde, quando ainda são capazes de manter atividades ativas e independentes, às quais lhes propiciam senso de dignidade, autoestima e autonomia.[70]

Poucas áreas requerem uma abordagem tão marcadamente multidisciplinar quanto a área de cuidados paliativos, uma vez que promover a qualidade de vida a uma pessoa sem possibilidade de cura representa uma tarefa bastante complexa e, além disso, requer a estruturação de um planejamento interdisciplinar com atuação multiprofissional.[71,72]

O fisioterapeuta, nesse contexto, é um elemento importante da equipe mustidisciplinar que deve compor o acompanhamento dos pacientes que se encontram na esfera de atenção dos cuidados paliativos. Entretanto, os cursos de fisioterapia raramente abordam as necessidades dos pacientes terminais e tampouco o tema morte, resultando em profissionais que se baseiam somente em conceitos técnicos e dão pouco crédito ao relato do paciente, de modo que a formação profissional do fisioterapeuta enfatiza a qualidade técnico-científica em detrimento da valorização dos aspectos humanistas.[73]

No quesito capacidade funcional, a classificação com base no desempenho, denominada *Performance Status* (PS), apresenta-se como uma proposta simples e interessante para o fisioterapeuta que lida com um paciente na esfera dos cuidados paliativos. A classificação PS é constituída da seguinte maneira:

- PS-0: atividade funcional normal em relação ao que realizava antes do diagnóstico da doença.
- PS-1: enfrenta sintomas da doença, mas deambula e mantém a capacidade funcional nas atividades diárias.
- PS-2: permanece fora do leito por períodos superiores a 50% do dia e realiza algumas atividades com a capacidade funcional remanescente.
- PS-3: permanece no leito por períodos superiores a 50% do dia e apresenta-se dependente de cuidados relativos.
- PS-4: paciente acamado e dependente, requerendo cuidados contínuos.

A prevenção primária do câncer é feita quando são estabelecidas medidas que visem evitar o seu surgimento e, entre essas, a identificação de carcinógenos é essencial na medida em que é necessária uma exposição repetitiva a um carcinógeno para que subsequentemente ocorram as mutações genéticas que originarão a doença. Exemplos de ações do nível primário de prevenção englobam os seguintes aspectos:

- Cuidados com a exposição ao sol.
- Manutenção de uma dieta saudável.
- Realização de atividade física regular.
- Controle da ingestão de bebidas alcoólicas.
- Evitar o tabagismo.
- Controlar o peso corporal, evitando tanto o sobrepeso como a obesidade mórbida.
- Prevenção das doenças infectocontagiosas, principalmente às sexualmente transmitidas.

Todavia, a adoção de medidas de prevenção primária é um desafio para o sistema de saúde, principalmente pelo conhecimento de que dois terços das neoplasias malignas têm fatores etiológicos ligados ao meio ambiente, ao estilo de vida e à mencionada exposição repetitiva das pessoas aos carcinógenos, o que torna a educação básica da população fundamental para o controle dos casos de câncer.[68]

No âmbito das intervenções físicas características da fisioterapia para o controle da dor, estão indicados o uso dos seguintes recursos: eletroestimulação nervosa transcutânea (TENS); corrente interferencial; acupuntura e eletroacupuntura; termoterapia (principalmente para os quadros de dor articular e espasmos musculares, desde que longe de áreas neoplásicas); crioterapia (contusões e problemas musculoesqueléticos diversos); massoterapia; técnicas de relaxamento; e cinesioterapia e terapias manuais.

Dentro de cada situação específica, o fisioterapeuta pode atuar no nível secundário de prevenção, principalmente quando se conhece o curso natural de algumas enfermidades progressivas. Por exemplo, os pacientes em fase definitiva de restrição ao leito devem ser abordados com os princípios da prevenção dos efeitos deletérios da imobilidade: prevenção de úlceras por pressão; de encurtamentos dos tecidos moles e subsequentemente das deformidades; de acúmulo de secreções brônquicas; entre outras condições fisiopatológicas bastante conhecidas da fisioterapia. O posicionamento adequado no leito e a mobilização precoce do paciente acamado são considerados como fonte de estimulação sensoriomotora e de prevenção de complicações secundárias ao imobilismo.[74]

No nível terciário de prevenção está o fisioterapeuta apto a introduzir os princípios das mudanças transposturais e do adequado posicionamento do paciente no leito, bem como reforça-se que muitos pacientes com fadiga crônica intensa podem ser beneficiados pela aplicação das técnicas de conservação de energia e pela prática sistemática de períodos de repouso intercalados por atividades aeróbias simples, por exemplo, por meio da utilização dos exercícios metabólicos.

Imobilismo

Geralmente supõe-se que a inatividade facilite a cura da parte do corpo que se encontra lesada. Por exemplo, a imobilização de um segmento possui ação benéfica sobre a cicatrização óssea após fraturas. Entretanto, podem ocorrer também efeitos deletérios com a imobilização de uma parte do corpo ou com a restrição total do paciente ao leito. Na verdade, as consequências da imobilização regional ou da restrição corporal ao leito têm sido reconhecidas nas últimas décadas e muitos estudos têm demonstrado que esses efeitos negativos podem até mesmo superar os benefícios terapêuticos do imobilismo, tornando-se mais prejudicial à saúde do paciente do que o próprio distúrbio primário.[75] Contudo, o profissional fisioterapeuta, preparado para atuar em todos os níveis de atenção à saúde, pode evitar a grande maioria das complicações causadas pela imobilidade prolongada, seja de uma região em particular ou mesmo de todo o corpo; caso isso não seja possível, ele pode atuar com o objetivo de interromper o declínio das condições de saúde do paciente e, assim, estará atuando nos níveis secundário ou terciário de prevenção. Para isso, é essencial que o fisioterapeuta esteja apto para atender a três pré-requisitos: possuir visão e formação prevencionista; conhecer os processos fisiopatológicos, pois somente é possível prevenir aquilo que se conhece; e saber agir de forma rápida e eficiente, tanto no processo de reconhecimento dos fatores envolvidos como na resolução dos problemas apresentados.

O Quadro 6 apresenta exemplos de algumas alterações sistêmicas decorrentes do imobilismo.

Quadro 6 Efeitos adversos do imobilismo sobre alguns sistemas corporais

Sistema	Efeitos adversos
Musculoesquelético	Retrações e contraturas dos tecidos moles, diminuição da força e da resistência muscular, diminuição do trofismo, osteoporose.
Cardiovascular	Hipotensão ortostática, diminuição do volume plasmático, alterações tromboembolíticas, descondicionamento cardiovascular.
Tegumentar	Alterações cutâneas como desidratação e atrofia, úlceras de decúbito.
Respiratório	Diminuição do mecanismo de tosse reflexa, diminuição da atividade ciliar brônquica, diminuição do volume corrente e do volume-minuto, pneumonia hipostática, embolia pulmonar.
Geniturinário	Cálculos renais, infecções do trato urinário e estase urinária.
Nervoso	Privação sensorial, presença de ansiedade e depressão, diminuição do equilíbrio e da coordenação motora, confusão mental e desorientação, diminuição da capacidade intelectual.
Gastrointestinal	Diminuição do apetite, constipação.
Metabólico e hormonal	Diminuição da espermatogênese, alteração dos níveis do hormônio de crescimento, balanço negativo dos níveis de cálcio, potássio, magnésio, fósforo e sódio.

Abaixo, seguem algumas complicações secundárias típicas do imobilismo com o intuito de exemplificar algumas formas de atuação preventiva em fisioterapia.

Úlceras por pressão

Úlceras por pressão, escaras, escaras por pressão ou úlceras de decúbito representam denominações diferentes para a mesma complicação que afeta pessoas com movimentação ativa restrita ou ausente. São áreas localizadas de necrose celular causadas por aumento de pressões em pequenas áreas de tecidos moles localizadas próximas a proeminências ósseas.[15]

O custo emocional de uma úlcera por pressão é difícil de quantificar, porém o custo financeiro é considerável e frequentemente fácil de prever. Pacientes com traumatismo raquimedular apresentam um período médio de internação da lesão à alta hospitalar de aproximadamente 4 meses quando não há úlceras por pressão como fator agravante, mas quando esse mesmo tipo de paciente desenvolve úlceras superficiais, o período médio de internação hospitalar sobe para 6 meses, podendo chegar a 8 meses quando as úlceras são graves.[75] Outros dados mostram que a identificação e o tratamento precoce das úlceras por pressão permitem uma redução significativa dos custos, previnem a progressão e aceleram a regeneração dessas ulcerações, sendo citado que o custo global do tratamento de uma úlcera de pressão grau IV é dez vezes superior ao de uma úlcera grau II.[76]

As causas e os mecanismos exatos da perda de continuidade tecidual ainda não são plenamente conhecidos. Todavia, é possível estabelecer dois mecanismos que certamente estão presentes na gênese dessas úlceras. O primeiro mecanismo é chamado de mecanismo predisponente, que basicamente engloba a presença de fatores fisiopatológicos como a desnutrição, a anemia, a infecção, a hipertonia, as contraturas severas, o edema e os distúrbios depressivos graves. A anemia, por exemplo, diminui a capacidade de carreamento do oxigênio sanguíneo, o que por sua vez compromete a nutrição tecidual, bem como diminui as capacidades de cicatrização e reação dos tecidos aos efeitos isquêmicos da compressão. Já a infecção crônica compromete a saúde geral do paciente, estando frequentemente associada a quadros de desnutrição, que por sua vez resultam em perda de peso e diminuição da proteção tecidual nas áreas de proeminências ósseas. As hipertonias, as contraturas severas e os distúrbios depressivos graves diminuem a capacidade do paciente de modificar constantemente seu posicionamento no leito, além de diminuir a sensibilidade nas áreas sujeitas à compressão, favorecendo assim o aparecimento das úlceras. Contudo, somente a presença de fatores fisiopatológicos não é suficiente para o desencadeamento das úlceras por pressão; deve-se considerar também a ação de um segundo mecanismo denominado mecanismo determinante, representado pela presença dos fatores biomecânicos envolvidos no aparecimento de uma úlcera por pressão. Nesse mecanismo, a necrose tecidual surge em resposta às pressões externamente aplicadas. Nesse caso, o fisioterapeuta deve reconhecer a interação da força de compressão, que age de fora para dentro, com a força de reação, que age de dentro para fora; como resultado, surge uma terceira força, denominada cisalhamento ou atrito, responsável final pela perda de continuidade estrutural do tecido. Além disso, todo o mecanismo de interação de forças mecânicas provoca um quadro de isquemia vascular, resultando em privação de oxigênio e nutrientes para o tecido da área afetada.

Além da associação entre os dois grupos de fatores citados também é necessário considerar a presença de um terceiro mecanismo representado pelos fatores agravantes, sendo a umidade o aspecto mais relevante desse grupo de fatores. Na presença de incontinência urinária, por exemplo, eleva-se o risco de ocorrência de úlceras por pressão em 5%, enquanto pacientes que apresentem incontinência urinária e fecal chegam a apresentar aproximadamente 30 a 40% mais probabilidade de serem acometidos por esse tipo de ulceração.[75] A sudorese excessiva, principalmente em um país de clima tropical como o Brasil, também não pode ser ignorada no momento de avaliar e programar a assistência fisioterapêutica de um paciente restrito ao leito.

Algumas populações especiais apresentam-se como potenciais para o surgimento das úlceras por pressão, merecendo atenção especial de todos os membros da equipe multidisciplinar. São eles os pacientes bariátricos (obesos), os que se encontram em estado crítico, os idosos, os que se encontram no grupo dos cuidados paliativos, aqueles submetidos à cirúrgia e os com lesão medular e outras condições neurológicas.

De forma geral, a determinação do grau de risco de um paciente acamado para o aparecimento de úlceras por pressão deve envolver a avaliação criteriosa da pele nas áreas de maior incidência das úlceras; a análise da situação nutricional do paciente, bem como das condições de perfusão e de oxigenação; e avaliação da provável presença de aumento das condições de umidade da pele. Além disso, é importante adicionar a avaliação do potencial de impactação dos seguintes fatores de risco adjuvantes: aumento da temperatura corporal; idade avançada; nível de percepção sensorial; dados das avaliações hematológicas; e estado geral de saúde do paciente.[77]

A avaliação do grau de risco dos pacientes acamados tem nas escalas de Norton e de Braden dois instrumentos bastante valiosos,[76] e alguns autores consideram a primeira mais eficiente por apresentar melhores níveis de sensibilidade (entre 70 e 90%) e especificidade (entre 60 e 80%)[78], enquanto outros autores afirmam ser a segunda mais utilizada mundialmente, tanto em pesquisas como na prática clínica.[79] Todavia, ambas são recomendadas pela Agency for Health Care Policy and Research.[80]

A escala de Norton avalia cinco parâmetros para quantificar o grau de risco para o desenvolvimento das úlceras por pressão: condição física; nível de consciência; atividade; mobilidade; e incontinência. Cada um desses parâmetros recebe uma pontuação de 1 a 4; portanto, a soma dos cinco parâmetros pode originar escores que variarão de 5 a 20 pontos, e quanto menor for o somatório final maior será o risco para o desenvolvimento de uma úlcera por pressão.[81] Por exemplo, um paciente em coma receberá 1 ponto para o parâmetro "nível de consciência", enquanto um paciente totalmente consciente receberá

4 pontos no mesmo parâmetro. A interpretação final da escala de Norton estabelece que um escore inferior a 14 pontos significa que o paciente apresenta risco para o desenvolvimento de úlceras por pressão, enquanto um escore inferior a 12 pontos demonstra um risco elevado.

A escala de Braden, por sua vez, avalia seis parâmetros: percepção sensorial; umidade; atividade; mobilidade; nutrição; fricção e cisalhamento, sendo os cinco primeiros parâmetros pontuados de 1 a 4, e o sexto parâmetro (fricção e cisalhamento) pontuado de 1 a 3. Portanto, o escore máximo que pode ser obtido é de 23 pontos e, de forma idêntica à escala de Norton, quanto menor for a pontuação obtida maior será risco para o desenvolvimento de uma úlcera por pressão. A interpretação final da escala de Braden estabelece o seguinte: escore igual ou menor que 9 = risco muito elevado; escore entre 10 e 12 = risco alto; escore 13 ou 14 = risco moderado; e escore 15 ou 16 (adultos) e 17 ou 18 (idosos) = em risco.[79]

No que diz respeito à distribuição das úlceras por pressão nas áreas corporais, a região sacral é a mais acometida com incidência que varia de 29,5 a 35,8%; em segundo lugar vem o calcâneo, com incidência variando entre 19,5 e 27,8%, seguido da região trocantérica, com incidência entre 8,6 e 13,7%. Outros locais com acometimento menos frequentes (incidência entre 6 e 1%) incluem as pernas, os pés, os maléolos, a região glútea, as escápulas, a região isquiática e as proeminências ósseas do cotovelo. Por fim, as úlceras de pressão também podem acometer a região occipital, as apófises vertebrais, o pavilhão auditivo, o joelho, a região genital, a mão, os arcos costais, o antebraço, a mama, o nariz e o abdome, todos com incidência inferior a 1% dos casos.[78]

A Figura 4 mostra os diversos graus de comprometimento das úlceras por pressão, de acordo com o Sistema Internacional de Classificação das Úlceras por Pressão.[77]

- **Úlceras de grau I – eritema não branqueável**: pele intacta com rubor não branqueável numa área localizada, normalmente sobre uma proeminência óssea. Em pele de pigmentação escura pode não ser visível o branqueamento; a sua cor pode ser diferente da pele da área circundante. A área pode estar dolorosa, dura, mole, mais quente ou mais fria comparativamente ao tecido adjacente. O grau I pode ser difícil de identificar em indivíduos com tons de pele escuros. Pode ser indicativo de pessoas em risco (sinal precoce de risco).
- **Úlceras de grau II – perda parcial da espessura da pele**: ocorre perda parcial da espessura da derme que se apresenta como uma ferida superficial (rasa) com leito vermelho-rosa sem tecido desvitalizado. Pode também apresentar-se como flitena fechada ou aberta preenchida por líquido seroso. Apresenta-se como uma úlcera brilhante ou seca, sem tecido desvitalizado ou equimose.
- **Úlceras de grau III – perda total da espessura da pele**: o tecido adiposo subcutâneo pode ser visível, mas os ossos, tendões ou músculos não estão expostos. Pode estar presente algum tecido desvitalizado, mas ele não oculta a profundidade dos

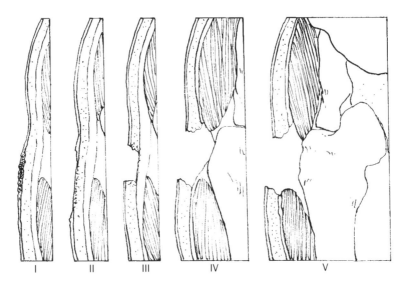

Figura 4   Classificação das úlceras por pressão.

tecidos lesados. As úlceras podem ser cavitadas e fistulizadas. A profundidade de uma úlcera por pressão de grau III varia com a localização anatômica. A asa do nariz, as orelhas, a região occipital e os maléolos não possuem tecido subcutâneo, portanto nessas localidades as úlceras de grau III são subclassificadas como superficiais. Em contrapartida, em zonas com tecido adiposo abundante podem se desenvolver úlceras por pressão de grau III extremamente profundas, destarte, recebem essa subclassificação.

- **Úlceras de grau IV – perda total da espessura dos tecidos**: ocorre perda total da espessura dos tecidos com exposição óssea, dos tendões ou dos músculos. Em algumas partes do leito da ferida, pode aparecer tecido desvitalizado (úmido) ou necrosado (seco). Frequentemente as úlceras com essa gravidade são cavitadas e fistulizadas. A profundidade de uma úlcera por pressão de grau IV também varia de acordo com a localização anatômica. A asa do nariz, as orelhas, a região occipital e os maléolos não têm tecido subcutâneo e as úlceras dessas localidades são subclassificadas em grau IV superficiais. Uma úlcera de pressão grau IV pode atingir o músculo e/ou as estruturas de suporte (fáscias, tendões ou cápsulas articulares), tornando possível a ocorrência de osteomielite. Tanto o osso como os tendões expostos são visíveis ou diretamente palpáveis, sendo essas úlceras subclassificadas como grau IV profundas.
- **Úlceras de grau V – profundidade indeterminada**: ocorre perda total da espessura dos tecidos e a base da úlcera está coberta por tecido desvitalizado (amarelo, acastanhado, cinzento, verde ou castanho escuro) e/ou necrosado (amarelo escuro, castanho ou preto) no leito da ferida. Até que seja removido o tecido desvitalizado e/ou necrosado o suficiente para expor a base da ferida, a verda-

deira profundidade e, por conseguinte, a verdadeira categorização não pode ser determinada.

Infelizmente, o Brasil é um dos países com a maior incidência mundial de casos de úlceras por pressão, chegando, até mesmo, a exportar, para países ainda menos desenvolvidos, medicamentos usados no tratamento dessas ulcerações. A existência de uma úlcera, mesmo que superficial, demonstra claramente a negligência e a falta de cuidados elementares a que são submetidos os pacientes no sistema de saúde brasileiro, não somente na esfera pública como também na privada. Sem desconsiderar a relevância dos aspectos relativos ao tratamento das úlceras, salienta-se, porém, a necessidade maior de priorizar as questões referentes às medidas preventivas, pois, como mencionado, sua presença representa aumento do período médio de internação e custo adicional em medicamentos e outros procedimentos curativos. Além disso, existe o aspecto humano, que apesar de não poder ser expresso em números, certamente é o mais significativo, principalmente pelo sofrimento dos pacientes. Nenhum profissional da fisioterapia, considerando a sua formação generalista e a capacidade de atuar em todos os níveis de atenção à saúde, deveria acomodar-se ou aceitar a presença de uma úlcera de decúbito, fundamentalmente porque sua prevenção é possível e viável, envolvendo na grande maioria das vezes um conjunto de medidas simples.

Por exemplo, a avaliação e os cuidados com a pele são importantes medidas profiláticas que devem ser intensificadas para impedir a evolução das lesões cutâneas[78], estando recomendadas as seguintes ações:

- Evitar posicionar o paciente com fatores de risco para o desenvolvimento de úlceras de pressão sobre uma parte do corpo que já se encontra ruborizada (provável úlcera grau I ou úlcera incipiente).
- Manter a pele limpa e seca.
- Não aplicar massagem e não esfregar a pele em regiões de incidência de úlceras de pressão, principalmente se o paciente acamado possuir um ou mais fatores de risco para o desenvolvimento das úlceras.
- Na presença de incontinência urinária e/ou fecal, desenvolver e implementar um plano de assistência individualizado. A pele deve ser imediatamente higienizada após qualquer episódio de incontinência.
- Considerar a utilização de emolientes para hidratar a pele seca, a fim de reduzir o risco de dano à integridade estrutural da derme.
- Não aplicar dispositivos de aquecimento (p. ex., bolsa de água quente ou almofadas térmicas) diretamente sobre a pele do paciente.
- Em relação ao importante tópico "hidratação", recomenda-se[77]:
- Providenciar e promover uma ingesta líquida diária adequada dos pacientes restritos ao leito considerados de risco para o desenvolvimento das úlceras por pressão, levando em conta a presença de comorbidades.

- Vigiar eventuais sinais e sintomas de desidratação dos pacientes de risco, incluindo alteração de peso, turgor da pele, quantidade de excreção urinária diária e níveis séricos de sódio elevados.
- Providenciar líquidos adicionais a pacientes desidratados, com febre constante, com feridas muito exsudativas ou que estejam apresentando quadros de vômitos, diarreicos ou sudorese profusa.

Outras recomendações essenciais à prevenção das úlceras de pressão incluem[15]:

- Posicionamento adequado do paciente no leito, de modo que: permita-se um alinhamento corporal satisfatório, facilitando a respiração; evite-se a pressão sobre o sistema nervoso e vascular, permitindo uma circulação sanguínea local e corporal adequada; favoreça-se a distribuição do peso corporal, evitando concentrações indesejadas, principalmente sobre áreas de proeminências ósseas.
- Mudança de decúbito, no máximo de 2 em 2 horas.
- Mobilização precoce.
- Programa de exercícios respiratórios e de relaxamento.
- Estimulação constante da movimentação ativa.
- Cuidados higiênicos intensivos.
- Uso de leitos especiais, como os colchões de água ou do tipo "caixa de ovo".
- Uso de acessórios especiais, como boias e anéis infláveis.
- Uso de sistemas mecânicos de alívio alternado da pressão.
- Avaliações frequentes da pele.

Em relação à mudança de decúbito, é fundamental estabelecer um procedimento padronizado junto à equipe interdisciplinar que cuida do paciente, em nível hospitalar, ou junto aos familiares, em nível domiciliar. Esse procedimento é necessário, pois é relativamente comum a equipe de enfermagem ter passado o paciente de um determinado decúbito para outro, por exemplo, transferindo-o do decúbito dorsal para o decúbito lateral esquerdo, e o fisioterapeuta chegar no leito 10 minutos depois e, desavisadamente, passar o paciente do decúbito lateral esquerdo de volta para o decúbito dorsal, ao término do seu atendimento.

Para evitar equívoco como o exposto no parágrafo anterior, recomenda-se que a modificação do decúbito e o seu respectivo horário sejam rigorosamente anotados em uma ficha previamente elaborada para essa finalidade ou, alternativamente, que seja afixada junto ao leito uma ilustração com o relógio de mudança de decúbito (Figura 5). Nesse método, a cada 2 horas altera-se o decúbito do paciente, passando-o do decúbito dorsal para o lateral direito e depois para o lateral esquerdo, visando aliviar a pressão nos tecidos corporais (o decúbito ventral, também chamado de posição pronada, raramente é utilizado como postura de manutenção de pacientes restritos ao leito). Esse método bastante

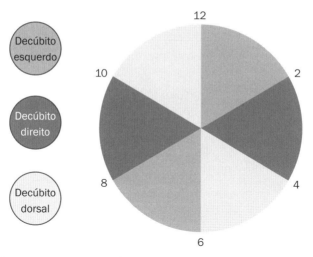

Figura 5   Relógio de mudança de decúbito.

simples difundiu-se ampla e rapidamente, sendo hoje utilizada em diversos centros de tratamento para pacientes acamados e sem mobilidade ativa.

Já a Figura 6 mostra alguns exemplos de posicionamentos úteis para a prevenção das úlceras por pressão.

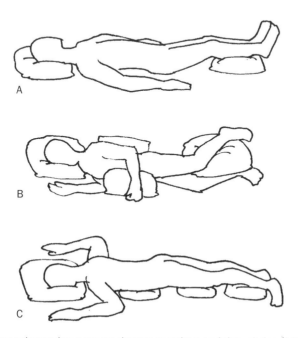

Figura 6   Posições adequadas para pacientes restritos ao leito: a) decúbito dorsal; b) decúbito lateral; e c) decúbito ventral.

Nos últimos anos têm surgido evidências de que a estimulação elétrica voltada à produção de contrações musculares isométricas intermitentes reduz o risco de desenvolvimento das úlceras por pressão em regiões corporais de risco, sobretudo em pacientes com lesão medular.[77]

No nível secundário de prevenção, visando à cicatrização de uma úlcera já aberta (grau II e grau III) tem-se encontrado autores recomendando a utilização do laser, do ultrassom e da luz ultravioleta; entretanto, em prol da fisioterapia baseada em evidências, recomenda-se aguardar a consolidação de pesquisas clínicas controladas que de forma efetiva e inequívoca comprovem ser os procedimentos mencionados úteis no tratamento das úlceras por pressão.[73]

Retrações e contraturas

Os termos retração e contratura possuem, não raramente, definições ambíguas e, às vezes, conflitantes, dependendo do campo de atuação profissional, razão pela qual foi estabelecido o seguinte critério para este texto: retrações e contraturas são os termos usados para indicar os encurtamentos adaptativos dos tecidos moles, encurtamentos esses passíveis de ocorrerem em pacientes que se encontram com a capacidade de movimentação ativa diminuída ou anulada. Dessa forma, retração refere-se a um leve encurtamento adaptativo dos tecidos moles, não havendo prejuízo funcional e/ou comprometimento patológico que o justifique. Nessa condição, quase todos os pontos da amplitude de movimento podem ser atingidos, exceção feita aos limites extremos.[82] Por sua vez, contratura diz respeito aos graus mais avançados de encurtamento adaptativo, podendo ser dividida, em relação à gravidade, em contratura leve, moderada, grave ou gravíssima, com comprometimento funcional, pois a amplitude de movimento normal se encontra prejudicada.[82] Em ambos os casos, ou seja, retração e contratura, é fundamental considerar que os processos de encurtamento, sejam funcionais ou não, representam adaptações dos tecidos às alterações da movimentação habitual do corpo ou do segmento em particular. Portanto, o surgimento dessas adaptações somente é possível se for considerado o fator temporal, ou seja, é preciso transcorrer certo tempo para que elas possam se instalar. Dessa maneira, é possível diferenciar o significado ora apresentado para o termo contratura daquele em que é definida como sinônimo de ruptura muscular, situação essa frequentemente observada no cotidiano da fisioterapia ortopédica, traumatológica e esportiva.[82]

Independentemente do grau de comprometimento da contratura, é possível também dividi-la em relação às estruturas envolvidas em contratura miogênica e contratura artrogênica. Nas contraturas miogênicas há diminuição do comprimento total do músculo, sendo possível constatar diminuição do número de sarcômeros em série.[83] Esse tipo de contratura é subdividida em intrínseca e extrínseca, dependendo do mecanismo causal de sua formação. Assim, as contraturas miogênicas intrínsecas decorrem de processos inflamatórios, degenerativos ou traumáticos que atuam diretamente sobre o músculo, originando mudanças estruturais. Devido a esse mecanismo de instalação, esse subtipo de contratura miogênica também pode ser chamado de contratura miogênica primária. Diferentemente, as contraturas miogênicas extrínsecas são também denominadas secundárias, pois surgem em decorrência de distúrbios neurológicos e/ou posicionamentos inadequados, não havendo originalmente qualquer espécie de comprometimento da estrutura muscular. Esse subtipo de contratura miogênica representa a modalidade mais comumente encontrada em pacientes submetidos à imobilidade prolongada.[15]

Outro tipo de encurtamento adaptativo que produz prejuízo funcional refere-se às contraturas artrogênicas, que resultam diretamente de patologias envolvendo partes da própria articulação, como cartilagem, cápsula ou sinóvia. Na maioria dos casos, a amplitude de movimento é comprometida em todas as direções, sendo possível observar diminuição significativa da capacidade funcional. Em relação à anatomia topográfica, o ombro representa a articulação preferencialmente acometida por esse tipo de distúrbio.[15]

O Quadro 7 mostra os dois tipos de contraturas e seus respectivos fatores etiológicos.

Quadro 7 Etiologia das contraturas miogênicas e artrogênicas

Tipo de contratura	Etiologia
1a – Miogênica intrínseca ou primária	Trauma (imobilização, edema).
	Inflamação (miosite, polimiosite).
	Alterações degenerativas (distrofia muscular).
	Alterações isquêmicas (imobilização, vasculopatias periféricas, diabetes).
1b – Miogênica extrínseca ou secundária	Hipertonia (acidente vascular encefálico, traumatismo raquimedular).
	Alterações mecânicas (posicionamento inadequado).
2 – Artrogênica	Trauma agudo (lesões esportivas).
	Processo degenerativo (artrose).
	Inflamação (artrite microcristalina).
	Infecção (artrite piogênica).

Independentemente da etiologia ou da estrutura originalmente acometida, ambos os tipos de contraturas podem ser evitados pela fisioterapia. Em nível de prevenção primária, procedimentos como a aplicação de técnicas de posicionamento adequado, enriquecimento das posições de repouso para pacientes que estão restritos ao leito e o uso de exercícios de amplitude de movimento passivos e ativos podem representar meios efetivos de evitar o aparecimento desses encurtamentos adaptativos. Nos casos em que a prevenção primária não tiver sido possível, entra em cena a necessidade de agir sob o prisma da prevenção secundária, impedindo que essas contraturas e os seus efeitos, mormente o comprometimento funcional, progridam para níveis mais graves, inclusive com a instalação de alterações estruturais irreversíveis. Nesses casos, os exercícios ativos de amplitude de movimento, os alongamentos (para as contraturas miogênicas), as técnicas de mobilização articular (para as contraturas artrogênicas) e o uso de *splints* para posicionamento prolongado podem representar ferramentas terapêuticas adequadas.[15]

Osteoporose

A osteoporose é considerada o distúrbio metabólico mais comumente encontrado nos seres humanos. Estudá-la é importante não somente porque ela possui uma incidência elevada, principalmente em idosos, mas também em razão da alta morbidade e mortalidade que podem ocorrer após fraturas patológicas, como as que atingem o colo do fêmur, por exemplo. O óbito, quando ocorre, deve-se às complicações advindas da correção cirúrgica da fratura e/ou pelo imobilismo que se instala. As complicações mais frequentemente observadas após a restrição do paciente ao leito incluem as pneumopatias, a embolia pulmonar, as alterações cardíacas e as disfunções renais.[15]

O termo osteoporose significa literalmente osso poroso, sendo possível constatar diminuição do volume ósseo com redução da matriz não mineralizada (osteoide) e das trabéculas (linhas de força do osso) com subsequente redução nos níveis dos minerais ósseos, o que diminui consideravelmente a resistência do osso contra as sobrecargas impostas a ele.[15] Essa diminuição da massa óssea é responsável pelas deformidades vertebrais e pelas fraturas, sendo as mais comuns as que afetam as vértebras (região mediotorácica e transição toracolombar), o colo e a cabeça do fêmur e a extremidade distal do rádio.[84]

Algumas vezes, a perda da massa óssea é denominada osteopenia ou osteoporose fisiológica, ficando o termo osteoporose patológica reservado aos casos acompanhados de fratura. Uma outra classificação da osteoporose pode ser observada no Quadro 8.

Quadro 8 Classificação etiológica da osteoporose

Tipos de osteoporose	Classificação etiológica
Osteoporose primária	Pós-menopausa.
	Senil.
	Idiopática.
	Hereditária ou osteogênese imperfeita.
Osteoporose secundária	Por desuso (imobilização, plegias, restrição ao leito).
	Medicamentosa (corticoides, anticonvulsivantes).
	Endócrina (diabetes, doença de Cushing, hipercalciúria).
	Alcoólica.
	Pós-DPOC.
	Pós-distúrbios reumáticos inflamatórios (artrite reumatoide, lúpus eritematoso sistêmico, artrite psoriásica).

DPOC: Doença pulmonar obstrutiva crônica.

A osteoporose necessita ser diferenciada de outras duas patologias metabólicas que acometem os ossos, a osteomalácia, em que se observa formação normal da matriz proteica (osteoide), porém essa matriz é deficientemente mineralizada; e a osteíte fibrosa, na qual o osso é erosado pelos próprios osteoblastos e em seguida substituído por tecido fibroso.

Normalmente, o osteoide é elaborado a partir das células ósseas jovens denominadas osteoblastos, sendo essa matriz rica em fibras colágenas que se constituem em um dos elementos mais importantes para a resistência do osso. É justamente nesse nível, ou seja, na região das fibras colágenas do osteoide, que os cristais de hidroxiapatita, fosfato e carbonato de cálcio são depositados, propiciando o processo de calcificação. A proteína óssea devidamente mineralizada aprisiona o osteoblasto que se modula para formar o osteócito. Já o mecanismo de absorção é realizado por outra célula denominada osteoclasto, originado a partir da célula mesenquimal indiferenciada. Dessa forma, o tecido ósseo remodela-se ativamente durante toda a vida, em um processo contínuo de formação e absorção, que permite ao esqueleto atingir a forma, o tamanho e a arquitetura do osso adulto. Esse processo é mais intenso no início da vida, tornando-se equilibrado na juventude e apresentando decréscimo na velhice. Na verdade, independentemente da pessoa ter tido uma vida sedentária ou atlética, observa-se um declínio fisiológico no volume ósseo a partir da quarta década de vida.

A Figura 7 representa as duas fases do ciclo de atividade óssea.

Em relação aos fatores endócrinos, cita-se a participação fundamental dos hormônios tiroxina, tireocalcitonina e paratormônio durante a 1ª fase do ciclo, e do estrogênio, cortisol, tireocalcitonina e paratormônio na 2ª fase do ciclo.

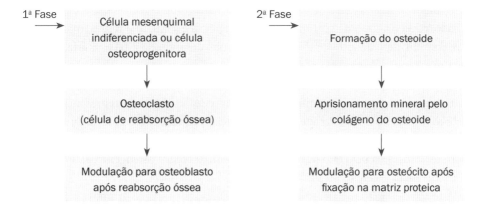

Figura 7   Ciclo de atividade óssea.

O Quadro 9 relaciona os principais sinais e sintomas da osteoporose com as suas respectivas características.

Quadro 9   Sinais e sintomas da osteoporose

Sinais e sintomas	Características
Dor vertebral	Há dois tipos de dor: 1. dor aguda e violenta, causada por fratura do corpo vertebral após trauma banal, com presença de irradiação e piora com o movimento, a tosse ou o espirro, sendo o nível T12-L1 a sede mais frequente; 2. dor em desconforto, que piora com a posição ortostática e melhora com o repouso, sendo originada pelos microrrompimentos trabeculares.
Deformidade vertebral	Caracterizada por uma progressiva cifoescoliose decorrente da adaptação da coluna aos microtraumatismos trabeculares, com colapso associado das regiões anteriores dos corpos vertebrais.
Fratura de ossos periféricos	Colo do fêmur, cabeça do fêmur e extremidade distal do rádio.
Diminuição da estatura	Aproximadamente 70% dos casos de osteoporose apresentam redução da estatura em torno de 5 a 10 cm.

Os principais fatores presentes na etiopatogenia da osteoporose pós-menopausa e da osteoporose senil incluem os fatores endócrinos, como alterações nos níveis de estrogênio, tireocalcitonina e paratormônio; os fatores nutricionais, como diminuição na ingestão ou na absorção de cálcio; e os fatores constitucionais, como a inadequada obtenção de massa óssea na infância e na juventude, geralmente associada à ausência da prática adequada de atividades físicas nessas faixas etárias.

É importante ressaltar que os três fatores atuam como desencadeadores e como exacerbadores da osteoporose primária pós-menopausa e senil, que representam as formas mais comuns de osteoporose. Nesses casos, considerando-se a faixa etária, o exercício físico exerce um importante efeito na saúde óssea, especialmente quando associado a uma ingestão adequada de cálcio.[84]

De maneira específica a utilização de exercícios terapêuticos representa a principal medida de atuação do fisioterapeuta na prevenção primária e secundária da osteoporose, bem como em casos muito particulares, também no nível terciário de prevenção. Essa assertiva se justifica pelo fato de o exercício produzir efeitos osteogênicos, provavelmente em decorrência do efeito piezoelétrico ósseo.

A teoria do efeito piezoelétrico afirma que o exercício físico promove deformações e sobrecargas ósseas em razão da ação das forças de compressão, tensão, torção ou cisalhamento sobre o tecido. Essas ações mecânicas geram diferenças no potencial elétrico dos ossos, que agem como um campo elétrico, estimulando a atividade celular e levando à deposição de minerais nos pontos de estresse.[85]

De modo geral, as medidas preventivas da abordagem fisioterapêutica em osteoporose podem ser divididas entre os três níveis de prevenção, sendo possível destacar as seguintes ações:[15]

Prevenção primária:

- Eliminação das causas, ou seja, realização de *check-ups* periódicos a partir da quarta década de vida para verificação dos níveis hormonais.
- Campanhas educativas de incentivo à prática de atividades físicas na infância e na adolescência.
- Programas de esportes aplicados às crianças e aos adolescentes.
- Criação, desenvolvimento e manutenção de áreas públicas para a prática de esportes e atividades físicas.
- Campanhas educativas de conscientização nutricional.
- Programa de exercícios isotônicos que favoreçam a descarga de forças sobre os ossos (alavancas), promovendo assim a sua integridade constitucional.
- Exercícios respiratórios.
- Programas de conscientização postural.

Prevenção secundária:

- Exercícios respiratórios e de expansão costal, com o objetivo de prevenir as complicações respiratórias associadas.
- Programa de exercícios posturais, com o objetivo de evitar a cifoescoliose.
- Programa de exercícios isotônicos em padrão extensor e/ou exercícios isométricos, visando manter a integridade óssea e prevenir as fraturas patológicas. Os exercícios em padrão extensor são indicados porque não acentuam as posturas inadequadas que tendem a favorecer a cifoescoliose. Já os exercícios isométricos são recomendados porque evitam a ação graduada das alavancas sobre os ossos.
- O uso dos exercícios aquáticos em piscina terapêutica tem se mostrado útil, já que os movimentos são realizados com diminuição considerável dos riscos de lesão do sistema ósseo que se encontra fragilizado.
- O uso dos exercícios terapêuticos deve ser parte integrante de qualquer programa de atendimento ao paciente com osteoporose, seja essa primária ou secundária, pré ou pós-fratura patológica, uma vez que o exercício diminui a perda de massa óssea e propicia o estímulo essencial ao processo de remodelamento.
- Acompanhamento nutricional.

- Realização de exames periódicos para verificação da densidade óssea, preferencialmente usando a técnica de densitometria.

Prevenção terciária:

- Programa de exercícios com resistência manual gradualmente aplicada e, se a condição óssea do paciente for desfavorável, indicação de auxiliares para a marcha, ambos com o objetivo de evitar a ocorrência de novas fraturas patológicas.
- Programa de fisioterapia respiratória visando à eliminação ou à minimização das complicações respiratórias apresentadas.
- Programa de exercícios de reequilíbrio muscular para o tronco ou técnicas específicas de reeducação postural.
- Prevenção contra outros efeitos prejudiciais da imobilidade.

Períodos pré, peri e pós-cirurgia

A cirurgia é realizada por diversas razões, entre elas:[15]

- **Para remover o tecido doente**: no caso de um órgão ou uma glândula, esse tipo de cirurgia é indicada pela terminação actomia. Por exemplo, hemorroidectomia é a remoção de hemorroidas e mastectomia é a remoção da glândula mamária. A remoção pode ser completa ou parcial. A remoção de um membro é conhecida como amputação.
- **Com a finalidade de reparo**: nesses casos, é usada a terminação *orrafia*. Assim, o reparo de hérnia é conhecido por herniorrafia e o reparo do períneo lacerado é colporrafia. Às vezes, o reparo é indicado pela terminação *plastia*; por exemplo, a reformulação de uma articulação chama-se artroplastia.
- **Visando produzir uma abertura artificial**: nesse caso aplica-se o termo final *otomia* ou *ostomia*. Uma abertura feita no estômago para possibilitar a alimentação é denominada gastrotomia ou gastrostomia e a abertura feita na traqueia para auxiliar na respiração é conhecida por traqueostomia.
- **Para inspeção**: se algum tipo de aparelho de visualização é utilizado, usa-se a terminação *oscopia*. Citoscopia é a inspeção da bexiga e sigmoidoscopia é a inspeção do cólon sigmoide. Se uma área for aberta para inspeção, novamente é usada a terminação *otomia*; por exemplo, a laparotomia é realizada para inspecionar o conteúdo abdominal.
- **Como procedimento de emergência**: visando salvar a vida do paciente.

As principais complicações perioperatórias estão relacionadas ao sistema pulmonar; apenas em segundo lugar aparecem as complicações cardíacas. As principais complicações pulmonares que podem surgir durante e imediatamente após uma cirurgia são as pneumonias, os broncoespasmos, as atelectasias, as insuficiências respiratórias e as descompensações da doença pulmonar obstrutiva crônica (DPOC) previamente instalada. Todas elas elevam significativamente as taxas de mortalidade perioperatória e prolongam o tempo total de internação dos pacientes submetidos à cirurgia, motivos pelos quais devem ser prevenidas com rigor pelos membros da equipe multidisciplinar que lida com esse tipo de paciente.[86]

As complicações pós-cirúrgicas mais comuns incluem: atelectasia pós-cirúrgica, em que há bloqueio de um brônquio ou bronquíolo, o que por sua vez pode causar o colapso de um segmento ou de todo o lobo pulmonar. Os lobos basais são mais comumente afetados porque o paciente é colocado semideitado no leito durante a recuperação. Se o brônquio estiver ocluído, todo o pulmão entra em colabamento, mas essa ocorrência é rara. As cirurgias abdominal alta, torácica e mediastinal acarretam maior risco de atelectasia por causa da proximidade do tecido pulmonar com essas regiões. A atelectasia geralmente ocorre entre o primeiro e o terceiro dia após a cirurgia (1º ao 3º PO); broncopneumonia, sobretudo quando as secreções mucopurulentas não foram removidas. É particularmente frequente nos pacientes idosos. A pneumonia por aspiração pode ocorrer em razão da inalação de vômito; trombose venosa profunda (TVP), que pode ser causada por vários fatores, entre eles a desaceleração do fluxo sanguíneo por conta da pressão na panturrilha durante a cirurgia e no pós-cirúrgico, principalmente se o paciente permanecer deitado por um período prolongado, e também em decorrência da inatividade do paciente no período posterior a cirurgia. Há uma elevação do número de plaquetas e do fibrinogênio após as cirurgias, o que predispõe ao surgimento de alterações na coagulação. O risco é mais alto nas cirurgias abdominais baixas e pélvicas. O paciente pode ter outra afecção vascular associada, como veias varicosas, que geralmente aumentam o risco de trombose venosa após cirurgias. Na verdade, o que ocorre nos quadros de TVP é uma combinação dos fatores mencionados; embolia pulmonar, que na verdade representa o grande perigo após a instalação da TVP, pois pequenos fragmentos podem romper-se do coágulo e percorrer a corrente sanguínea até se alojar em um vaso de menor calibre. O destino mais provável é a circulação pulmonar, porque o sangue passa para o átrio direito e, a seguir, do ventrículo direito para a circulação pulmonar. O ponto onde o êmbolo se aloja depende de seu tamanho, de modo que se a oclusão ocorrer em uma artéria de grosso calibre pode haver colapso fulminante e levar o paciente a óbito; se a oclusão for em uma artéria de pequeno calibre pode haver dor e dispneia e há tempo para salvar o paciente. No pós-cirúrgico, o paciente deve ficar ativo o mais rápido possível para reduzir os riscos de TVP e de embolia pulmonar; fraqueza muscular geral e perda de mobilidade, casos para os quais a mobilização precoce após a cirurgia diminui a incidência. No entanto, os pacientes idosos já podem estar fracos porque ficaram na cama à espera da cirurgia ou devido a outras condições como a presença associada de osteoartrose do quadril ou do joelho. Alguns pacientes jovens também podem estar fracos por já serem portadores de doenças que impedem a movimentação ativa livre por um período prolongado antes da cirurgia; por fim, outras complicações frequentes são as úlceras por pressão, as infecções da incisão cirúrgica e as hemorragias.

De todas as complicações citadas, a prevenção de eventos tromboembolíticos merece destaque em razão da sua elevada incidência, morbidade e mortalidade. A embolia pulmonar, apesar dos avanços tecnológicos no diagnóstico e no tratamento, continua sendo a principal causa de óbito hospitalar no período perioperatório e pós-operatório imediato.[86]

O fisioterapeuta tem um papel importante a desempenhar na avaliação dos pacientes que estão sendo preparados para cirurgia e que correm risco de desenvolver complicações que podem ser evitadas pelo profissional atento. A história clínica de todos os pacientes deve ser verificada para identificar a existência de problemas respiratórios, circulatórios e de fatores como tabagismo, obesidade, inatividade devida a outra causa ou lesão e idade, que são fatores que predispõem o paciente às complicações pós-cirúrgicas.

Todo paciente considerado de risco deve ser avaliado com cuidado. Se houver problemas, particularmente os relacionados ao tórax, esses devem ser discutidos com o médico-cirurgião ou com um membro da equipe médica. Quando a cirurgia é essencial em um paciente com problemas respiratórios, o médico-cirurgião deve interná-lo alguns dias antes da cirurgia para que o fisioterapeuta possa eliminar as secreções e garantir que os movimentos respiratórios estejam nas melhores condições possíveis antes da cirurgia.

O fisioterapeuta deve explicar ao paciente por que o tratamento é necessário, orientando-o quanto aos exercícios que serão realizados no período pós-operatório. Os movimentos respiratórios concentram-se nos músculos intercostais inferiores e no diafragma. O paciente deve aprender a tossir efetivamente protegendo o local da incisão cirúrgica. Além disso, ele deve receber instruções sobre os exercícios ativos dos membros inferiores que serão realizados após a cirurgia, bem como de todos os outros exercícios, inclusive os posturais, que podem estar relacionados com o procedimento cirúrgico específico ao qual será submetido.

O paciente deve praticar os exercícios pré-cirúrgicos sempre sob rigorosa supervisão do fisioterapeuta. Se as orientações pré-cirúrgicas forem ensinadas cuidadosamente, torna-se muito mais fácil para o paciente responder adequadamente às instruções da fase pós-cirúrgica. É recomendável que o mesmo fisioterapeuta atue junto ao paciente nas fases pré e pós-cirúrgica.

Já no período pós-cirúrgico, é importante discutir a condição do paciente com a equipe médica e de enfermagem, de modo que o fisioterapeuta possa conhecer a conduta cirúrgica e pós-cirúrgica, particularmente com relação à presença de bombas infusoras e drenos, além da existência de qualquer problema que possa afetar a fisioterapia. A seguir, o fisioterapeuta deve verificar a ficha do paciente para analisar a presença de alguma anomalia na temperatura corporal, frequência de pulso, pressão arterial e frequência respiratória. O paciente sob prescrição medicamentosa deve ser observado com mais atenção, principalmente se houver a presença de analgésicos. Esses medicamentos podem diminuir a sensibilidade à dor e deixar o paciente exposto, pois seu corpo, sob o efeito dos anestésicos, não conseguirá ativar um importante mecanismo de defesa contra movimentações excessivas.

A observação cuidadosa do paciente permite identificar a presença de dor, a quantidade e a frequência do movimento respiratório, a expansibilidade torácica e a postura geral. O fisioterapeuta precisa avaliar a capacidade do paciente quanto à comunicação coerente, seu grau de alerta e a capacidade de seguir instruções. A atenção à parte respiratória somente é minimizada quando não houver mais secreções e o paciente estiver com o movimento respiratório normalizado. Se ocorrer nova complicação, o tratamento deve ser intensivo e com frequência elevada até que o problema seja resolvido.

Nos casos de prevenção contra trombose venosa profunda, é essencial que a movimentação adequada no pós-cirúrgico seja estimulada. Enquanto o paciente se encontra no leito, deve ser incentivado a mover-se e a ser o mais independente possível. Os exercícios ativos dos membros inferiores devem ser administrados até que o paciente se levante e se locomova pela enfermaria. É particularmente importante realizar plantiflexão e dorsiflexão no maior grau possível de movimento, pois isso melhora o retorno venoso pelo mecanismo de bomba muscular. Os exercícios que envolvem os joelhos, o quadril e as contrações, primeiramente isométricas, também devem ser incluídos. Quando o paciente deixar o leito, o fisioterapeuta deve verificar se ele se movimenta adequadamente; não é suficiente que ele apenas se sente em uma cadeira ao lado da cama.

Inicialmente, o fisioterapeuta deve supervisionar os exercícios, mas o paciente também deve praticá-los sozinho. Assim, o terapeuta pode estabelecer um roteiro realista, pois os exercícios devem ser praticados com regularidade para serem eficazes.[15]

A prevenção das úlceras por pressão é parte integrante do papel do fisioterapeuta na fase pós-cirúrgica. Elas não devem ocorrer nos pacientes que realizam movimentação precoce após a cirurgia. Contudo, para os pacientes que devem permanecer no leito por alguns dias ou mais e particularmente nos pacientes idosos, o risco existe. É preciso posicionar o paciente adequadamente e incentivá-lo a mover-se independentemente, de forma que a mudança de decúbito seja feita de 2 em 2 horas, no máximo. Todos os membros da equipe devem observar e relatar qualquer sinal de pressão ou de úlcera incipiente.

A diminuição da força muscular e do trofismo, bem como a rigidez articular, podem acometer qualquer tipo de paciente, principalmente se ele permanecer no leito por um período prolongado antes e/ou depois da cirurgia. O fisioterapeuta deve aplicar exercícios de mobilização articular e fortalecimento muscular gerais, de acordo com as condições do paciente, para possibilitar que ele readquira a independência funcional.

Os sinais de perigo podem ser reconhecidos se uma observação extremamente cuidadosa na ficha clínica do paciente for realizada periodicamente pelo fisioterapeuta. Por exemplo, uma elevação na temperatura pode ser o presságio de alguma complicação pós-cirúrgica. Uma temperatura oscilante em geral indica a presença de infecção.

As alterações na frequência de pulso e na mobilidade torácica podem indicar complicações circulatórias, respiratórias ou mesmo a presença de hemorragia. É fundamental que o fisioterapeuta esteja ciente do significado de qualquer anormalidade que, uma vez constatada, deve ser imediatamente relatada no prontuário do paciente. Na presença de atelectasia pós-cirúrgica, a ficha indica uma elevação na temperatura, na frequência de pulso e na frequência respiratória. Além disso, o paciente geralmente fica febril e pode queixar-se de uma sensação de aperto e desconforto no lado afetado do tórax. Há pouca expansão no hemitórax afetado, os sons pulmonares (murmúrio vesicular) são fracos e há presença de ruídos adventícios. A radiografia revela o colapso. Se houver trombose venosa profunda (TVP), a ficha revela uma elevação na temperatura e a panturrilha pode ficar edemaciada e sensível. A dorsiflexão passiva pode causar dor na região do tríceps sural. Se o trombo for superficial, o local fica doloroso e edemaciado e a pele vermelha e brilhante. No caso de embolia pulmonar, a ficha revela uma rápida elevação na temperatura, no pulso e na frequência respiratória e o paciente queixa-se de dor forte no tórax. O óbito pode ocorrer em poucos minutos. Nos casos menos graves, a ficha revela elevação na temperatura, pulso e respiração, com o paciente relatando dor aguda na região afetada do tórax. Em 2 ou 3 dias o catarro fica colorido com sangue e a condição começa a regredir.

Amputações

O termo amputação é derivado do latim, sendo *ambi* = ao redor de; e *putatio* = retirar/podar, o que permite definir amputação como a retirada, geralmente cirúrgica, de um membro de forma parcial ou total.[87]

A amputação é realizada em angiologia quando a cirurgia reconstrutora arterial fracassou ou quando tecnicamente não foi possível realizá-la. Pode também ser realizada quando o estado geral de um membro é tal que uma função adequada não pode ser obtida ou quando uma condição específica coloca em risco a vida do paciente.

As amputações podem ser divididas em congênitas, na presença de deformidade em recém-nascidos (1% de todos os casos), ou adquiridas, nos casos de vasculopatias periféricas (59%, sendo 34% decorrentes de complicações do diabetes), afecções traumáticas (31%), malignidade (6%) e afecções infecciosas (4%).[75]

Destaca-se que as amputações em razão da malignidade estão diminuindo por conta da detecção precoce dos tumores malignos, bem como pela evolução contínua das técnicas de tratamento, enquanto as amputações causadas por vasculopatias periféricas estão aumentando por causa do aumento da expectativa de vida e da transição epidemiológica das doenças crônicas não transmissíveis (DCNT). A amputação do membro inferior é mais comum, sendo preponderantemente causada por problemas vasculares, enquanto a amputação do membro superior raramente é causada por vasculopatias, mas sim por trauma e por neoplasias.[87]

Os diversos níveis de amputação no membro inferior incluem: artelhos; amputações transmetatarsianas, casos em que é comum ocorrerem dificuldades na cicatrização cirúrgica, porém, sem a necessidade de prótese, apenas o uso de calçado adaptado; amputação de Symes (através do tornozelo), raramente usada em pacientes vasculares, mas adequada para os casos de infecção e trauma; amputações abaixo do joelho (AJ), local considerado ideal porque proporciona comprimentos de coto da ordem de 12,5 a 15 cm, além de conservar a articulação do joelho, permitindo maior mobilidade com menor gasto energético; desarticulação do joelho, na qual não se observa secção óssea e o coto é forte com ausência de desequilíbrio muscular, porém, há problemas estéticos e no encaixe da prótese; intercondiliana ou amputação de Gritti-Stokes, que apresenta qualidade de cicatrização adequada, mas a parte estética da prótese não é satisfatória; região média da coxa ou amputação acima do joelho (AcJ), que possui qualidade de cicatrização muito boa, mas a mobilidade é reduzida em razão da perda da articulação do joelho e pelo maior gasto energético funcional. Nesse nível de amputação, os tecidos moles do coto devem ficar pelo menos 12 cm acima da articulação do joelho para favorecer o mecanismo articulável do joelho protético; desarticulação do quadril, nível não usado em casos de vasculopatia periférica, mas sim em casos de malignidade ou trauma, mantendo-se a pelve intacta; e hemipelvectomia ou desarticulação sacroilíaca, representada pela remoção do membro inferior e de metade da pelve, necessitando-se de um retalho muscular que promova a sustentação dos órgãos internos e da presença do cesto pélvico, que se molda à bacia visando promover o apoio isquiático. Esse nível é usado principalmente em caso de malignidade.

Nas crianças, as causas das amputações são geralmente divididas em congênitas (sobretudo hemimelia tibial/fibular e deficiência femoral proximal) e adquiridas (traumas mecânicos, térmicos e elétricos; infecções; e isquemias precoces). O nível de amputação nas crianças possui particular interesse, uma vez que a preservação das placas de crescimento ósseo sempre deve estar presente no horizonte do cirurgião ortopédico por causa da contribuição das placas para o comprimento da extremidade ou do coto de amputação, minimizando desigualdades dos membros.[87]

O prognóstico costuma ser ruim para os pacientes com vasculopatia periférica, pois aproximadamente 30% dos amputados unilaterais tornam-se amputados bilaterais em um período que varia entre 2 e 3 anos, e 50% vão a óbito em 5 anos. Para o adulto jovem amputado após trauma, o prognóstico é excelente.

O fisioterapeuta desempenha um papel essencial no atendimento do paciente amputado, sendo o início precoce do tratamento considerado fundamental para um melhor resultado da reabilitação.[88]

Não se pode esquecer de avaliar o membro preservado, tanto de forma passiva como ativa, pois ele será naturalmente sobrecarregado pela falta do membro contralateral. Destarte, o fisioterapeuta deve investigar a força muscular, o padrão de sensibilidade geral, as amplitudes de movimento e a eventual presença de dor.[89]

As medidas de prevenção primária dependem da etiologia da amputação e nos casos em que ela já tiver ocorrido é possível ao fisioterapeuta agir no nível secundário instituindo os seguintes procedimentos:

- Prevenção das complicações pós-cirúrgicas, usando os exercícios respiratórios e as mobilizações ativas do pé e da perna não afetadas, evitando, dessa forma, as complicações respiratórias e circulatórias. Essas medidas podem ser administradas já no 1º PO, devendo ser mantidas até que o tórax esteja limpo e o paciente deambulando. A mobilidade precoce, portanto, é importante para a recuperação fisiológica global do paciente recém-amputado.[88]
- Prevenção das deformidades, pois no pós-operatório há uma tendência para a flexão do joelho na amputação AJ e flexão, adução ou abdução do quadril na amputação AcJ. As deformidades surgem em razão da dor, da ação muscular sem oposição e do fato de o paciente permanecer na posição sentada por um período prolongado de tempo. Para evitar as deformidades, deve-se usar: posicionamento adequado do paciente no leito, sendo recomendado que o coto permaneça paralelo à perna não afetada, jamais mantendo-o apoiado em travesseiros ou no membro contralateral. O paciente deve deitar em superfície plana e progredir para o decúbito ventral assim que os drenos forem removidos e a condição do paciente permitir. Se o paciente tiver problemas cardíacos ou respiratórios, ou se o decúbito ventral for muito desconfortável, ele deve permanecer em decúbito dorsal; exercícios isométricos, principalmente aplicados no quadríceps femoral na amputação AJ, para os extensores e adutores do quadril na amputação AcJ alta e para os extensores e abdutores do quadril na amputação AcJ comum. Os exercícios são iniciados quando os drenos são removidos, em 2 ou 3 dias. Após os exercícios isométricos, seguem os exercícios isotônicos e, depois, os exercícios resistidos do coto.

Os objetivos da fisioterapia preventiva aplicada a pacientes amputados são:

- Prevenir as complicações pós-cirúrgicas.
- Prevenir as deformidades.
- Diminuir o edema do coto.
- Manter a força muscular global.
- Aumentar a força dos músculos que controlam o coto.
- Manter a mobilidade geral.
- Melhorar o equilíbrio e as transferências.
- Reeducar a marcha.
- Aumentar a independência funcional nas atividades da vida diária e/ou nas atividades da vida prática.

- Diminuir a dor no membro fantasma.
- Manter/aumentar a motivação do paciente.

Para atingir os objetivos anteriormente descritos devem ser estabelecidos os seguintes procedimentos fisioterapêuticos:

- **Bandagem de compressão do coto**: quando as suturas são removidas, 2 ou 3 semanas após a cirurgia, pode-se aplicar uma faixa de 15 cm de largura para AcJ ou uma de 10 cm para amputação AJ. A pressão deve ser uniforme e firme, diminuindo na direção da virilha. As voltas diagonais, em vez de circulares, impedem o efeito de torniquete e a diminuição acentuada da circulação sanguínea. A bandagem deve ser reaplicada três vezes ao dia e usada dia e noite, sendo removida apenas ao usar a prótese. Sendo assim, o paciente e os familiares devem aprender a colocá-la. A aplicação da bandagem compressiva só deve cessar quando o paciente estiver usando prótese definitiva por todo o dia e o coto se ajustar a ela confortavelmente pela manhã.
- **Para manter a força muscular global e fortalecer músculos que controlam o coto, extensores e adutores do ombro e extensores do cotovelo**: devem ser aplicados exercícios resistidos mecânicos. Isso também se aplica para os músculos do membro inferior não afetado (deve-se observar o estado físico geral do paciente e a presença de problemas cardíacos ou respiratórios).
- **Para manter a mobilidade geral**: exercícios que movimentam a articulação do ombro ativamente em todas as direções. Os movimentos do tronco na posição deitada e sentada melhoram a mobilidade, fato essencial para a boa função dos membros inferiores.
- **Para a restauração da independência funcional**: iniciada no 1º PO, encorajar o paciente a realizar o exercício de ponte com o coto em extensão, se não houver impedimentos, e rolar na cama tanto quanto for possível. Os exercícios de rotação ativa do tronco são realizados para aumentar a capacidade funcional do paciente. A pessoa submetida à amputação necessita de encorajamento constante e o fisioterapeuta deve ajudá-la solicitando que ela se impulsione sozinha na cadeira de rodas e se torne independente para se vestir e para outras importantes atividades da vida diária.
- **Dor no membro fantasma**: uso precoce de exercícios de mobilização no coto diminui a incidência ou a gravidade da dor no membro fantasma. A dor é temporária e pode persistir por até 1 ano, o que prejudica o trabalho de reabilitação.
- **Reeducação da marcha**: o treino de marcha começa nas barras paralelas e o paciente primeiro transfere o peso com trancos e, a seguir, andando. O paciente deve conseguir isso desviando a pelve e não inclinando o tronco. À medida que progride, ele pode andar com o auxílio de uma bengala, que deve ser descartada

assim que possível, para evitar que ela se transforme em um auxílio permanente de segurança. Com o aumento da habilidade do paciente, outras atividades são incluídas no programa, como andar de lado, andar em superfícies diferentes (grama, carpete, solo áspero etc.), ficar em pé e sentar, subir escadas (primeiro o membro inferior não afetado) e descer escadas (primeiro o membro com a prótese), pegar objetos no chão e transpor obstáculos. O treino de marcha deve ser realizado em frente ao espelho para possibilitar a correção de anormalidades pelo próprio paciente, inclusive as inclinações laterais do tronco e outros desvios posturais.

Os fatores a serem considerados antes do fornecimento de uma prótese incluem a idade, a condição física, a condição mental e emocional, o estado do coto (cicatrização adequada, ausência de edema), o nível de amputação (os amputados AcJ bilaterais não são adequados para o uso de prótese) e a condição geral do paciente (problemas cardíacos, cerebrais, respiratórios ou lesão potencial do membro oposto). Caso a reabilitação protética funcional não for possível, o paciente pode ser avaliado quanto à possibilidade de receber uma prótese para satisfazer apenas os requisitos estéticos.

As próteses podem ser divididas em temporárias, que levam aproximadamente 1 semana para serem feitas, são mais baratas, menos pesadas, relativamente fáceis de colocar, além de rápidas e fáceis de fabricar, ganhando-se tempo para que ocorra o estabelecimento de condições ideais do coto; e definitivas, que levam mais tempo para serem feitas e são aplicadas quando o coto encontra-se em condições totalmente favoráveis, ou seja, com cicatrização adequada e ausência de edema ou sinais de isquemia.

Os pacientes com vasculopatia periférica que possuem uma amputação unilateral frequentemente tornam-se amputados bilaterais. Esse tipo de paciente segue um programa de reabilitação similar ao amputado unilateral, exceto no que diz respeito a ficar em pé e andar. A fisioterapia, principalmente pela utilização dos exercícios terapêuticos, enfatiza o reforço muscular dos membros superiores e do tronco, a reeducação do equilíbrio ao sentar e a independência na cadeira de rodas e nas mudanças transposturais. Pouquíssimos amputados bilaterais AcJ tornam-se funcionalmente independentes com as próteses, mas podem usá-las por questões estéticas.

As amputações dos membros superiores são devidas principalmente a trauma ou tumores malignos, mas algumas podem resultar ainda de deformidades congênitas. A utilização de recursos cinesioterapêuticos é similar à amputação dos membros inferiores, mas nesse caso o terapeuta ocupacional desempenha um papel maior na reabilitação funcional. No estágio protético, a mobilização do ombro e da cintura escapular representa um preparo importante para o uso da prótese. A prevenção da deformidade em flexão, adução e rotação interna na amputação acima do cotovelo é substancialmente importante. Muitos pacientes podem ficar independentes funcionalmente sem o auxílio de uma prótese e usá-la apenas por questão estética.

Artropatias sistêmicas

As artropatias sistêmicas acompanham grande parte dos distúrbios reumáticos, que podem ser definidos como aqueles que acometem as estruturas do aparelho ósteo-músculo-articular-ligamentar (OMAL), caracterizados primariamente pela presença de processo inflamatório e/ou degenerativo, geralmente apresentando dor e disfunção associadas.[90]

O Quadro 10 relaciona e classifica os diversos tipos de distúrbios reumáticos.

Quadro 10 Classificação dos distúrbios reumáticos

Tipo	Patologias
Articular inflamatório	Artrite reumatoide, artrite reumatoide juvenil, lúpus eritematoso sistêmico, esclerose sistêmica progressiva, dermatopolimiosite, artrites microcristalinas, artrites infecciosas, artrite psoriásica, artrite hemofílica, espondilite anquilosante, síndrome de Reiter e síndrome de Sjogren.
Articular não inflamatório	Osteoartrose, artrites metabólicas, espondilose, espondilolistese, espondilólise.
Não articular	Bursite, tendinite, tenossinovite, capsulite, epicondilite, neurite, vasculite, fibrosite, fascite.

A maioria dos distúrbios reumáticos sistêmicos apresenta as seguintes características principais: presença de deformidades, incapacidade funcional, presença de períodos ativos da doença que se intercalam com períodos remissivos, fadiga precoce, distúrbios respiratórios e dor.

A prevenção primária somente é possível nos casos em que a precisa etiologia do distúrbio reumático é conhecida. Infelizmente, isso só ocorre em poucos casos, pois o mecanismo etiológico da maioria dos distúrbios reumáticos sistêmicos ainda é desconhecido. Em relação à prevenção secundária, é possível estabelecer algumas ações em fisioterapia reumatológica:[15]

- Uso de órteses, *splints* e auxiliares de marcha, visando diminuir a sobrecarga, estabilizar as articulações (principalmente após uso crônico de medicamentos), diminuir o movimento articular (em caso de instabilidade) e aumentar a capacidade funcional.
- Diminuição do peso corporal, objetivando diminuir a sobrecarga, já que cada quilo a menos representa um alívio da carga que incide sobre o quadril durante o apoio unilateral, por exemplo.
- Aplicação de técnicas de conservação de energia, com o objetivo de tornar a função remanescente máxima, usando os seguintes mecanismos: tirar proveito da função biomecânica remanescente (uso de *splints*, órteses etc.), adequação do

espaço físico, períodos de repouso durante o dia, manutenção da amplitude de movimento (ADM), manutenção da força muscular e manutenção de uma postura corporal adequada durante as atividades da vida diária e atividades da vida prática.
- Aplicação de técnicas de posicionamento adequado, evitando imobilizações em posições desfavoráveis. O posicionamento correto deve ser priorizado sempre que o paciente se encontrar restrito ao leito ou quando permanecer com sua mobilidade ativa diminuída por longos períodos. As sequelas limitantes mais comuns incluem: flexão de joelho e quadril, plantiflexão, rotação interna dos membros inferiores, flexão de punho e dedos, desvio cubital, rotação interna de ombro e flexão de cotovelo.

Das ações do nível secundário de prevenção mencionadas anteriormente, merece destaque no paciente com artropatias sistêmicas os procedimentos de proteção articular, originados na década de 1960 por meio do trabalho e de pesquisas de terapeutas ocupacionais e de cirurgiões de mão.

A proteção articular envolve um vasto conjunto de concepções que foram sendo desenvolvidas pelos profissionais que lidam com pacientes portadores de artropatias sistêmicas: respeito do profissional de saúde à dor do paciente; oferecimento de descanso regular às articulações comprometidas; realização de exercícios para a manutenção da amplitude de movimento e da força muscular; uso dos princípios elementares de conservação de energia; utilização dos princípios da tecnologia assistiva; e educação quanto à alteração de padrões dos movimentos articulares diagnosticados como prejudiciais ao paciente.

Para que os procedimentos de proteção articular possam efetivamente resultar nos benefícios esperados, recomenda-se ao fisioterapeuta a adoção de alguns critérios: criação de um programa com o objetivo de aumentar o conhecimento do paciente sobre a sua condição atual de saúde, bem como para conscientizá-lo acerca das necessárias mudanças de comportamento. O programa também deve explorar o aprendizado de habilidades específicas de automanejo, condição que deve ser reavaliada, visando a adequações posteriores conforme as limitações articulares evoluírem.[91]

Além disso, para que o sucesso dos procedimentos de proteção articular possa ser mais facilmente atingido, recomenda-se que a metodologia do programa esteja de acordo com as características da população-alvo; que seja previsto o envolvimento ativo de familiares; e que se planeje a realização de atividades em grupo.

A reabilitação tradicional também é importante e habitualmente inclui a utilização de exercícios terapêuticos visando restaurar, preservar e/ou aumentar a amplitude de movimento; o uso da termoterapia com o intuito de aliviar a dor e a rigidez articular;[91] e o treinamento funcional com o objetivo de conservar a energia orgânica nos melhores níveis funcionais possíveis em relação ao estágio clínico do paciente.

Outro papel importante que o fisioterapeuta pode desempenhar na prevenção dos infortúnios de pacientes com artropatias sistêmicas diz respeito à utilização de seus conhecimentos atuais de ergonomia, pois o planejamento e execução de adaptações domiciliares e laborais podem contribuir sobremaneira com o desenvolvimento de atividades feitas em casa e no trabalho que resultem em economia energética para esses pacientes.

Por fim, avaliar de maneira sistemática e periódica a evolução da capacidade funcional de pacientes com artropatias sistêmicas é extremamente necessário para o fisioterapeuta com visão preventiva que atua com essa população, sendo de particular interesse a utilização de dois instrumentos:[92] o Health Assessment Questionnaire (HAQ), criado na década de 1980 na Universidade de Stanford (EUA); e o Joint Protection Behaviour Assessment (JPBA).

O HAQ é um instrumento autoadministrado que analisa informações acerca do conhecimento do paciente em relação à sua saúde geral, capacidade funcional, sintomas, preferências de tratamento e procedimentos, satisfação e qualidade de vida, sempre sob a ótica da perspectiva pessoal do próprio paciente. A estrutura hierárquica das 24 questões que compõem o HAQ é dividida em cinco grandes dimensões que analisam os valores de saúde de cada pessoa, de modo a definir o que ela deseja para: evitar a deficiência (dimensão 1); para se livrar da dor e do desconforto (dimensão 2); para evitar efeitos adversos do tratamento (dimensão 3); para manter os custos do tratamento os mais baixos possíveis (dimensão 4); e para adiar a progressão da doença para o estágio denominado "aproximando-se da morte" (dimensão 5).[93]

O outro instrumento, *Joint Protection Behaviour Assessment*, é composto de 20 itens relacionados a tarefas cotidianas feitas na cozinha da casa dos pacientes; para essas tarefas o avaliador considera o desempenho do avaliado classificando-as individualmente como "desempenho correto", o que dá origem a um escore de 2 pontos; "desempenho parcialmente correto", que origina um escore de 1 ponto; ou "desempenho incorreto", ao qual o avaliador registra zero ponto. Portanto, é um instrumento baseado na observação estruturada do avaliador para as seguintes tarefas manuais domiciliares: transportar uma bandeja; abrir uma torneira; colocar água em uma chaleira; fechar uma torneira; transportar uma chaleira cheia de água; ligar um equipamento elétrico; abrir um pote; fechar um pote; transportar uma sacola de supermercado; abrir uma lata; transportar uma lata; retirar saco de lixo da lixeira; levantar a tampa de uma panela; esvaziar uma lata ou o conteúdo de uma panela; transportar um prato; despejar a água de uma chaleira; transportar uma garrafa ou uma embalagem de leite; transportar uma caneca; limpar as superfícies da cozinha; e torcer um pano.[94]

Traumas e lesões do esporte

A fisioterapia desportiva trata das lesões relacionadas com a prática de diversas modalidades esportivas, enquanto a prevenção procura evitar tais acontecimentos.

Os aspectos principais a serem analisados pelo fisioterapeuta preventivo que trabalha na área esportiva são:[15]

- O que deve ser prevenido, isto é, o que é necessário conhecer sobre as lesões mais comuns dentro da prática de determinada modalidade esportiva.
- Conhecer o mecanismo das lesões, identificando se essas ocorrem por uso excessivo (lesão por *overuse*), aplicação de grandes forças de tração (p. ex., fascite plantar do corredor), aplicações de grandes forças friccionais (bursite do arremessador), sobrecarga cíclica (fratura de fíbula do jogador de futebol), contato direto (lesão do nervo torácico longo no jogador de rúgbi) ou insuficiência das partes moles (ruptura de tendão calcâneo em jogadores de basquetebol).
- Conhecer o meio ambiente, o piso, o tipo de calçado e a composição de forças entre esses elementos durante a prática de um determinado esporte.
- Conhecer o nível de competição do atleta, sendo: atleta de nível 1 nos casos de esporte recreacional, que pode ser um atleta recreacional ocasional (atleta de final de semana) ou um atleta recreacional competitivo; atleta de nível 2 nos casos de esporte institucional (atleta escolar, universitário e classista); atleta de nível 3 nos casos de esporte profissional (atleta profissional); e atleta de nível 4 no caso de esporte olímpico (atleta olímpico).

O Quadro 11 fornece uma lista de algumas lesões tendíneas relacionadas ao esporte e ao tipo de movimento desencadeante, enquanto o Quadro 12 estabelece a listagem de alguns tipos de lesões nervosas associadas às respectivas atividades esportivas.

Quadro 11 Relação entre lesões tendíneas e esportes

Tendão	Esporte	Movimento
Manguito rotador	Beisebol, tênis	Arremesso
Extensor do cotovelo	Tênis	Preensão
Tríceps braquial	Beisebol, tênis	Arremesso
Bíceps braquial	Levantamento de peso	Puxar
Abdutor do polegar	Remo	Puxar e apertar
Banda iliotibial	Corrida	Corrida
Poplíteo	Corrida	Corrida
Patelar	Ciclismo, basquetebol	Salto, impulsão
Fáscia plantar	Corrida	Corrida
Calcâneo	Corrida, futebol	Corrida, arrancada
Flexor do hálux	Dança	Flexão plantar
Tibial posterior	Corrida	Corrida
Isquiotibiais	Corrida	Corrida
Flexor longo dos dedos	Corrida, dança	Corrida, dança

Fonte: DeLisa JA. Tratado de medicina de reabilitação. Barueri: Manole, 2001.

Quadro 12 Relação entre lesões nervosas periféricas e esportes

Nervo	Esporte
Mediano no nível do antebraço	Arremesso de peso e tênis
Mediano no nível do punho	Levantamento de peso
Interósseo posterior	Tênis
Ulnar no nível do cotovelo	Arremesso de peso e tênis
Ulnar no nível do antebraço	Arremesso de peso
Ulnar no nível do punho	Ciclismo e ginástica
Ulnar no nível palmar	Ciclismo
Axilar	Futebol americano
Supraescapular	Rúgbi, esqui e hóquei
Torácico longo	Tênis e luta greco-romana
Musculocutâneo	Levantamento de peso e tênis
Tibial	Corrida
Fibular	Futebol e esqui
Ciático	Corridas e saltos
Raiz cervical	Rúgbi
Raiz lombar	Todos os esportes

Fonte: Delisa JA. Tratado de medicina de reabilitação. Barueri: Manole, 2001.

O fisioterapeuta que atua na área esportiva não deve se esquecer de que o conhecimento do nível de preparo físico do atleta não é tudo em relação à prevenção contra lesões esportivas. O índice de ansiedade e preparo psicológico do atleta e sua maior ou menor necessidade de retorno rápido à atividade, o que varia consideravelmente entre os atletas dos quatro níveis, também devem ser considerados na análise e no programa de trabalho com ênfase na fisioterapia preventiva. Além disso, qualquer lesão resultante da prática de uma atividade física ou de um esporte competitivo ocorre como resposta a uma composição inadequada de forças, de modo que é essencial conhecer profundamente os fatores biomecânicos envolvidos na gênese básica desses tipos de lesões.

As medidas preventivas devem incluir o preparo adequado dos aspectos físicos e mentais, o uso de roupas e calçados adequados, o conhecimento acerca dos fatores climáticos e dos principais tipos de lesão em casos de frio ou calor extremos, alimentação equilibrada, com ingestão de grande quantidade de líquido diariamente, repouso adequado nos períodos entre os jogos e também entre as competições, análise das condições das superfícies em que o esporte será praticado, biótipo coerente com o esporte praticado, proteção das áreas mais suscetíveis a lesões específicas (p. ex., enfaxando adequadamente a região do tornozelo para a prática do futebol), prática de atividades físicas compensatórias (p. ex., a natação para atletas de esportes coletivos), obediência às orientações técnicas e às regras específicas de cada esporte em particular, entre outras.[15]

Nos casos em que a prevenção primária não foi possível, estabelece-se a necessidade de pensar em nível secundário para evitar o aparecimento de complicações que prolonguem o afastamento do atleta do esporte praticado, ou mesmo impossibilite seu retorno ao esporte nos mesmos níveis competitivos do período pré-lesão. Como princípio básico, determina-se que o objetivo maior refere-se à restauração máxima de um estado ideal de saúde, englobando aqui o conceito mais abrangente de saúde, pois os aspectos psicoemocionais também são fundamentais. Outro fator importantíssimo do nível secundário trata da prevenção de lesões recidivantes.

Todo o processo de restauração funcional associado ao esporte deve levar em consideração o tipo de lesão, a gravidade, o tipo de esporte praticado, a idade do atleta, o nível de atuação do atleta, o nível de condicionamento antes da lesão e o nível de condicionamento mínimo necessário para o retorno ao esporte.

Os aspectos mais importantes na prevenção secundária envolvem o controle da dor e do processo inflamatório, a restauração da amplitude de movimento, a melhora da força muscular e da resistência, tanto muscular como sistêmica, e o desenvolvimento de padrões adequados de habilidade biomecânica e neurofisiológica relacionada ao esporte praticado. Esse último aspecto envolve um dos fatores mais importantes quando se deseja atingir os objetivos dessa fase.

O conceito de especificidade do exercício afirma que não deve haver transferência inadequada de um tipo de exercício para outro durante a fase de reabilitação, ou seja, não se pode reeducar um atleta que precisa de força e habilidade biomecânica para a corrida somente usando a piscina terapêutica para atingir esse objetivo.[75] Da mesma forma, a aplicação de exercícios isométricos como única técnica de fortalecimento estático não é suficiente porque apenas reeduca e fortalece o músculo para essa atividade e tão somente no ângulo em que ele foi treinado. Portanto, as técnicas de fortalecimento devem envolver a utilização de arcos completos de movimentos, idealmente os mesmos que o atleta utilizará no esforço esportivo específico. Enquanto isso não for possível, o retorno à atividade deve ser adiado.

O processo de aprendizado neurofisiológico baseia-se em repetição constante da atividade motora quando se deseja desenvolver habilidades mecanicamente coordenadas. Esses movimentos repetitivos devem ser inicialmente lentos e reproduzidos cuidadosamente visando o aperfeiçoamento progressivo. Todo e qualquer padrão de substituição muscular ou compensação postural deve ser evitado, devendo o fisioterapeuta estar atento às falhas específicas na uniformidade do movimento, objetivando a perfeita identificação e correção dessas falhas, a fim de que elas não apareçam no gesto esportivo durante o retorno ao esporte, pois, do contrário, eleva-se o risco de ocorrência de uma nova lesão logo no início do retorno à prática esportiva.

Estresse

A busca incessante por melhor qualidade de vida, identificada pelo crescente culto ao corpo, pela conscientização ecológica, pela prática regular de exercícios e pelos cuidados referentes a manter hábitos saudáveis de alimentação, tem sido frustrada, em muitos casos, pela presença do estresse, que bloqueia e desvia o fluxo de energia do organismo, ocasionando uma ruptura no equilíbrio desejavelmente indissociável entre mente e corpo.

O conceito de estresse vem sendo amplamente utilizado há algum tempo, chegando mesmo a tornar-se parte do senso comum, sendo possível identificar que os meios de comunicação de massa vêm sistematicamente veiculando esse conceito de forma indiscriminada, o que favorece certa confusão a respeito do verdadeiro significado do termo, mostrando que o interesse pelo assunto é tanto científico como econômico.[95]

A abordagem cognitiva comportamental define o estresse como uma reação psicológica composta por componentes físicos, emocionais, mentais e químicos a determinados estímulos que irritam, amedrontam, excitam e/ou confundem a pessoa.[96]

A primeira teoria capaz de fornecer os elementos necessários à compreensão do estresse surgiu na década de 1930 nos trabalhos do fisiologista austríaco Hans Selye, que desenvolvia pesquisas na área de endocrinologia da Universidade McGill, em Montreal, Canadá.[96] Desde essa época, reconhece-se que o estresse se desenvolve em três fases: fase de alerta, fase de resistência e fase de exaustão.[95-98]

Na fase de alerta, o organismo reage diante de uma situação ameaçadora. O cérebro identifica a ameaça e produz uma substância denominada fator de produção no córtex. Essa substância, por sua vez, aciona a hipófise para que ela produza outra substância interna, o hormônio adrenocorticotrófico. Esse hormônio se destina especialmente às glândulas suprarrenais, estimulando a produção de uma série de outras substâncias, como a adrenalina, a noradrenalina e os corticoides. Todo esse mecanismo neuroendócrino age na fase de alerta visando produzir as seguintes respostas: taquicardia, taquipneia, hipotonia, hipertermia e liberação de calor pela sudorese.

Se a situação ameaçadora foi superada, o organismo tende a retornar ao equilíbrio fisiológico. Porém, se ele está impossibilitado, por qualquer motivo, de superar a ameaça apenas produzindo as reações neuroendócrinas descritas na fase de alerta, surge a necessidade de resistir, iniciando a fase de resistência. Um dos primeiros sinais observados nessa fase é o acúmulo de substâncias segregadas pelas glândulas suprarrenais, armazenando-se essas substâncias para uma eventual ameaça futura. Nessa fase, observa-se temperatura normal, rigidez muscular, digestão lenta, insônia, dores nas costas e na cabeça, entre outras.

Se o organismo for exposto a uma situação ameaçadora por muito tempo, perdem-se os mecanismos de adaptação anteriormente descritos e esse organismo entra em uma terceira fase, a fase de exaustão. Nessa fase há sinais e sintomas semelhantes àqueles observados na fase de alerta. Além desses, há um esgotamento generalizado que diminui as defesas orgânicas da pessoa.

De qualquer forma, o estresse reflete a adaptação do organismo às mudanças e/ou às situações que requerem mudanças. Cientificamente, o estresse representa uma resposta fisiológica e comportamental de uma pessoa que necessita adaptar-se e ajustar-se em relação às pressões externas e internas, havendo nesse processo um dispêndio considerável de energia.

Cada pessoa reage de uma forma diferente aos diversos estímulos estressores da vida moderna; também relata-se que a mesma pessoa pode reagir diferentemente a um mesmo estímulo estressor, dependendo do momento em que for necessário ajustar-se.

Considerando o estresse como inerente aos tempos atuais, é possível reconhecer que, em certa dose, ele é indispensável para a geração do estímulo necessário para enfrentar as situações do cotidiano. Nessa perspectiva, acontecimentos positivos também geram estímulos à adaptação e ao ajuste.

Dessa maneira, é possível considerar a existência do estresse negativo, denominado distresse, e do estresse positivo, denominado eustresse.[96] As reações que favorecem a identificação do distresse estão listadas no Quadro 13.

Quadro 13 Sinais e sintomas de distresse

Distresse: sinais e sintomas
Distúrbios do sono: insônia ou sonolência excessiva.
Dificuldade para relaxar.
Dificuldade para se desligar do trabalho e/ou das obrigações familiares.
Irritação, agressividade e agitação.
Distúrbios da memória.
Incoerência no discurso.
Dores constantes em uma área de choque (principalmente cabeça, tórax, coluna cervical e lombar, estômago).
Sudorese excessiva.
Tosse inespecífica.
Palidez.
Diminuição na temperatura das extremidades (aumento da adrenalina = vasoconstrição).
Aumento da frequência cardíaca, da frequência respiratória e da pressão arterial.
Rigidez corporal e cãibras.
Cansaço excessivo e desproporcional.
Pessimismo exagerado e mau humor constante.
Debilidade do sistema imunológico.
Desinteresse sexual.
Abuso de álcool, fumo e medicamentos.

A faixa etária entre 30 e 37 anos tem sido reconhecida como a de maior risco para o aparecimento do distresse. A explicação para esse fato talvez esteja relacionada às questões de realização pessoal e profissional, pois nesse momento normalmente a pessoa se encontra na plenitude da capacidade de trabalho, aumentando a necessidade de adaptações decorrentes de anseios profissionais, pressões familiares (pais, cônjuges ou companheiros, filhos), negligência quanto ao físico e arrependimentos pessoais.[15]

Quanto ao gênero, pesquisa realizada na Universidade Estadual Paulista (Unesp), campus de Bauru, na qual foram entrevistados 295 estudantes de ambos os sexos, faixa etária entre 15 e 28 anos, constatou serem as mulheres mais acometidas (78,7% contra 51,8%).[97] Outros estudos em faixas etárias diferentes chegaram ao mesmo resultado, ou seja, também em adultos,[98,99] idosos[100] e em crianças[101] as mulheres apresentaram percentuais maiores de estresse do que os homens.

Um importante instrumento de avaliação do estresse, utilizado na pesquisa da Unesp de Bauru e em muitos outros estudos, é o Inventário de Sintomas de Estresse de Lipp (ISSL), que fornece uma medida objetiva da sintomatologia do estresse em jovens acima de 15 anos e adultos, sendo muito prático e ágil porque pode ser aplicado em cerca de 10 a 15 minutos e porque pode ser aplicado de forma individual ou em grupos de até 20 pessoas. O ISSL é composto por três quadros referentes às fases do estresse. O primeiro quadro, composto de 15 itens, refere-se aos sintomas físicos ou psicológicos que a pessoa tenha experimentado nas últimas 24 horas; o segundo quadro, composto de dez sintomas físicos e cinco psicológicos, está relacionado aos sintomas experimentados na última semana; e o terceiro quadro, composto de 12 sintomas físicos e 11 psicológicos, refere-se a sintomas experimentados no último mês. No total, o ISSL apresenta 37 itens de natureza somática e 19 psicológicas, sendo os sintomas muitas vezes repetidos, diferindo somente em sua intensidade e seriedade.[98,102]

Já o nível de estresse físico pode ser verificado pelo teste de tensão da musculatura paravertebral. A coluna vertebral é protegida pela presença contínua, ou seja, desde a região cervical até a sacrococcígena, dos músculos paravertebrais. Para se verificar o nível de tensão em consequência do estresse, basta palpar essa musculatura bilateralmente e de maneira descendente, tentando identificar a região de maior acúmulo de tensão. Ao aplicar uma pressão com o polegar, a musculatura normal geralmente cede aproximadamente 1 cm. Se o polegar não "afunda", é sinal da presença de tensão excessiva naquela região. A tensão pode ser unilateral ou bilateral. É interessante mencionar a existência de teorias que afirmam que o acúmulo de tensão na região posterior do tronco é sinal de individualismo da pessoa e também uma maneira de não ver o problema (autossuficiência).

As áreas de choque mais frequentemente acometidas pelo estresse incluem cabeça (indivíduo racional), tórax e estômago (indivíduo emocional) e intestino, rim e bexiga (indivíduo reprimido).

As medidas de prevenção primária para o estresse envolvem as seguintes recomendações:

- Identificar os motivos de tensão, pois deve ser lembrado que somente se previne aquilo que se conhece.
- Valorizar os pensamentos positivos, pois encarar situações e obstáculos cotidianos sempre pelo lado negativo não resolve os problemas.
- Preservar a liberdade pessoal e os momentos de privacidade.
- Identificar e praticar regularmente um *hobby*, pois esse tipo de atividade valoriza os momentos de lazer, ao mesmo tempo em que afasta a pessoa das preocupações.
- Não entrar em dietas muito rígidas, procurar ter hora certa para as refeições e adotar uma dieta equilibrada que priorize os alimentos naturais (sem conservantes) e ricos em fibras, vitaminas e sais minerais. Evitar o excesso de sal, açúcar, café, chocolate, alimentos gordurosos e frituras.
- Acostumar-se a uma ingestão abundante de água – ao menos 2 litros por dia – e evitar o consumo exagerado de bebidas alcoólicas.
- Praticar uma atividade física com regularidade, pois isso reforça a capacidade de combate ao estresse e, ao mesmo tempo, produz sensações de bem-estar.
- Praticar natação é uma excelente ideia, pois ao menos 10 minutos, com frequência diária e em água aquecida produz resultados muito positivos sobre o relaxamento físico e mental.
- Caminhar no próprio local de trabalho e fazer exercícios de alongamento das áreas tensas a cada 60 minutos.
- Fazer exercícios diários de relaxamento com música ambiente suave por aproximadamente 40 minutos. Técnicas como yoga, tai-chi-chuan, massagens e meditação também são bastante recomendadas para a obtenção do relaxamento.
- Dar atenção a um assunto de cada vez, evitando ocupar totalmente a agenda diária de afazeres.
- Ser organizado e planejar as atividades pessoais, familiares e profissionais com antecedência.
- Não adiar a resolução de situações ou problemas desconfortáveis.
- Pintar os ambientes de trabalho e familiar com cores claras.
- Praticar atividades de expressão corporal com música por aproximadamente 40 minutos diariamente.
- Desenvolver uma atividade prazerosa (leitura, tocar instrumento musical etc.).
- Não dormir menos de 6 horas por dia.
- Evitar jornadas triplas de trabalho, levar trabalho para casa e/ou fazê-lo nos finais de semana, feriados ou férias.
- Tirar 30 dias de férias anualmente.
- Não carregar excesso de peso em bolsas, mochilas, pastas e valises.
- Promover a adequação do espaço físico de trabalho (iluminação, ventilação, ruídos etc.).

- Realizar atividades sociais regulares (visitar amigos ou parentes, sair para jantar, ir ao teatro etc.).
- Fazer *check-ups* periódicos e jamais tomar medicamentos, como tranquilizantes, sem a expressa orientação médica.

SAÚDE MATERNO-INFANTIL

Considera-se excepcional a pessoa portadora de deficiência, criança, adolescente ou adulto, que se desvie do padrão médio, pelas suas características físicas, mentais, sensoriais, emocionais ou sociais, exigindo, conforme o caso, modificações ou adaptações nos serviços de educação, formação, colocação profissional, previdência social ou situação legal especial, notadamente nos setores do trabalho e da vida civil. Entretanto, o termo excepcional precisa ser definitivamente substituído, dado estar ultrapassado, sendo a expressão pessoa portadora de necessidades especiais uma opção bastante viável.[15]

No Brasil, cerca de 45,6 milhões de pessoas têm algum tipo de deficiência, segundo dados do Censo 2010 das pessoas com deficiência; desses, aproximadamente 68% tem 65 anos ou mais, fato que se justifica pelo grande número de pessoas com deficiência visual incluídas nessa faixa etária; outros 25%, aproximadamente, têm entre 15 e 64 anos e cerca de 7% estão na faixa etária entre 0 e 14 anos. A classificação por tipo de deficiência, não incluídos os casos de portadores de deficiências múltiplas, mostra que cerca de 58% dos 45,6 milhões de pessoas apresentam deficiência visual, 22% deficiência motora, 16% deficiência auditiva e 4% deficiência mental/intelectual. Na divisão por gênero, cerca de 56,5% são mulheres e 43,5% homens.[103]

O Quadro 14 classifica as deficiências em relação aos fatores etiológico e temporal.

Quadro 14 Deficiências: classificação etiológica e temporal

Etiologia	Fator temporal pré-natal	Fator temporal perinatal	Fator temporal pós-natal
Genética e congênita	Síndromes, hipotiroidismo congênito, distrofias musculares, outras más formações		
Infecciosa	Rubéola, sífilis, toxoplasmose, Aids	Infecção hospitalar	Meningite, sarampo, caxumba, paralisia infantil e outros
Mecânica	Quedas, traumatismos, tentativas de aborto, prematuridade e hemorragias	Anóxia, traumatismo craniano, fórceps, lesões nervosas, inadequação pulmonar	Quedas, acidentes de trabalho e automobilístico, agressões físicas, traumas e ferimentos diversos

(continua)

Quadro 14 Deficiências: classificação etiológica e temporal *(continuação)*

Etiologia	Fator temporal pré-natal	Fator temporal perinatal	Fator temporal pós-natal
Física	Radiografia e radioterapia		Queimaduras
Tóxica	Medicamentos, drogas, álcool, fumo	Medicamentos, oxigenoterapia não controlada	Medicamentos, contaminação alimentar, intoxicação por produtos químicos e de limpeza, desnutrição, anemia e problemas metabólicos
Outras	Hipertensão arterial sistêmica materna, fator RH, diabetes gestacional, problemas cardíacos	Prematuridade, erros metabólicos, icterícia, dificuldade respiratória	

Programas de prevenção

Os cinco programas de prevenção listados a seguir formam um conjunto que pode ser aplicado tanto à promoção da saúde materno-infantil como também à promoção da saúde de pessoas portadoras de necessidades especiais em geral. Esses programas se caracterizam pela abrangência e pela presença de fatores interligados que englobam os aspectos educativos, intervencionistas, capacitativos, restauradores e profissionalizantes.

Programa de sensibilização e conscientização

Tem como objetivo informar a sociedade sobre a problemática das pessoas portadoras de necessidades especiais, visando ao fim dos preconceitos e ao desenvolvimento de ações que beneficiem esse segmento.

Programa de prevenção propriamente dita

Envolve um conjunto de ações que visam diminuir as situações de risco e identificar precocemente os casos tratáveis, interferindo de maneira direta sobre as deficiências.

Programa de habilitação

Representa as atividades que procuram criar um processo contínuo de capacitação da pessoa portadora de necessidades especiais, visando a sua perfeita integração à sociedade.

Programa de reabilitação

Engloba o processo de restauração do estado de saúde física, mental e social da pessoa portadora de algum tipo de deficiência.

Programa de inserção no mercado de trabalho
Visa fornecer apoio e mecanismos adequados de formação profissionalizante, permitindo que a pessoa portadora de necessidades especiais utilize suas potencialidades.

Atividades de prevenção

Antes do casamento ou de engravidar, os seguintes procedimentos preventivos são recomendados: vacinar-se contra rubéola, pois essa patologia afeta o bebê em formação causando deficiência auditiva, física, visual ou múltipla; procurar um serviço de aconselhamento genético, principalmente quando houver casos de deficiências na família do homem ou da mulher; evitar casamento/relacionamento consanguíneo (entre parentes); fazer exames laboratoriais para detectar sífilis, toxoplasmose, Aids e qualquer outro distúrbio que possa ocasionar deficiências severas no feto; e fazer exames para detectar o tipo sanguíneo (A, B, AB ou O) e o fator Rhesus (RH) positivo ou negativo, para evitar os casos de eritroblastose fetal, também denominada doença hemolítica do recém-nascido.

Durante a gestação, recomenda-se: consultar um médico periodicamente e fazer os exames de controle pré-natal; fazer os exames que não foram feitos antes de engravidar; tomar medicamento exclusivamente sob orientação e acompanhamento médico, pois muitos medicamentos possuem efeito teratogênico (causam malformação do feto) e/ou efeito abortivo; controlar hipertensão arterial, diabetes, problemas cardíacos ou infecções, que representam condições de risco tanto para a gestante como para o feto; possuir bons hábitos alimentares, preferindo as dietas equilibradas e evitando as hipercalóricas; não se expor ao raio X e a outras formas de radiação, pois as radiações possuem risco elevado de causar malformações ao feto em desenvolvimento; não ingerir álcool ou drogas e não fumar; evitar, sempre que possível, o contato com pessoas portadoras de doenças infecciosas; e evitar a realização de atividades físicas extenuantes, bem como esforços desnecessários.

No entanto, destaca-se que o cumprimento à legislação vigente é o passo mais importante relativo à saúde da mulher no período pré-natal. A mulher tem direito a acompanhamento especializado durante a gravidez, o que inclui exames, consultas e orientações gratuitas, bem como ao conhecimento do seu local de atendimento e vinculação dele para o pré-natal e para o parto. As garantias a esse direito são dadas pela Lei n. 9.263, de 13 de novembro de 1996, art. 3º, parágrafo único, inc. II; pela Portaria n. 569 MS/GM 01, de junho de 2000, art. 2º, *a*, *b*, *c* e *d*, e Anexo I; e pela Lei n. 11.634, de 27 de dezembro de 2007, art. 1º, incs. I e II.

A gestante tem direito a um acompanhante, de sua indicação, durante os períodos de trabalho de parto, parto e pós-parto, amparo legal concedido pela Lei n. 8.080, de 19 de setembro de 1990, art. 19-J, parágrafo 1º; e Portaria n. 2.418 MS/GM, de 2 de dezembro de 2005.

As medidas preventivas para o momento do parto incluem realizar o parto em um hospital com a presença de uma equipe mínima composta por um médico obstetra, um pediatra, um cirurgião, um anestesista, uma enfermeira obstetra e um técnico em instrumentação cirúrgica.

Após o nascimento, deve-se exigir que sejam feitos os exames preventivos obrigatórios do recém-nascido, ou seja:

- Teste de Apgar ou índice de Apgar, criado pela pediatra americana Virgínia Apgar, que avalia a cor da pele, o tônus muscular, a frequência cardíaca, a respiração e os reflexos do recém-nascido logo no primeiro minuto de vida. Cada item possui uma nota, que vai de 0 a 2, o que pode gerar um escore total de 10 pontos, mas caso a soma resulte em um valor menor que 7 será necessário repetir o teste a cada 5 minutos até que a nota mínima (7 pontos) seja alcançada. É curioso mencionar que o termo APGAR também é um acrônimo aproximado dos cinco itens avaliados pelo teste: *Appearance* (cor da pele), *Pulse* (frequência cardíaca), *Grimace* (caretas em tradução livre, mas que se relaciona aos reflexos do recém-nascido), *Activity* (atividade relativa aos músculos – tônus muscular) e *Respiration* (respiração).
- Teste de Guthrie, no Brasil mais conhecido como teste do pezinho básico, que é obrigatório e deve ser realizado gratuitamente. Nele, é coletado sangue do calcanhar do recém-nascido cerca de 48 horas após o parto. O teste diagnostica doenças como a fenilcetonúria (deficiência no metabolismo de determinada proteína que pode ocasionar deficiência mental), o hipotireoidismo congênito (deficiência na produção de hormônios da tireoide que pode afetar o desenvolvimento da criança ou ocasionar deficiência mental), a fibrose cística (doença hereditária que pode causar sérias lesões nos pulmões e no pâncreas da criança, com severo risco de morte) e hemoglobinopatias (p. ex., anemia falciforme).
- Tipagem sanguínea, que faz a determinação do tipo sanguíneo para os casos de emergências. O sangue é coletado cerca de 48 horas após o parto, sendo o exame também de caráter obrigatório.
- Teste da emissão evocada otoacústica, popularmente chamado de teste da orelhinha, obrigatório e realizado de forma gratuita pela rede pública de saúde, que visa à detecção precoce de problemas auditivos. Nesse exame, feito ainda na maternidade, o médico pediatra coloca um instrumento semelhante a um fone de ouvido no recém-nascido e, por meio de estímulos inaudíveis, identifica traços de surdez na criança.

Outros exames não são obrigatórios, mas nem por isso são menos importantes. Entre eles, destacam-se:

- Teste do pezinho ampliado, variante do teste de Guthrie, que analisa mais de 30 doenças, incluindo afecções genéticas, metabólicas e infecciosas (toxoplasmose, por exemplo).
- Teste do reflexo vermelho, conhecido como teste do olhinho, que detecta alterações oculares como a catarata, feito na primeira semana de vida por intermédio

de um feixe de luz direcionado aos olhos do recém-nascido, que quando obtém uma reação avermelhada resulta que o sistema visual da criança é saudável. A Sociedade Brasileira de Pediatria e o Conselho Nacional de Oftalmologia vêm fazendo campanha para tornar esse teste obrigatório, o que já ocorre em alguns municípios brasileiros que tem legislação própria garantindo esse direito.

- Teste da oximetria bilateral de pulso, popular e carinhosamente conhecido como teste do coraçãozinho, feito para detectar problemas precoces do coração, como anomalias congênitas das válvulas cardíacas. Deve ser feito quando o recém-nascido ainda se encontra na maternidade, sendo utilizado um aparelho denominado oxímetro, colocado em dois membros da criança. Os oxímetros avaliarão o nível de oxigenação sanguínea, de modo que a presença de valores diferentes entre os dois aparelhos pode indicar a presença de alguma anormalidade. Nesse caso serão solicitados outros exames pelo médico pediatra. Apesar de não ser obrigatório, alguns municípios brasileiros já oferecem a realização desse exame gratuitamente.
- Manobra de Ortolani, que visa detectar problemas nas articulações coxofemorais do recém-nascido, razão pela qual a manobra é às vezes chamada de teste do quadril. A manobra é feita pela movimentação simultânea dos membros inferiores e dos quadris da criança, e reações cinéticas (padrão irregular de movimentos) ou físicas (choro que denota dor) levam o médico pediatra a solicitar a realização de exame de imagem.

A Portaria do Ministério da Saúde n. 822, de 6 de junho de 2001, assegura o direito à realização do teste básico do pezinho, afirmando o seguinte no parágrafo 2º do artigo 1º:

> O Programa Nacional de Triagem Neonatal (PNTN) se ocupará da triagem com detecção dos casos suspeitos, confirmação diagnóstica, acompanhamento e tratamento dos casos identificados nas seguintes doenças congênitas, de acordo com a respectiva fase de implantação do programa: a) fenilcetonúria; b) hipotireoidismo congênito; c) doenças falciformes e outras hemoglobinopatias; d) fibrose cística.[104]

Destaca-se, ainda, que a mencionada Portaria foi complementada em dezembro de 2012 pela Portaria n. 2.429, que incluiu a fase IV do PNTN para inserção da triagem neonatal para hiperplasia adrenal congênita e deficiência de biotinidase.[105]

A fenilcetonúria ocorre por ausência ou erro inato de uma enzima que metaboliza e elimina o aminoácido fenilalanina hidroxilase e que, se não for tratada, resulta em hiperfenilalaninemia e, habitualmente, retardo mental.[106] Em uma criança normal, menos de 50% da fenilalanina dietética é utilizada para a síntese de polipeptídeos e proteínas; a maior parte restante é transformada em tirosina pela hidroxilação. A fenilalanina hidroxilase, em excesso no sangue, é altamente tóxica para o organismo, atacando principalmente as células cerebrais e causando deficiência mental irreversível, às vezes associada à deficiência física. O tratamento é feito com controle alimentar e dieta à base de leite especial e alimentos que não contenham fenilalanina, sob rigorosa orientação médica. A criança nasce normal sob todos os aspectos. A apresentação dos distúrbios se inicia a partir do sexto mês.

O hipotireoidismo congênito é causado pela falta, parcial ou total, do hormônio tiroidiano; esse distúrbio pode acontecer por inúmeros fatores, como: ablação cirúrgica ou dano por irradiação da tireoide, agenesia, hipoplasia ou displasia da tireoide, tireoidite, distúrbios supratireoidianos (lesões hipotalâmicas e hipopituitarismo) e distúrbios autoimunes. Independentemente da causa há deficiência do crescimento e do desenvolvimento de todo o organismo, inclusive do cérebro. A deficiência mental é uma de suas manifestações mais importantes, sendo o tratamento feito à base de ingestão do hormônio tiroidiano, que deve ser administrado sob rigoroso controle médico. A criança nasce normal. Na maioria das vezes começa a apresentar os distúrbios a partir do oitavo mês.

A tipagem sanguínea é bastante relevante nos casos de eritroblastose fetal, também conhecida por doença hemolítica do recém-nascido. O distúrbio ocorre nos casos em que a mãe é RH negativo, o pai positivo e a criança também positivo. Como durante a gestação há ativa comunicação entre mãe e filho pela placenta, ocasionalmente pode haver hemorragias da placenta com passagem dos glóbulos sanguíneos do filho para a circulação materna. Nesses casos, as hemácias do filho, portadoras do fator RH positivo, sensibilizam a mãe e essa, por sua vez, produz anticorpos que passam para a circulação fetal, destruindo suas hemácias e originando a doença hemolítica do recém-nascido, tipicamente causada pela incompatibilidade dos grupos sanguíneos entre a mãe e a criança.[106] A gravidade da enfermidade depende do grau de sensibilização da mãe. O primeiro filho gerado na condição especificada pode ser pouco afetado, porém as gestações seguintes, nas mesmas circunstâncias (mãe RH-, pai RH+ e filho RH+), geram aumento progressivo da sensibilização da mãe, acarretando maiores danos às gestações subsequentes. Esses danos podem se referir a anemias e icterícia, moderadas ou graves, ou até mesmo ao óbito da criança.

Orientações gerais para mães e gestantes

- Amamentar o recém-nascido pelo maior tempo possível.
- Consultar mensalmente o médico pediatra durante o primeiro ano de vida do bebê.
- Alimentar-se adequadamente, em casos de dúvida procurar orientação médica ou nas unidades básicas de saúde.
- Não usar qualquer tipo de medicamento sem autorização e acompanhamento médico.
- Tomar todas as medidas necessárias para a prevenção dos acidentes domésticos, conforme estabelecido em "Acidentes domésticos", no Capítulo 2.
- Manter hábitos adequados de higiene pessoal e do bebê.
- Na presença de uma deficiência, procurar a orientação de profissionais especializados, seguindo suas recomendações e iniciando os tratamentos sugeridos o

mais breve possível, pois a identificação precoce do distúrbio e o início da estimulação essencial são fundamentais.
- Jamais seguir orientações de pessoas leigas, mesmo que sejam familiares.
- Amar seu filho incondicionalmente, pois a falta de afeto pode prejudicá-lo.
- Seguir rigorosamente o calendário de vacinação, pois qualquer criança não devidamente imunizada pode adquirir doenças contagiosas altamente incapacitantes e em alguns casos fatais, como a poliomielite (ou paralisia infantil), a coqueluche, a difteria, o sarampo, a rubéola, a caxumba, a tuberculose e a hepatite.

Em relação às gestantes, recomendam-se as seguintes orientações básicas:
Para as veias varicosas:

- Repousar com as pernas acima do nível do coração.
- Escolher sapatos de sola fina e flexível.
- Usar meias elásticas compressivas.
- Caminhar o máximo possível, evitando rampas, degraus e superfícies irregulares ou escorregadias.
- Evitar massagens, pois há risco de desprendimento tromboembolítico.

Para a flacidez:

- Realizar uma modalidade de ginástica adequada à gravidez.
- Praticar a natação.
- Realizar exercícios posturais, se possível com um fisioterapeuta especializado em fisioterapia obstétrica.
- Usar sutiã adequado, acompanhando as modificações da mama com alças largas e sem suporte de arame.

Para as manchas na pele:

- Evitar exposição ao sol.
- Proteger a pele com filtros solares.

Para o aumento da tensão muscular:

- Deixar a água do chuveiro escorrer desde o pescoço até o final da coluna.
- Frequentar um grupo de gestantes, diminuindo a ansiedade e a tensão muscular.
- Praticar com regularidade exercícios de relaxamento, exercícios respiratórios, alongamento e hidroterapia, além de outros procedimentos incluídos nos programas de fisioterapia pré-parto, todos fundamentais para a manutenção do

bem-estar geral da gestante, fornecendo-lhe também segurança, autoestima e satisfação. Ademais, esses programas também trazem benefícios irrefutáveis para os momentos do parto e pós-parto.

Cuidados nutricionais:

- Tomar muito líquido para hidratar o corpo e a pele.
- Evitar frituras e alimentos que tenham muito fermento.
- Alimentar-se de forma fracionada, ou seja, preferir a ingestão de pouca quantidade em curtos espaços a comer exageradamente poucas vezes ao dia. Além disso, a alimentação deve ser equilibrada, prevenindo assim as dores abdominais e evitando o acúmulo de gases e a obesidade.

Cuidados com a saúde bucal:

- Realizar um maior número de escovações por dia.

Cuidados relacionados à amamentação:

- Manter os mamilos sempre limpos e secos.
- No momento do banho, friccionar uma esponja macia ou toalha sobre o mamilo, massageando-o suavemente.
- Fazer nos mamilos movimentos circulares com o auxílio dos dedos polegar e indicador, tracionando-os em seguida para a frente.
- Usar um sutiã com boa sustentação e ajuste.
- Usar um hidratante para manter os mamilos e as aréolas flexíveis.
- Expor as mamas ao sol pela manhã bem cedo ou no final do dia.

Exercícios recomendados e cuidados básicos:

- Caminhar, nadar e pedalar.
- Fazer exercícios sob orientação de profissional especializado, dosando a intensidade, a frequência e a duração.
- Utilizar vestimentas adequadas durante a prática dos exercícios.
- Repor adequadamente as perdas hídricas.

O planejamento familiar é garantido pela Lei n. 9.263, de 12 de janeiro de 1996, que categoricamente afirma que a mulher tem direito ao planejamento familiar, assim como a receber informações como métodos e técnicas para regulação da fecundidade ou prevenção da gravidez.[107] Portanto, deve o casal procurar orientações quanto ao uso de métodos de contracepção, ao espaçamento entre os nascimentos dos filhos e ao planejamento do número de filhos desejados.

SAÚDE ESCOLAR

Alunos

A fisioterapia preventiva escolar ainda representa um campo de atuação que precisa ser mais bem explorado pelo fisioterapeuta. Nessa área, grande parte da atenção do profissional comprometido com os aspectos preventivos deve estar relacionada à postura.

Uma boa postura solicita a ação permanente da musculatura contra a gravidade, porém com gasto mínimo de energia. Uma postura adequada é o resultado da ação coordenada de diversos grupos musculares e ligamentos que atuam elevando, mantendo ou dando apoio a diversas partes do esqueleto.[108] Uma postura correta demonstra, quase sempre, um equilíbrio emocional da pessoa.

Uma maneira de classificar as posturas é dividi-las em: inativas, quando usadas para o repouso ou sono, momentos em que a atividade muscular encontra-se diminuída aos níveis essenciais; e ativas, que são aquelas que requerem a ação coordenada de músculos e ligamentos para mantê-las. Esse segundo tipo de postura pode ainda ser subdividido em: ativas estáticas, quando não ocorrer movimento, e os músculos atuam estaticamente para estabilizar as articulações em oposição à gravidade; e ativas dinâmicas, representadas por aquelas posturas que se constituem na base fundamental do movimento, e nas quais os diversos ligamentos corporais devem ser constantemente ajustados em relação à sua tensão para que haja possibilidade de adaptação corporal relativa às exigências impostas pelo movimento.[15]

A postura ideal é aquela que apresenta simultaneamente três características: o gasto energético para mantê-la é mínimo; ela é adequada e eficiente para o propósito desejado; e apresenta-se livre de sintomatologia dolorosa.[82]

Os fatores que influenciam a postura incluem a hereditariedade, a cultura, a indumentária (salto alto, sapato apertado etc.), o hábito (carregar mochilas e bolsas pesadas), o estado psicológico, a diminuição da força muscular global, a presença de patologias (enfisema, raquitismo e outros), os traumatismos e as deficiências associadas (p. ex., problemas visuais).[82]

A postura inadequada provoca alteração no funcionamento articular e orgânico. O emprego de uma postura adequada na infância e/ou a correção de desvios posturais nessa fase possibilitam bons padrões posturais na vida adulta.

Em escolares, as alterações e as queixas mais comuns são a escoliose, a hipercifose, a presença de algias vertebrais, a bursite de ombro, a cervicobraquialgia, a lombociatalgia, a hiperlordose lombar, a protrusão de ombros e cabeça, a presença de retrações e contraturas musculares, a diminuição da força muscular geral, a diminuição da resistência à fadiga e a ocorrência de problemas respiratórios.[15]

Já os sinais e os sintomas frequentemente referidos englobam dores, parestesias, limitações dos movimentos, diminuição da força muscular, cefaleia, cãibras, tensão muscular, tosse, hipersecreção brônquica e dispneia.[15]

O fisioterapeuta que esteja atuando em uma escola, seja essa pública ou privada, deve ser capaz e criativo para trabalhar de diversas formas. Inicialmente, os alunos devem ser avaliados e a sua história, queixas e limitações devem ser colhidas junto aos professores, responsáveis ou com as próprias crianças. A avaliação (objetiva e subjetiva) deve ser interpretada e um programa de reeducação postural, respiratória e de atividades físicas adequadas deve ser introduzido às crianças. Outro ponto importante é a orientação feita aos professores acerca da necessidade de cada aluno em particular, identificando a melhor maneira de abordar os problemas físicos detectados pela avaliação.

Outro aspecto importante relacionado com a fisioterapia preventiva escolar diz respeito ao nível cada vez maior de crianças de diversas faixas etárias que apresentam estresse infantil. Da mesma forma que o estresse do adulto, o estresse infantil pode ser definido como uma reação intensa do organismo em resposta aos acontecimentos, negativos ou positivos, que alterem a rotina da criança. Não é uma doença, mas a preocupação surge na medida em que o estresse infantil torna a criança mais suscetível a uma série de enfermidades.[101]

Os sinais e os sintomas que sugerem a presença do estresse na criança são similares àqueles encontrados no adulto: depressão, agressividade, irritabilidade, desatenção, choro excessivo, tiques nervosos, dor de cabeça, dor abdominal, diarreia ou constipação intestinal, vômitos, tensão muscular, rigidez corporal e gagueira.[15]

No caso das crianças, os fatores precipitadores do estresse costumam se relacionar aos conflitos entre os pais (brigas, discussões, agressões verbais e às vezes até mesmo físicas), nascimento de um irmão, hospitalização de alguém próximo, morte de pessoa da família ou de animais de estimação, professora hiperexigente e/ou excessivamente autoritária e dificuldade de entrosamento com os colegas de escola.

O fator ou os fatores precipitadores devem ser devidamente identificados o mais brevemente possível, visando estabelecer um conjunto de medidas que atuem no sentido da resolução do quadro de estresse e, consequentemente, na prevenção das complicações advindas desse quadro. Esse conjunto de ações deve focar dois grandes grupos: aspectos familiares e aspectos escolares. Em relação aos aspectos familiares, cita-se:

- Resolver os fatores estressores dos pais e/ou dos outros familiares que possuam relacionamento frequente com a criança.
- Evitar atitudes e exemplos comparativos entre os filhos, bem como dar atenção diferenciada.
- Evitar envolver os filhos nos conflitos matrimoniais.
- Não usar os filhos como moeda de troca ou como forma de vingança em casos de separação do casal.

- Estabelecer regras e limites bem definidos às crianças.
- Escolher cuidadosamente a escola dos filhos, além de dar a devida atenção às suas queixas, pois fatos que as justifiquem podem realmente estar acontecendo. Nesse caso, vale mais pecar pelo excesso do que pela omissão.
- Estimular a prática de uma atividade física e/ou lúdica, porém evitar a todo custo sobrecarregar os filhos com excesso de atividades (natação, inglês, piano, tênis etc.).
- Evitar fazer exigências acima das condições da criança, respeitando sua faixa etária, seu ritmo e sua personalidade.
- Evitar a associação de várias mudanças simultâneas, por exemplo, mudar de casa e de escola ao mesmo tempo.
- Criar hábitos alimentares saudáveis.
- Estar próximo e atento, mostrar-se verdadeiramente interessado pelos assuntos dos filhos e, principalmente, ser fonte de bons exemplos são as melhores dicas.

Já em relação ao segundo grupo de medidas de combate ao estresse infantil, isto é, os aspectos escolares, as seguintes orientações devem ser feitas aos professores:

- Tratar o seu próprio estresse, para que as crianças não sofram com ele.
- Evitar as atitudes e os exemplos comparativos entre os alunos, bem como dar atenção diferenciada.
- Não sobrecarregar os alunos com excesso de atividades.
- Ser paciente, valorizando o diálogo.
- Conhecer cada um dos alunos, tomando conhecimento de tudo o que está acontecendo com eles.
- Evitar gritos e gesticulações exacerbadas.
- Incentivar o trabalho em equipe e a cooperação entre os alunos.
- Fornecer instruções claras e objetivas, evitando exigir em demasia.
- Respeitar os limites individuais, estando atento às diferenças de idade, ritmo de aprendizado e personalidade.
- Estar próximo e atento, mostrar-se verdadeiramente interessado pelos assuntos dos alunos e, principalmente, ser fonte de bons exemplos são as melhores dicas.

O fisioterapeuta que atua em prevenção escolar deve desenvolver atividades como palestras, brincadeiras, adequação do espaço físico (ventilação, iluminação, ruídos, carteiras etc.), orientações a pais, professores e corpo administrativo, avaliação física e postural. Atuando de maneira holística, o fisioterapeuta preventivo caminha em direção às necessidades da sociedade e contribui para o crescimento da sua profissão.

Professores

Em relação aos professores, as lesões e as alterações mais comuns são a protrusão da cabeça e dos ombros, as hiperlordoses cervical e lombar, a cervicobraquialgia, a lombociatalgia, as algias vertebrais, a bursite do ombro, a escoliose, as tendinites do punho e as síndromes compressivas do complexo punho-antebraço.[15]

Os sinais e os sintomas referidos englobam dores, parestesias, limitações funcionais, inflamação, diminuição da força muscular (principalmente no tronco e nos membros inferiores), tensão muscular (sobretudo no pescoço e na cintura escapular), retrações musculares e limitações articulares, cãibras, cefaleia, problemas circulatórios, irritabilidade geral e estresse orgânico e mental.[15]

Em prevenção primária, caracterizada pela promoção da saúde e pelas medidas de proteção específica, o profissional fisioterapeuta deve atuar junto às escolas públicas e privadas, realizando um trabalho de conscientização junto aos professores, orientando-os quanto aos diversos problemas, principalmente posturais, que a sua profissão pode acarretar, além das formas adequadas de se prevenir contra esses problemas.

Além disso, pode realizar avaliações posturais e exames físicos gerais, além de proceder às orientações acerca da necessidade da prática regular de uma atividade física, bem como ensinar e estimular a realização de exercícios e técnicas específicas de relaxamento e alongamento. Nesse meio, a utilização de recursos audiovisuais pode dinamizar as palestras e aumentar a eficiência das propostas apresentadas.

O professor deve procurar movimentar-se durante as aulas, evitando permanecer estático. Entre os períodos de aula (manhã, tarde e/ou noite), o professor deve executar exercícios de relaxamento, alongamento ou algum tipo de atividade que lhe seja prazerosa (leitura, ouvir música, entre outras) durante pelo menos 45 minutos diariamente. O professor deve também ter conhecimento sobre a anatomia básica do seu corpo, conhecer seus limites de força, amplitude de movimento, flexibilidade, equilíbrio e coordenação motora, com o objetivo de tirar o melhor proveito possível de suas ações e evitando o gasto energético desnecessário.

Um problema específico há pouco tempo inexistente na vida dos professores diz respeito aos distúrbios oculomotores causados pela quantidade de tempo cada vez maior em trabalho com vídeo terminal (TVDT), definido como aquele no qual a pessoa utiliza uma máquina com tela para visualizar dados de forma contínua durante um período relevante do seu tempo diário.[109]

Pesquisa com um grupo de 53 professores universitários apresentou os seguintes resultados: 30 professores foram constatados como portadores da síndrome da visão do computador (CVS, do inglês *computer vision syndrome*),[110] definida pela American Optometric Association (AOA) como "um grupo de problemas nos olhos e na visão relacionado com o uso prolongado do computador".[111] Desses 30 professores, 19 foram classificados como portadores da forma leve da CVS, 10 com a forma moderada e um com a forma severa. Quanto aos dois sintomas que mais incomodaram os professores, a pesquisa encontrou nos 30 professores as seguintes queixas: ressecamento ocular (20 professores); e irritação ocular (17 professores).[110]

Os principais efeitos adversos do TVDT sobre os trabalhadores em geral, e sobre os professores em particular, incluem os efeitos da radiação emitida pela tela; os efeitos sobre a saúde psíquica e emocional; os efeitos sobre a saúde dos olhos propriamente dita; e os efeitos sobre áreas adjacentes (cabeça, nuca, pescoço) e até mesmo não adjacentes (coluna vertebral e postura em geral).

Esses efeitos adversos são hoje tão significativos que no âmbito da saúde do trabalhador surgiu uma especialidade com o intuito específico de se ocupar do assunto, a ergoftalmologia, definida como a ciência que estuda a relação do trabalho com a visão, buscando prevenir doenças oculares e administrar o desconforto causado pelo uso inadequado da função visual no trabalho com o objetivo de utilizar a máxima eficácia e eficiência da função visual no ambiente de trabalho, razão pela qual essa nova especialidade também estuda a relação da visão com os fatores externos, como ventilação, umidade relativa do ar, iluminação e temperatura do ambiente de trabalho.

As medidas preventivas a serem adotadas para combater a síndrome da visão do computador englobam a adequação dos aspectos ambientais (iluminação, presença de reflexos, distância olho-tela, entre outros), inclusão de pausas na rotina diária do TVDT; realização de exercícios posturais compensatórios; realização de exercícios oculomotores; e cuidados específicos com os olhos (controle do ressecamento, utilização de colírios e *check-ups* periódicos com o médico oftalmologista).

No aspecto geral da saúde dos professores algumas orientações em prevenção primária englobam:

- Dormir pelo menos 6 horas por dia.
- Evitar jornadas triplas de trabalho.
- Ter hora certa para as refeições e procurar acostumar-se a uma dieta balanceada, composta principalmente por verduras, legumes, frutas, proteínas e carboidratos, evitando-se frituras, gorduras animais em excesso, alimentos hipercalóricos, refrigerantes em excesso, doces, sal, pimenta e bebidas alcoólicas.
- Levantar, transportar e depositar adequadamente os objetos como livros, pastas e outros.
- Evitar excesso de peso na bolsa.
- Praticar uma atividade física regularmente, como caminhar, andar de bicicleta, natação etc.
- Ser organizado, planejando suas atividades com antecedência.
- Tornar o espaço físico de trabalho adequado, com boa ventilação, iluminação e ausência de ruídos externos que dificultem o processo de ensino-aprendizagem e a concentração.

- Evitar a superpopulação de alunos na sala de aula.
- Orientar-se quanto à manutenção de posturas adequadas durante a realização de suas atividades profissionais.

Os níveis de prevenção secundária e terciária tratam especificamente do diagnóstico e dos tratamentos precoces, de limitações da incapacidade e da própria reabilitação. Quando o fisioterapeuta tem em mãos um diagnóstico precoce de uma lesão ou alteração, ele deve instituir um programa de tratamento que objetive evitar a instalação de limitações funcionais que impeçam o professor de voltar a suas atividades no magistério, acarretando sobrecargas financeiras ao serviço público e ao próprio professor. Se o professor chega até o fisioterapeuta com uma lesão ou alteração crônica, ou seja, dentro do nível terciário de prevenção, o objetivo principal se altera e o profissional deve elaborar um programa de tratamento que evite o aparecimento de lesões recidivantes, propiciando aos pacientes condições funcionais para desenvolver outra atividade, se for o caso.

Em relação à prevenção primária, o fisioterapeuta possui um papel educativo e informativo, trabalhando com a conscientização geral dessa classe profissional, propiciando maiores conhecimentos acerca de seu próprio corpo e conscientizando também os donos de escolas e os responsáveis pelo serviço público, fazendo-os entender que a prevenção é economicamente viável. O conjunto de ilustrações apresentadas a seguir exemplifica algumas recomendações simples, mas que podem ser muito bem aproveitadas na prevenção primária em relação aos principais problemas dos professores.

Já em relação aos níveis secundário e terciário de prevenção, após ter sido diagnosticada a lesão ou a alteração que incapacita de maneira momentânea ou definitiva a atividade do professor, o fisioterapeuta atua propriamente com os recursos físicos disponíveis, ou seja, massoterapia, termoterapia, cinesioterapia e outros, procurando propiciar o máximo de função remanescente ao paciente.

SAÚDE DO CUIDADOR

As mudanças nos perfis demográficos e de morbidade e mortalidade da população mundial ao longo das últimas décadas e os consequentes desafios para os sistemas de saúde justificam o crescente interesse pelo cuidado à saúde realizado no âmbito do domicílio do doente, procedimento normalmente realizado por um membro leigo da própria família.[112]

A formação dos cuidadores da saúde não é um fenômeno recente, muito pelo contrário, a necessidade do cuidar em saúde sempre foi uma preocupação dos grupos sociais, pois, desde a época em que a saúde era associada à magia, nas tribos primitivas, os candidatos à função de curandeiros já eram criteriosamente selecionados e tutorialmente treinados.[113]

No Brasil, essa necessidade ficou ainda mais evidente com a implantação do Programa Saúde da Família (PSF) na atenção básica em razão do fato de que os cuidados

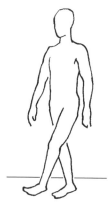

Figura 8 Procure andar o mais ereto possível. Endireite seu corpo, imaginando que alguém o está puxando para cima.

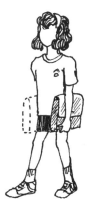

Figura 9 Ao usar bolsas, de mão ou ombro, procure alterar os lados de tempos em tempos, evitando sobrecarregar apenas um dos lados.

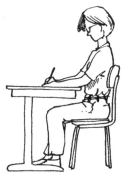

Figura 10 Ao sentar, evite cruzar os membros inferiores ou dobrá-los excessivamente nos joelhos. Mantenha as costas retas e aproxime-se o máximo possível da mesa, evitando dobrar o corpo sobre ela.

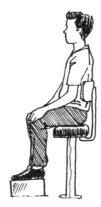

Figura 11 Ao sentar, caso os pés não toquem o chão, providencie um apoio (caixa de madeira ou tijolo) e coloque-o sob os pés.

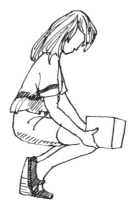

Figura 12 Evite o levantamento e o transporte de objetos pesados. Porém, quando tiver de fazê-lo, dobre os joelhos, mantenha as costas alinhadas e manipule o objeto sempre o mais próximo possível do corpo.

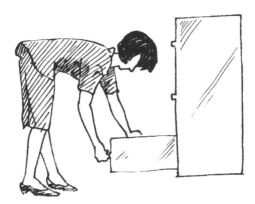

Figura 13 Ao abrir ou fechar gavetas localizadas próximas ao chão, use os membros inferiores, dobrando os joelhos, jamais abaixando-se à custa da coluna vertebral.

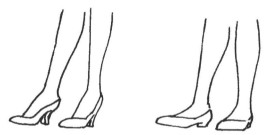

Figura 14 O uso constante de calçados com salto alto causa a necessidade de adaptações corporais, principalmente na região lombar da coluna vertebral, gerando desvios no alinhamento e dores. Sempre que possível, evite-os.

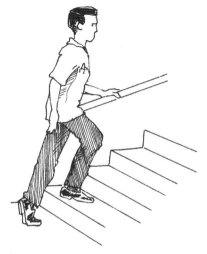

Figura 15 Ao subir escadas, mantenha as costas retas e o pé totalmente apoiado no chão.

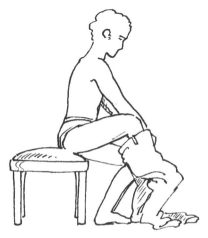

Figura 16 Ao vestir roupas ou amarrar os sapatos, procure manter-se sentado, evitando dobrar o corpo ou inclinar-se excessivamente, pois do contrário há sobrecarga na coluna.

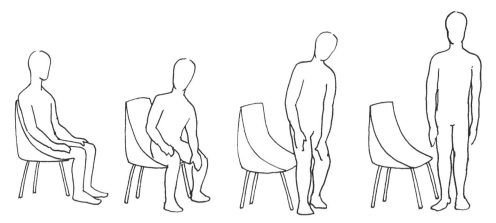

Figura 17 Procure levantar-se da cadeira usando os músculos dos membros inferiores, evitando dobrar o corpo ou inclinar-se excessivamente.

domiciliários tornaram-se parte integrante das ações em saúde nesse nível de atenção. O cadastramento das famílias feito pelos agentes comunitários de saúde levou-os aos domicílios de usuários e tornou visíveis as necessidades de saúde de pacientes com perdas funcionais e dependência, antes confinados em seus lares.[112]

O termo cuidador se refere à pessoa, membro ou não da família, que recebe ou não remuneração específica à função exercida, mas que cuida de pessoa idosa e/ou dependente no exercício das suas atividades diárias, tais como alimentação, higiene pessoal, medicação de rotina, acompanhamento aos serviços de saúde e demais serviços requeridos no cotidiano (p. ex., ida a bancos ou farmácias), excluídas as técnicas ou procedimentos identificados com profissões legalmente estabelecidas, particularmente na área da enfermagem.[114,115]

A pessoa contratada com a finalidade de prestar assistência a um doente é denominada cuidador formal, enquanto a relação existente entre uma pessoa doente e seus familiares ou amigos próximos origina a condição denominada cuidador informal, sendo essa última uma condição especial porque associa uma nova situação àquela que já existia anteriormente – relação pai e filho; relação marido-esposa; relacionamento entre irmãos etc.[116]

A situação especial em que se insere o cuidador informal representa um ato contínuo e quase sempre irreversível que compreende cinco situações críticas: a consciência cada vez mais inequívoca sobre a degeneração progressiva do familiar idoso e/ou dependente; a imprevisibilidade; a perda da autonomia sobre o controle do seu tempo; o conflito de emoções na relação cuidador-paciente; e a falta de opções viáveis que possam minimizar o sofrimento de ambos os sujeitos envolvidos no processo. Resumidamente, pode-se facilmente concluir que o cuidador informal diariamente precisa se confrontar com as mudanças no estado de saúde do seu familiar, sentindo-se impotente e sem meios para contestar a degradação e a evolução da doença da pessoa com quem conviveu durante muito tempo.[117]

Entre as queixas mais frequentes dos cuidadores, tanto formais como informais, destacam-se o cansaço e a sobrecarga[116,118], sendo óbvio presumir que os cuidados com a administração de medicamentos, alimentação, higiene, entre outros, intensivamente dirigidos à pessoa doente, colocam o cuidador como um dos principais sujeitos do grupo de risco para quadros de distresse.

A esse respeito, o Ministério da Saúde, por meio da Política Nacional de Atenção à Saúde dos Idosos, estabelece que os cuidadores precisam receber atenção especial do sistema de saúde, uma vez que "a tarefa de cuidar de um adulto dependente é desgastante e implica riscos de tornar doente e igualmente dependente o cuidador".[119,120]

O cuidador de uma criança com câncer representa um exemplo extremo daquele que mais costuma padecer com as consequências globais às quais se vê cotidianamente envolvido, principalmente quando se trata de um cuidador informal, pois cuidar de uma criança nessa situação, via de regra, significa abrir mão do trabalho, do estudo, das horas de sono, da vida social, do lazer, do prazer, da vida familiar e até mesmo do seu próprio cuidado pessoal.[121]

Os sinais de alerta sobre a saúde do cuidador podem ser divididos em sinais físicos (fadiga crônica, esgotamento físico, astenia, dores musculares e articulares, dores na coluna, cãibra e cefaleia), sinais neuropsíquicos (depressão, défices de memória e da concentração, insônia ou sono agitado, perda de apetite) e sinais comportamentais (baixa volição, irritabilidade, agressividade, isolamento e abuso de álcool, fumo e medicamentos).

Os sinais físicos são particularmente bem conhecidos dos fisioterapeutas, estando relacionados aos esforços mecânicos desprendidos pelos cuidadores no ambiente domiciliar, caracteristicamente antiergonômico, relativos às atividades de elevar, abaixar, puxar, empurrar, deslocar e transportar o paciente, tudo isso agravado pelo habitual despreparo técnico da maioria dos cuidadores, mormente aqueles classificados como informais (parentes, amigos e vizinhos dos pacientes).

As medidas preventivas sugeridas para o enfrentamento dos sinais físicos dos cuidadores podem ser divididas em autocuidado, cuidados posturais gerais e cuidados musculoarticulares.

No grupo do autocuidado estão inseridas atividades como:

- Valorizar os pensamentos positivos.
- Preservar regiamente os momentos de privacidade.
- Estar alerta e identificar precocemente os pontos e regiões de tensão mioarticular.
- Praticar uma atividade física regularmente, sendo as caminhadas e as sessões de alongamento particularmente recomendadas. A natação, quando viável, também é uma excelente recomendação.

- Evitar o transporte de peso e a repetição de movimentos críticos (p. ex., abaixar fletindo totalmente os joelhos) habitualmente já desenvolvidos nas atividades realizadas junto ao paciente.
- Utilizar preferencialmente sapato de salto baixo e com solado antiderrapante.
- Evitar chinelos e outros tipos de calçados não totalmente fixados aos pés.
- Manter a prática regular de um *hobby*.
- Manter a prática diária de atividades como a leitura, por exemplo.
- Ter hora certa para as refeições, evitando a substituição das refeições por lanches e consumo rápido de itens como bolachas, biscoitos, chocolates e refrigerantes.
- Evitar o excesso de sal, açúcar, café, alimentos gordurosos e frituras.
- Ingerir água e sucos de forma abundante.
- Evitar o consumo de bebidas alcoólicas.
- Ser organizado, planejando as atividades com antecedência.
- Não carregar excesso de peso em bolsas, mochilas, pastas e valises.
- Promover a adequação do espaço físico de cuidado junto ao paciente, retirando todo o mobiliário desnecessário e objetos como tapetes soltos, por exemplo.
- Manter as atividades sociais tão ativas quanto possível.
- Manter uma programação quanto à realização de exames periódicos.
- Não fazer uso de medicamentos sem orientação médica.

Os cuidados posturais gerais são atividades extremamente importantes na prevenção de problemas relacionados à coluna vertebral dos cuidadores. O Quadro 15 apresenta os principais cuidados posturais durante a realização das atividades diárias.

Quadro 15 Posturas mais adequadas nas atividades diárias[119]

Dormir
Deitar de lado.
Usar travesseiro com altura equivalente à largura do ombro, evitando desvios da coluna.
Flexionar levemente os joelhos e colocar um travesseiro entre eles.
Prestar atenção ao colchão, que não deve ser nem muito mole, nem muito duro.
Levantar da cama
Levantar devagar, evitando movimentos bruscos.
Não levantar flexionando o corpo diretamente para a frente.
Não levantar torcendo o tronco com as pernas fixas, mas sim girando o tronco e as pernas simultaneamente até ficar de lado com as pernas para fora da cama. Em seguida, apoiar-se sobre a cama com o cotovelo que está embaixo do corpo e, com o auxílio do braço de cima, projetar-se para a posição sentada na lateral da cama.
Escovar os dentes
Não arquear a coluna anteriormente em direção à pia.

(continua)

Quadro 15 Posturas mais adequadas nas atividades diárias[119] *(continuação)*

Manter a coluna ereta e olhar à frente enquanto escova os dentes.
Flexionar levemente os joelhos enquanto escova os dentes visando a "encaixar" a parte lombar da coluna vertebral.
Se necessário, utilizar um banquinho durante a escovação, apoiando os cotovelos na pia para evitar sobrecarga dos membros superiores.
Atividades similares à escovação dentária – pentear os cabelos, fazer a barba, aplicar maquiagem e até mesmo lavar as mãos – também podem ser feitas na posição sentada, mas requerem a colocação de um espelho pequeno sobre a pia.
Vestir-se
Utilizar a posição sentada sempre que for se vestir ou calçar meias e sapatos, evitando o apoio em uma só perna.
Fletir o joelho e apoiar a perna sobre o outro membro inferior visando a aproximar o pé das mãos ao calçar uma meia ou sapato.
Uma opção ao flexionamento do joelho é a utilização de um banquinho auxiliar.
Em qualquer situação, mesmo estando na posição sentada, lembrar-se de manter a coluna ereta durante os movimentos para se vestir ou para calçar meias e sapatos.
Tomar banho
Utilizar a posição sentada para o banho, com o auxílio de uma banqueta plástica.
Para se enxugar, o ideal é utilizar uma cadeira com encosto para apoiar o tronco e evitar sobrecargas à coluna vertebral.
Pegar objetos no alto ou no chão
Não ficar na ponta dos pés para pegar objetos no alto.
Não agachar flexionando em demasia os joelhos para pegar objetos no chão.
Para objetos que estão em superfícies elevadas, a medida padrão é que os braços não ultrapassem a altura dos ombros. Se isso estiver ocorrendo, ou o objeto deve ser colocado em uma altura mais baixa ou o cuidador deverá utilizar uma escada segura para ter acesso ao objeto.
Em qualquer situação, o ideal é que objetos frequentemente manipulados estejam posicionados em uma altura entre o ombro e a cintura do cuidador.
O objeto sempre deve ser transportado junto ao corpo, jamais com os braços estendidos à frente.
Jamais pegar objetos no chão flexionando o tronco anteriormente enquanto mantém os joelhos em extensão.

As técnicas e procedimentos de proteção articular são as que mais bem atendem aos princípios preventivos aplicados às sobrecargas musculoarticulares dos cuidadores, pois preservam as articulações e os músculos a elas relacionados, além de propiciarem uma considerável e importante economia da energia habitualmente despendida nas atividades práticas aplicadas aos pacientes.

Os princípios das técnicas de proteção articular incluem: intercalar períodos de atividade com repouso; evitar posições e movimentos que provoquem dor; respeitar a dor, evitando, sempre que possível, fazer tarefas quando se está com dor; utilizar as articulações mais fortes em detrimento das mais fracas, as que doem menos ou as que são naturalmente menos utilizadas no cotidiano; planejar as tarefas antes de executá-las, evitando a ocorrência de movimentos ou de atividades desnecessárias; e evitar permanecer muito tempo em uma mesma posição.[122]

Pelo exposto, fica evidente que os cuidadores representam uma parcela da população para a qual o sistema de saúde deve urgentemente voltar sua atenção, pois a promoção do bem-estar e a prevenção dos sinais de alerta dessa população proporcionará tanto benefícios ao próprio sistema de saúde como aos pacientes desses cuidadores.[117]

A questão é de tal modo premente que na prática assistencial tem-se inserido em diversos serviços de saúde os grupos de suporte aos familiares de pacientes com alta dependência, cujo objetivo maior é auxiliar os cuidadores a terem um envolvimento construtivo com o parente que adoeceu, sem que isso o obrigue a abdicar quase que completamente de sua vida pessoal.[123]

Não por acaso, considerando-se a demanda crescente pelos serviços dos cuidadores, observa-se uma explosão na oferta de cursos de formação de cuidadores, e a maioria deles não possui caráter profissionalizante.

No âmbito geral, os cursos de formação de cuidadores têm como objetivos a melhoria da qualidade de vida, tanto do paciente como do cuidador; a qualificação da assistência prestada ao paciente; fornecer conhecimentos que possibilitem a facilitação da assistência prestada ao paciente, instrumentalizando e capacitando o cuidador para as atividades inerentes à função; fornecer conhecimentos acerca da importância da comunicação interpessoal cuidador-paciente; e esclarecer as dúvidas gerais relativas ao dia a dia do cuidado.

No nível institucional, destaca-se o programa de apoio aos cuidadores do Centro de Saúde-Escola da Faculdade de Medicina de Botucatu da Universidade Estadual Paulista (Unesp), tido como um programa precursor de atenção à saúde do idoso associado à preocupação com a saúde física e mental dos cuidadores. Os objetivos gerais do programa da Unesp incluíam preservar a qualidade de vida dos cuidadores e proporcionar melhores condições de atendimento familiar aos pacientes. O programa consistia em 10 a 12 reuniões semanais, com duas horas de duração, utilizando técnicas psicodramáticas focalizando o papel do cuidador e suas decorrências sociais e emocionais. Informações teóricas eram veiculadas por meio de discussões em grupo e recursos audiovisuais, abordando temas como o significado e motivações do cuidado prestado, sinais de alerta de desgaste físico e mental do cuidador, possibilidades de se cuidar e solicitar ajuda, formas de melhorar a comunicação diante da deficiência visual, auditiva e cognitiva, formas de favorecer a independência e autonomia e de lidar com os problemas relativos à higiene, mobilidade, agressão, irritação, alucinações e ideias delirantes do idoso.[124]

Desde então, muitos outros programas de apoio e de treinamento prático de cuidadores foram introduzidos no âmbito da saúde coletiva, mas ainda há muito que fazer e muito a se pesquisar sobre o assunto, considerando o aumento da expectativa de vida e o incremento dos índices de doenças crônicas não transmissíveis no Brasil e no mundo.

SAÚDE DO FISIOTERAPEUTA

O fisioterapeuta é um profissional da saúde que presta assistência ao ser humano, tanto no plano individual como coletivo, participando de maneira efetiva da promoção de saúde, da prevenção de agravos, do tratamento, da recuperação da saúde e dos cuidados paliativos das pessoas, sempre tendo em vista a qualidade de vida, sem discriminação de qualquer forma ou pretexto, segundo os princípios do sistema de saúde vigente no Brasil.[125]

Este profissional exerce suas atividades com vínculo empregatício em instituições públicas ou privadas, e também como autônomo, abrangendo diversos locais na esfera de seu campo de atuação profissional (hospitais, clínicas, centros de reabilitação, consultórios, clubes esportivos, academias, indústrias e outros) e em uma vasta gama de especialidades (ortopedia, neurologia, fisioterapia hospitalar, geriatria, pediatria, saúde do trabalhador, entre outras), de modo que para complementar a renda mensal é bastante comum que o fisioterapeuta atue em mais de um local, extrapolando a carga horária semanal de 30 horas recomendada pela Lei Federal n. 8.856.[126-128]

Além disso, o atendimento por paciente estimula o profissional a aumentar o número de indivíduos atendidos em um curto espaço de tempo e, com o mercado de trabalho cada vez mais competitivo, o fisioterapeuta sujeita-se à baixa remuneração para continuar atuando na profissão.[129]

De acordo com a Associação Americana de Fisioterapeutas, a atuação profissional do fisioterapeuta constitui-se de avaliação fisioterapêutica, indicação e aplicação de terapia e reavaliação das condições clínicas do paciente/cliente.[130]

No entanto, ao fisioterapeuta não basta possuir conhecimento técnico, empírico ou científico, pois as características inerentes à sua profissão exigem do profissional o domínio total do ambiente fisioterapêutico de atuação, incluindo os cuidados com a infraestrutura do ambiente físico; o conhecimento dos aspectos éticos e legais; os preceitos relativos ao domínio das noções de tempo e espaço durante o desenvolvimento das suas atividades laborais; a incorporação das noções de integração mecânica recíproca entre terapeuta e paciente; e um aguçado senso de posicionamento, tanto dele próprio como dos pacientes, durante a execução das manobras terapêuticas no solo e também na água.[82]

A prática manual dos recursos terapêuticos, em especial a aplicação de manobras da cinesioterapia e da massoterapia, exige consideráveis esforços físicos dos fisioterapeutas, estando o risco de lesão diretamente relacionado a fatores como a carga horária diária de trabalho, o nível de preparo físico do fisioterapeuta, seu conhecimento acerca das melhores posturas e do uso dos princípios da biomecânica nos seus movimentos corporais, o grau de independência funcional do paciente atendido, a adequação ergonômica do ambiente terapêutico, entre outros. Entre esses, a associação de um ambiente ergonomicamente desfavorável com o mau posicionamento corporal do profissional é potencialmente danosa ao fisioterapeuta em curto ou em médio prazo, podendo até mesmo inviabilizar sua continuidade na profissão. Dados australianos publicados em 2000 afirmam que um em cada seis fisioterapeutas, a maioria com idade ao redor dos 30 anos de idade, mudaram de especialidade ou abandonaram a profissão por conta de problemas relacionados à saúde ocupacional.[131]

Tudo isso conflui para que o trabalho do fisioterapeuta envolva diversos fatores de risco para o desenvolvimento de distúrbios ocupacionais,[128,132-134] sendo esses fatores de origem bastante variada (sobrecargas posturais; risco de quedas; possibilidade de choque elétrico; acidentes na área de piscinas terapêuticas; riscos biológicos; problemas com a radiação de equipamentos, entre outros).

Destaca-se na esfera nacional a existência da Norma Regulamentadora n. 32 (NR-32) do Ministério do Trabalho e Emprego, que estabelece medidas para proteger a segurança e a saúde dos trabalhadores de saúde em qualquer serviço de saúde, inclusive os que trabalham nas escolas, ensinando ou pesquisando. Seu objetivo é prevenir os acidentes e o adoecimento causado pelo trabalho nos profissionais da saúde, eliminando ou controlando as condições de risco presentes nos diversos serviços de saúde, recomendando para cada situação de risco a adoção de medidas preventivas e a capacitação dos trabalhadores para o trabalho seguro.[135]

No contexto global dos profissionais da área da saúde encontram-se uma quantidade razoável de estudos relativos à promoção de saúde no trabalho,[136] mas um olhar mais contundente pode facilmente observar que a busca da diminuição de gastos com a saúde e o aumento na produtividade dos trabalhadores ainda parece ser o principal incentivo aos investimentos em programas de promoção da saúde, pois nota-se que a maioria desses programas é caracterizada por intervenções focadas nos indivíduos visando meramente reduzir o número de trabalhadores expostos aos fatores de risco mais comumente encontrados nos locais de trabalho em detrimento de programas com enfoques coletivos e estruturais que mais eficientemente poderiam se direcionar às adequações das condições de trabalho dos fisioterapeutas.

No contexto específico dos fisioterapeutas, não se observam no Brasil e no mundo pesquisas em número suficiente para identificar e qualificar adequadamente a epidemiologia dos riscos ocupacionais, dos sintomas e das principais lesões que afetam esses profissionais; todavia, as poucas pesquisas existentes relativas à saúde ocupacional dos fisioterapeutas revelam ser essa categoria profissional sujeita a uma série de distúrbios físicos, psíquicos e emocionais.

Dados dos Estados Unidos, da Grã-Bretanha e da Austrália mostram ser a coluna vertebral a estrutura corporal mais acometida pela rotina laboral diária típica dos fisioterapeutas, principalmente em razão da movimentação de pacientes com mobilidade restrita, da assistência a pacientes no leito, da aplicação de resistência manual nos trabalhos de fortalecimento dos pacientes e dos movimentos de inclinação e torção do tronco.[129,137,138] Nos países mencionados, as pesquisas concordam quanto à faixa etária de maior acometimento dos fisioterapeutas, situada entre 21 e 30 anos, e nas regiões mais acometidas: coluna vertebral e membros superiores.

No Brasil, estudos realizados nas cidades de Londrina (PR), São Paulo (SP), Mogi das Cruzes (SP) e Recife (PE) chegaram a resultados bastante similares, isto é, o fisioterapeuta é um profissional da saúde sujeito a várias intercorrências sobre sua saúde, particularmente em relação aos sintomas e às lesões da coluna vertebral, sendo a idade de pico das ocorrências situada ao redor dos 30 anos de idade,[129,133,137,139] com elevados índices afetando pessoas entre 20 e 25 anos de idade que possuem 5 anos ou menos de efetivo exercício profissional.[140]

É interessante notar, conforme confirmam alguns estudos,[140] que embora o fisioterapeuta seja considerado um profissional bastante conhecedor de lesões musculoesqueléticas, observa-se em muitos desses profissionais a ausência de autocuidado e de adoção de procedimentos preventivos relacionados às suas atividades laborais rotineiras.

No entanto, diversas organizações e vários estudos internacionais têm procurado despertar a atenção sobre a importância das orientações ergonômicas sobre os procedimentos de movimentação e transferência de pacientes,[141,142] situações que envolvem diversos e consideráveis estresses mecânicos aos quais os fisioterapeutas estão cotidianamente submetidos. Nesse sentido, a implantação de treinamentos e reciclagem deve ser parte obrigatória de programas de prevenção de lesões musculoesqueléticas entre trabalhadores da saúde e, entre esses, necessariamente deve estar incluído o fisioterapeuta.[141]

Outras áreas de atuação e modalidades de tratamento requerem do fisioterapeuta cuidados diversos em relação à prevenção de efeitos deletérios sobre sua saúde física, mental e emocional, mas muitas delas ainda carecem de estudos que identifiquem os agentes de risco ocupacional dos fisioterapeutas.

A fisioterapia hospitalar, por exemplo, ainda não dispõe de um número expressivo de estudos qualitativos e quantitativos que estabeleçam os riscos ocupacionais e as subsequentes medidas preventivas nos fisioterapeutas que trabalham em hospitais, mesmo sendo essa área reconhecidamente possuidora de uma grande variedade de riscos de acidentes e de doenças ocupacionais,[140,143] como mostram os estudos realizados em enfermeiros, técnicos de laboratório, auxiliares de limpeza, entre outros.

Estudo realizado em Belo Horizonte (MG), no qual participaram 38 fisioterapeutas que desenvolviam atividades profissionais em um hospital filantrópico da cidade, concluiu que 76,3% dos profissionais pesquisados apresentavam quadro de estresse ocupacional. As principais fontes de tensão excessiva vivenciadas no trabalho foram a necessidade constante de acerto nas atividades realizadas e o desempenho de diversas atividades simultaneamente, enquanto a fadiga e a dor nos músculos do pescoço e ombros foram os sintomas mais relatados.[127]

Outro estudo realizado na mesma cidade brasileira, porém, aplicado a fisioterapeutas de um hospital público, avaliou 213 profissionais e identificou que 71% relataram já ter sentido dor musculoesquelética constante ou intermitente. A coluna lombar foi apontada como a região mais afetada pela dor em 59% das queixas, seguida pela região cervical (55%). Nessa pesquisa, os fisioterapeutas afirmaram que tratar de um grande número de pacientes em um mesmo dia e levantar ou transferir pacientes dependentes foram os fatores de risco mais associados à ocorrência de distúrbios musculoesqueléticos ocupacionais.[138]

Estudos realizados em trabalhadores da enfermagem identificam riscos ocupacionais que se presume serem muito similares aos riscos aos quais se encontram expostos os fisioterapeutas hospitalares: contato com substâncias, compostos ou produtos químicos em geral, risco biológico permanente, esforço físico, levantamento e transporte manual de peso, postura inadequada, trabalho noturno, situações causadoras de estresse psíquico, arranjo físico inadequado, materiais inadequados ou defeituosos e iluminação deficiente.[143,144]

Nos aspectos emocional e psíquico a sobrecarga sobre o fisioterapeuta hospitalar não é menos exigente, pois nessa área o fisioterapeuta frequentemente se vê obrigado a desenvolver suas atividades profissionais a partir de uma relação interpessoal muito próxima com o paciente sob seus cuidados, com os familiares e com os demais profissionais de saúde.[127,145]

Entretanto, tanto nessa área como em outras, o fisioterapeuta parece reproduzir uma característica peculiar a outros profissionais da saúde, ou seja, preocupa-se muito com o cuidado do cliente e pouco com os riscos a que está exposto ao prestar esse cuidado.[143]

Aqueles que atuam na área da fisioterapia aquática, definida como a utilização da água nos diversos ambientes e contextos, em quaisquer dos seus estados físicos, para fins de atuação do fisioterapeuta no âmbito da hidroterapia, hidrocinesioterapia, balneoterapia, crenoterapia, cromoterapia, termalismo, duchas, compressas, vaporização/inalação, crioterapia e talassoterapia,[146] devem estar aptos, segundo a Resolução COFFITO n. 443/2014, ao planejamento e à execução de prevenção e redução de risco (item 7 do art. 3º), à prescrição de cuidados paliativos ao cliente-paciente-usuário (item 10 do art. 3º), à prescrição, análise e aplicação de métodos e técnicas para preservar, manter, desenvolver e restaurar a integridade de órgão, sistema ou função do corpo humano (item 11 do art. 3º), à aplicação de medidas de controle e contra contaminação da água (item 17 do art. 3º), à realização de atividades de educação em todos os níveis de atenção à saúde e na prevenção de riscos ambientais, ecológicos e ocupacionais no ambiente e no contexto da fisioterapia aquática (item 23 do art. 3º) e à realização de atividades de segurança ambiental, documental, biológica e relacional no ambiente e no contexto da fisioterapia aquática (item 24 do art. 3º).

A mesma resolução, em seu art. 4º, afirma que o exercício profissional do fisioterapeuta em fisioterapia aquática é condicionado ao conhecimento e domínio na identificação e no manejo de situações complexas e críticas (item 6); e nos princípios e fundamentos de primeiros socorros, de técnicas de resgate, salvamento e suporte básico de vida no ambiente e no contexto da fisioterapia aquática (item 7).

Destarte, a Agência Nacional de Vigilância Sanitária (Anvisa) orienta que os estabelecimentos prestadores de serviços na área da atividade física, desportiva e similares, que possuem "tanque de água", devem apresentar em seu quadro de funcionários profissionais preparados para atender as complicações musculoesqueléticas e cardiovasculares, incluindo a realização de ressuscitação cardiopulmonar (RCP), a prática dos cuidados básicos para a ocorrência de lesões ortopédicas (p. ex., dispor de gelo para utilização imediata) e o conhecimento dos princípios elementares de estabilização de uma pessoa acidentada ou que sofreu mau súbito a fim de promover as condições adequadas para o transporte para um centro de emergência.[147]

Portanto, as condições de segurança na área da piscina terapêutica e arredores são essenciais e devem prever as situações que se desenvolvem no âmbito de quatro grandes quesitos: a) comportamentais, incluindo avisos e medidas relacionadas a não utilizar a piscina além do horário permitido, não mergulhar ou saltar e não consumir alimentos ou bebidas; b) físicos, observando a presença de água turva, superfícies molhadas e/ou escorregadias, profundidade da piscina, entre outros; c) químicos, que se relacionam aos cuidados e avisos quanto ao armazenamento dos produtos químicos gerais (p. ex., produtos de limpeza) e específicos, relativos ao tratamento da piscina; e d) ambientais, relacionados a fios elétricos ou de energia, equipamento elétricos e/ou de comunicação (p. ex., rádio) e iluminação apropriada.[148,149]

O item "piso ao redor da piscina" merece atenção especial, sendo obrigatória a utilização de material antiderrapante (coeficiente de atrito úmido acima de 0,7 em referência a pés descalços), devendo ser livre de obstáculos para a prática cotidiana e, principalmente, para a adoção de procedimentos emergenciais de evacuação.[148,149]

Outro possível risco a que pode estar exposto o fisioterapeuta diz respeito à exposição excessiva a campos elétricos e magnéticos, sobretudo aqueles provenientes dos equipamentos de diatermia de ondas curtas (DOC), conforme relatos de estudos internacionais.

No Brasil, pesquisa utilizando o limite de exposição ocupacional da Comissão Internacional de Proteção à Radiação não Ionizante (ICNIRP), entidade ligada à OMS, encontrou campos elétricos e magnéticos com intensidades superiores aos limites estabelecidos pela ICNIRP.[150]

Nesse tipo de situação deve ser observado pelo fisioterapeuta prevencionista que o profissional operador de equipamentos de DOC tanto pode ser exposto diariamente à emissão de radiação acima dos limites considerados seguros como pode ser exposto durante muitos anos de sua vida profissional a radiações de baixa intensidade,[150] que apesar de estarem dentro dos limites de segurança poderão originar problemas ao longo do tempo em razão dos efeitos cumulativos, ainda não totalmente compreendidos e sequer estudados.

Nem mesmo a instalação das conhecidas gaiolas de Faraday pode ser considerada uma medida preventiva eficaz em relação à exposição radiante de DOC, de acordo com alguns estudos.[150]

A prevenção mais satisfatória para esses casos depende do avanço científico, pois alterações na configuração técnica e no *layout* dos equipamentos poderiam suprimir boa parte da radiação que é emitida do aparelho de DOC ao fisioterapeuta, conforme sugerem alguns estudos.[151,152] Uma recomendação simples é considerar que quanto mais distante o fisioterapeuta estiver dos cabos e eletrodos de DOC, menor a exposição a que ele estará sendo submetido.[150]

As pesquisas referentes à prevenção primária em fisioterapeutas são ainda incipientes, sendo necessário um aprofundamento delas tanto de forma quantitativa como qualitativa para que se produzam resultados que indiquem um caminho seguro para as propostas de prevenção aplicáveis a esses profissionais.

Por enquanto, baseado no conhecimento empírico, sugere-se aos fisioterapeutas a adoção das seguintes medidas preventivas:

- Identificar precocemente as áreas de acúmulo de tensão muscular e, concomitantemente, os motivos de tensões psíquicas exacerbadas.
- Praticar regularmente um *hobby*.
- Ter hora certa para as refeições e adotar uma dieta equilibrada, evitando o excesso de sal, açúcar, café, chocolate, alimentos gordurosos e frituras.
- Incrementar a ingesta diária de água com o intuito de promover a saúde corporal geral e, em especial, da coluna vertebral.
- Evitar o consumo de bebidas alcoólicas e o tabagismo.
- Evitar o consumo inadvertido de medicamentos, principalmente os analgésicos e anti-inflamatórios.
- Praticar uma atividade física regularmente.
- Incorporar ao dia a dia a prática regular de exercícios de relaxamento físico e mental.
- Ser organizado e planejar as atividades profissionais com antecedência, evitando ocupar-se simultaneamente com várias atividades e funções.
- Dormir pelo menos durante 6 horas por dia.
- Evitar jornadas triplas de trabalho, levar trabalho para casa e/ou fazê-lo nos finais de semana, feriados ou férias.

- Tirar 30 dias de férias anualmente, programando-se com antecedência, principalmente se atuar de forma exclusiva como profissional autônomo.
- Não carregar excesso de peso em bolsas, mochilas, pastas e valises.
- Promover a adequação do espaço físico de trabalho, principalmente em relação aos quesitos ergonômicos e de segurança.
- Realizar atividades sociais regulares.
- Fazer *check-ups* periódicos e não tomar medicamentos sem a devida orientação médica ou farmacêutica.
- Levantar, transportar e depositar adequadamente objetos.
- Utilizar-se da melhor mecânica corporal possível, tanto durante a avaliação cinético-funcional como ao aplicar procedimentos cinesioterapêuticos.
- Orientar-se quanto à manutenção de posturas adequadas durante a realização de suas atividades laborais e extralaborais.
- Atender regiamente a todos os dispositivos e orientações previstos na NBR 9050 da Associação Brasileira de Normas Técnicas (ABNT), que trata das questões referentes à acessibilidade.[153]

REFERÊNCIAS BIBLIOGRÁFICAS

1. Duarte RC, Nogueira-Costa R. Tratamento do paciente geriátrico portador de câncer. In: Freitas EV, Py L. Tratado de geriatria e gerontologia. Rio de Janeiro: Guanabara Koogan; 2013. p.1203.
2. Brasil. Secretaria Nacional de Promoção e Defesa dos Direitos Humanos. Coordenação Geral dos Direitos dos Idosos. Dados sobre envelhecimento no Brasil. Brasília, 2012. Disponível em: http://www.sdh.gov.br/assuntos/pessoa-idosa/dados-estatisticos/DadossobreoenvelhecimentonoBrasil.pdf. Acessado em: 7 abr. 2016.
3. Organização Mundial da Saúde (OMS). Envelhecimento ativo: uma política de saúde. Brasília: Organização Panamericana da Saúde; 2005. 60p.
4. Instituto Brasileiro de Geografia e Estatística (IBGE). Atlas do Censo Demográfico 2010. Rio de Janeiro: IBGE; 2013. 156p.
5. Küchemann BA. Envelhecimento populacional, cuidado e cidadania: velhos dilemas, novos desafios. Revista Sociedade e Estado. 2012;27(1):165-80.
6. Inouye K, Pedrazzani ES, Pavarini SCI. Octogenários e cuidadores: perfil sócio-demográfico e correlação da variável qualidade de vida. Texto Contexto Enfermagem. 2008;17(2):350-7.
7. Camarano AA, Kanso S. Envelhecimento da população brasileira: uma contribuição demográfica. In: Freitas EV, Py L. Tratado de geriatria e gerontologia. Rio de Janeiro: Guanabara Koogan; 2011. p.58.
8. Jordão Netto A. Gerontologia básica. São Paulo: Lemos; 1997.
9. Papaléo Netto M. O estudo da velhice: histórico, definição de campo e termos básicos. In: Freitas EV, Py L. Tratado de geriatria e gerontologia. Rio de Janeiro: Guanabara Koogan; 2011. p.10.
10. Brasil. Casa Civil. Subchefia para Assuntos Jurídicos. Lei n. 8.142, de 28 de dezembro de 1990. Dispõe sobre a participação da comunidade na gestão do Sistema Único de Saúde (SUS) e sobre as transferências intergovernamentais de recursos financeiros na área da saúde e dá outras providências. Brasília: Diário Oficial da União (DOU), 31 de dezembro de 1990.

11. Brasil. Ministério da Saúde. Portaria n. 2.528, de 19 de outubro de 2006. Aprova a Política Nacional de Saúde da Pessoa Idosa. Disponível em: http://www.saude.mg.gov.br/index.php?option=com_gmg&controller=document&id=536. Acessado em: 8 abr. 2016.
12. Brasil. Ministério da Saúde. Portaria n. 1.395, de 10 de dezembro de 1999. Aprova a Política Nacional do Idoso. Disponível em: www.bvseps.icict.fiocruz.br/lildbi/docsonline/get.php?id=2173. Acessado em: 8 abr. 2016.
13. Brasil. Ministério da Saúde. Secretaria de Assistência à Saúde. Redes estaduais de atenção à saúde do idoso: guia operacional e portarias relacionadas. Série A. Normas e Manuais Técnicos. Brasília: MS; 2002.
14. Pickles B, Compton A, Cott C, Simpson J, Vandervoort, A. Fisioterapia na terceira idade. São Paulo: Santos; 2002.
15. Deliberato PCP. Fisioterapia preventiva: fundamentos e aplicações. Barueri: Manole; 2002.
16. Neri AL. Teorias psicológicas do envelhecimento: percurso histórico e teorias atuais. In: Freitas EV, Py L. Tratado de geriatria e gerontologia. Rio de Janeiro: Guanabara Koogan; 2011. p.34-35.
17. Teixeira JAC. Atividade física na terceira idade. Arquivos de Geriatria e Gerontologia. 1996:15-7.
18. Vieira EB. Manual de gerontologia. Rio de Janeiro: Revinter; 1996.
19. Bodachne L. Instabilidade e quedas no idoso. Fisioter Mov. 1991;4(1):43-54.
20. Brasil. Ministério da Saúde. Instituto Nacional de Ortopedia e Traumatologia (INTO). Quedas de idosos. Novembro de 2009. Disponível em: http://bvsms.saude.gov.br/bvs/dicas/184quedaidosos.html. Acessado em: 8 abr. 2016.
21. Christofoletti G, Oliani MM, Gobbi LTB, Gobbi S, Stella F. Risco de quedas em idosos com doença de Parkinson e demência de Alzheimer: um estudo transversal. Revista Brasileira de Fisioterapia. 2006;10(4):429-33.
22. Cabrera M. Polifarmácia e adequação do uso de medicamentos. In: Freitas EV, Py L. Tratado de geriatria e gerontologia. Rio de Janeiro: Guanabara Koogan; 2011. p.1055-60.
23. Sociedade Israelita Brasileira. Einstein e Saúde. Sessão Saúde e Qualidade de Vida. Como prevenir a quedas de idosos? Disponível em: http://www.einstein.br/einstein-saude/bem-estar-e-qualidade-de-vida/Paginas/como-prevenir-a-queda-de-idosos.aspx. Acessado em: 14 out. 2015.
24. Paixão Júnior CM, Heckman MF. Distúrbios da postura, marcha e quedas. In: Freitas EV, Py L. Tratado de geriatria e gerontologia. Rio de Janeiro: Guanabara Koogan; 2011. p.1069-70.
25. Silva NA, Montandon ACOS, Cabral MVSP. Doenças osteoarticulares degenerativas periféricas. Einstein. 2008;6(1):S21-S8.
26. Manfrim A, Schmidt SL. Diagnóstico diferencial das demências. In: Freitas EV, Py L. Tratado de geriatria e gerontologia. Rio de Janeiro: Guanabara Koogan; 2011. p.158-61.
27. Cayton H, Warner J, Graham N. Tudo sobre doença de Alzheimer. São Paulo: Andrei; 2000.
28. Selmés J, Derouesné C. A doença de Alzheimer no dia-a-dia. São Paulo: Andrei; 2008.
29. Bottino CMC, Laks J, Blay SL. Demência e transtornos cognitivos em idosos. Rio de Janeiro: Guanabara Koogan; 2006.
30. Driuss P, Melo MA. Proposta fisioterapêutica para os cuidados de portadores de doença de Alzheimer. Rev Envelhecimento e Saúde. 2006;12(4):11-8.
31. Borges LL, Albuquerque CR, Garcia PA. O impacto do declínio cognitivo, da capacidade funcional e da mobilidade de idosos com doença de Alzheimer na sobrecarga dos cuidadores. Rev Fisioterapia e Pesquisa. 2009;16(3):246-51.
32. Zaions JDC, Pavan FJ, Wisniewski MSW. A influência da fisioterapia na preservação da memória e capacidade funcional de idoso portador de doença de Alzheimer: relato de caso. Rev Perspectiva, Erechim. 2012;36(133):151-62.

33. Brasil. Ministério da Saúde. Secretaria de Vigilância em Saúde. Departamento de Análise de Situação de Saúde. Plano de Ações Estratégicas para o Enfrentamento das Doenças Crônicas Não Transmissíveis (DCNT) no Brasil 2011-2022. Brasília: Ministério da Saúde; 2011.
34. Brasil. Ministério da Saúde. Portal da Saúde SUS. Disponível em: http://portalsaude.saude.gov.br/index.php/o-ministerio/principal/leia-mais-o-ministerio/671-secretaria-svs/vigilancia-de-a-a-z/doencas-cronicas-nao-transmissiveis/14125-vigilancia-das-doencas-cronicas-nao-transmissiveis. Acessado em: 15 out. 2015.
35. Duncan BB, Chor D, Aquino EML, Bensenon IM, Mill JG, Schmidt MI, Lotufo PA, Vigo A, Barreto SM. Doenças crônicas não transmissíveis no Brasil: prioridade para enfrentamento e investigação. Rev Saúde Pública. 2012;46(Supl):126-34.
36. Organização Pan-Americana de Saúde (OPAS). Disponível em: http://www.paho.org/bra/index.php?option=com_content&view=article&id=569:-conceito&catid=901:bra-03-a-doencas-nao-transmissiveis&Itemid=539. Acessado em: 15 out. 2015.
37. Lessa I. Doenças crônicas não-transmissíveis no Brasil: um desafio para a complexa tarefa da vigilância. Rev Ciência & Saúde Coletiva. 2004;9(4):931-43.
38. Instituto Brasileiro de Geografia e Estatística (IBGE). Pesquisa Nacional de Saúde do Escolar 2012. Rio de Janeiro: IBGE; 2013.
39. Schmidt MI, Duncan BB, Silva GA, Menezes AM, Monteiro CA, Barreto SM, et al. Chronic non-communicable diseases in Brazil: Burden and current challenges. Lancet. 2011;377(9781):1949-61.
40. Brasil. Ministério da Saúde. Secretaria de Vigilância em Saúde. Departamento de Vigilância de Doenças e Agravos não Transmissíveis e Promoção da Saúde. Vigitel Brasil 2014: vigilância de fatores de risco e proteção para doenças crônicas por inquérito telefônico. Brasília: Ministério da Saúde; 2015. 156p.
41. Ciolac EG, Guimarães GV. Exercício físico e síndrome metabólica. Rev Bras Med Esporte. 2004;10(4):319-24.
42. Centers for Disease Control U.S. (CDC). Lower Direct Medical Costs Associated with Physical Activity. Atlanta: CDC, 1999. Disponível em: http://www.cdc.gov/nccdphp/dnpa/pr-cost.htm. Acessado em: 15 out. 2015.
43. Mazzeo RS, Cavanagh P, Evans WJ, Fiatarone MA, Hagberg J, McAuley E, et al. Exercício e atividade física para pessoas idosas. Revista Brasileira de Atividade Física e Saúde. 1998;3(1):48-78.
44. Brasil. Ministério da Saúde. Cadernos de Atenção Básica. Volume 15. Hipertensão Arterial Sistêmica. Ministério da Saúde: Brasília; 2006.
45. Lopes MCL, Marcon SS. A hipertensão arterial e a família: a necessidade do cuidado familiar. Rev Esc Enferm USP. 2009;43(2):343-50.
46. Silva JLL, Lima RP. Orientações quanto à prevenção da hipertensão arterial sistêmica e seus agravos: alguns apontamentos. Informe-se em Promoção da Saúde. 2006;2(2):13-5.
47. Brandão AA (org). Diretrizes brasileiras de hipertensão VI. Capítulo 1: Prevenção, conceituação e prevenção. J Bras Nefr. 2010;32(Supl 1):S1-S4.
48. Molena-Fernandes CA, Nardo Júnior N, Tasca RS, Pelloso SM, Cuman RKN. A importância da associação de dieta e de atividade física na prevenção e controle do diabetes mellitus tipo 2. Acta Sci Health Sci. 2005;27(2):195-205.
49. Salgado LR. Diabetes. São Paulo: Contexto, 1998.
50. Gross JL, Silveiro SP, Camargo JL, Reichelt AJ, Azevedo MJ. Diabetes melito: diagnóstico, classificação e avaliação do controle glicêmico. Arq Bras Endocrinol Metab. 2002;46(1):16-26.
51. Damiani D, Damiani D. Complicações hiperglicêmicas agudas no diabetes melito tipo 1 do jovem. Arq Bras Endrocrinol Metab. 2008;52(2):367-74.

52. Freitas EV. Diabetes melito. In: Freitas EV, Py L. Tratado de geriatria e gerontologia. Rio de Janeiro: Guanabara Koogan; 2013. p.813.
53. Sociedade Brasileira de Diabetes. Atividades físicas e diabetes. Disponível em: http://www.diabetes.org.br/meu-esporte-minha-vida/atividade-fisica-e-diabetes. Acessado em: 16 out. 2015.
54. Mercuri N, Arrecha V. Atividade física e diabetes mellitus. Diabetes Clínica. 2001;4:347-9.
55. International Association for the Study of Pain (IASP). Classification of chronic pain. Description of pain syndromes and definition of pain terms. Pain. 1986;(Suppl S3).
56. Lima MAG, Trad LAB. A dor crônica sob o olhar médico: modelo biomédico e prática clínica. Cad Saúde Pública. 2007;23(11):2672-80.
57. Miceli AVP. Dor crônica e subjetividade em oncologia. Rev Bras Cardiol. 2002;48(3):363-73.
58. Fuchs M, Cassapian MR. A Terapia ocupacional e a dor crônica em pacientes de ortopedia e reumatologia: revisão bibliográfica. Caderno de Terapia Ocupacional UFSCar. 2012;20(1):107-19.
59. Lin TY, Stump P, Kaziyama HHS, Teixeira MJ, Imamura M, Greve JMA. Medicina física e reabilitação em doentes com dor crônica. Rev Med São Paulo. 2001;80(ed. esp. pt.2):245-55.
60. Brasil. Ministério da Saúde. Portaria GM/MS n. 19, de 3 de janeiro de 2002. Institui, no âmbito do Sistema Único de Saúde – SUS, o Programa Nacional de Assistência à Dor e Cuidados Paliativos. Brasília; 2002.
61. Brasil. Ministério da Saúde. Secretaria Nacional de Assistência em Saúde. Portaria n. 472, de 22 de julho de 2002. Brasília: Diário Oficial da União (DOU), 23 de julho de 2002.
62. Melo AGC, Figueiredo MTA. Cuidados paliativos: conceitos básicos, histórico e realizações da Associação Brasileira de Cuidados Paliativos. In: Pimenta CAM, Mota DDCF, Cruz DALM. Dor e cuidados paliativos: enfermagem, medicina e psicologia. Barueri: Manole; 2006. p.16-28.
63. Associação Brasileira de Cuidados Paliativos (ABCP). História e conceitos dos cuidados paliativos. Disponível em: http://www.cuidadospaliativos.com.br/site/texto.php?cdTexto=4. Acessado em: 21 out. 2015.
64. Hermes HR, Lamarca ICA. Cuidados paliativos: uma abordagem a partir das categorias profissionais de saúde. Ciência & Saúde Coletiva. 2013;18(9):2577-88.
65. Academia Nacional de Cuidados Paliativos (ANCP). História. Disponível em: http://www.paliativo.org.br/ancp.php?p=historia. Acessado em: 21 out. 2015.
66. World Health Organization (WHO). Cancer pain relief: with a guide to opioid availability. Genebra: WHO; 1996. Apud: Miceli AVP. Dor crônica e subjetividade em oncologia. Revista Brasileira de Cancerologia. 2002;48(3):363-73.
67. World Health Organization (WHO). Cancer control: knowledge intoaction. WHO guide for effective programmes. Palliative Care. 2002. Disponível em: http://www.who.int/cancer/modules/Prevention%20Module.pdf. Acessado em: 20 out. 2015.
68. Duarte RC, Nogueira-Costa R. Tratamento do paciente geriátrico portador de câncer. In: Freitas EV, Py L. Tratado de geriatria e gerontologia. Rio de Janeiro: Guanabara Koogan; 2013. p.1203.
69. Brasil. Ministério da Saúde. Instituto Nacional de Câncer (Inca). Cuidados paliativos oncológicos: controle da dor. Rio de Janeiro: Inca, 2001.
70. Pessini L. Bioética e cuidados paliativos: alguns desafios do cotidiano aos grandes dilemas. In: Pimenta CAM, Mota DDCF, Cruz DALM. Dor e cuidados paliativos: enfermagem, medicina e psicologia. Barueri: Manole, 2006. p.64.
71. Garcia JBS, Rodrigues RF, Lima SF. A estruturação de um serviço de cuidados paliativos no Brasil: relato de experiência. Rev Bras Anestesiol. 2013;63(4):286-91.
72. Silva EP, Sudigursky D. Concepções sobre cuidados paliativos: revisão bibliográfica. Acta Paul Enferm. 2008;21(3):504-8.

73. Marcucci FCI. O papel da fisioterapia nos cuidados paliativos a pacientes com câncer. Rev Bras Cardiol. 2005;51(1):67-77.
74. Silva APP, Maynard K, Cruz MR. Efeitos da fisioterapia motora em pacientes críticos: revisão de literatura. Rev Bras Terap Intens. 2010;22(1):85-91.
75. Delisa JA, Gans BM. Tratado de medicina de reabilitação: princípios e práticas. Barueri: Manole; 2002.
76. Rocha JA, Miranda MJ, Andrade MJ. Abordagem terapêutica das úlceras de pressão: Intervenções baseadas na evidência. Acta Med Port. 2006;19(s.n.):29-38.
77. National Pressure Ulcer Advisory Panel (NPUAP). European Pressure Ulcer Advisory Panel and Pan Pacific Pressure Injury Alliance. Prevention and treatment of pressure ulcers: quick reference guide. Cambridge Media: Osborne Park; 2014.
78. Luz SR, Lopacinski AC, Fraga R, Urban CA. Úlceras de pressão. Geriatria & Gerontologia. 2010; 4(1):36-43.
79. Costa IG, Caliri MHL. Validade preditiva da escala de Braden para pacientes de terapia intensiva. Acta Paulista de Enfermagem. 2011;24(6):772-7.
80. Louro M, Ferreira M, Póvoa P. Avaliação de protocolo de prevenção e tratamento de úlceras de pressão. Rev Bras Terap Intens. 2007;19(3):337-41.
81. Araújo TM, Araújo MFM, Caetano JA. Comparação de escalas de avaliação de risco para úlcera por pressão em pacientes em estado crítico. Acta Paulista de Enfermagem. 2011;24(5):695-700.
82. Deliberato PCP. Exercícios terapêuticos: guia teórico para estudantes e profissionais. Barueri: Manole; 2007.
83. Salvini TF. Plasticidade e adaptação postural dos músculos esqueléticos. In: Marques AP. Cadeias musculares: um programa para ensinar avaliação fisioterapêutica global. Barueri: Manole; 2005. p.5-14.
84. Bandeira F, Carvalho EF. Prevalência de osteoporose e fraturas vertebrais em mulheres na pós-menopausa atendidas em serviços de referência. Rev Bras Epidemiol. 2007;10(1):86-98.
85. Cadore EL, Brentano MA, Kruel LFM. Efeitos da atividade física na densidade mineral óssea e na remodelação do tecido ósseo. Rev Bras Med Esporte. 2005 nov/dez;11(6):373-9.
86. Butler ACS, Costa CA, Cardoso CRL, Leite NC. Risco cirúrgico: rotinas de avaliação. Rio de Janeiro: Guanabara Koogan; 2005.
87. Carvalho JA. Amputações de membros inferiores: em busca da plena reabilitação. Barueri: Manole; 2003.
88. May BJ. Tratamento pré-protético para a amputação do membro inferior. In: O'Sullivan SB, Schmitz TJ. Fisioterapia: avaliação e tratamento. Barueri: Manole; 1993. p.441-63.
89. Lima E, Oliveira PGG, Tarsiano L. Abordagem fisioterapêutica nas amputações de membros inferiores. In: Borges D, Moura EW, Lima E, Silva PAC. Fisioterapia: aspectos clínicos e práticos da reabilitação. São Paulo: Artes Médicas, 2005. p.447-97.
90. Carvalho MAP, Moreira C. Noções práticas de reumatologia. Belo Horizonte: Health; 1996.
91. Torquetti A, Campos TS, Noordhoek J, Cassiano JG. Programas de proteção articular para indivíduos com artrite reumatoide: uma revisão da literatura. Rev Ter Ocup Univ. 2008;19(2):76-84.
92. Fries JF, Spitz P, Kraines RG, Holman HR. Measurement of patient outcome in arthritis. Arthritis Rheum. 1980;23:137-45.
93. Bruce B, Fries JF. The Health Assessment Questionnaire (HAQ). Clin Exp Rheumatol. 2005;23(Suppl. 39):14-S18.
94. Hammond A, Lincoln NB. Development of the Joint Protection Behavior Assessment. Arthritis Care and Research. 1999;12(3):200-7.

95. Filgueiras JC, Hippert MIS. A polêmica em torno do conceito de estresse. Psicologia, Ciência e Profissão. 1999;19(3):40-51.
96. Datti D. Mecanismos e Prevenção do Stress. Rio de Janeiro: Rosa dos Ventos; 1997.
97. Calais SL. Mulher é mais estressada que homem. Universidade Estadual Paulista (Unesp). Faculdade de Ciências da Unesp de Bauru. Disponível em: http://www.unesp.br/proex/informativo/edicao-23dez2002/materias/estressenamulhr.htm. Acessado em: 05 nov. 2015.
98. Rossetti MO, Ehlers DM, Guntert IB, Leme IFAS, Rabelo IS, Tosi SMVD, Pacanaro SV, Barrionuevo VL. O inventário de sintomas de stress para adultos de Lipp (ISSL) em servidores da Polícia Federal de São Paulo. Revista Brasileira de Terapias Cognitivas. 2008;4(2):108-19.
99. Lipp MEN, Pereira IC, Floksztrumpf C, Muniz F, Ismael SC. Diferenças em nível de stress entre homens e mulheres na cidade de São Paulo. [Resumos]. Pontifícia Universidade Católica de Campinas. Anais do I Simpósio sobre Stress e suas Implicações. Campinas: PUC Campinas; 1996, p.22.
100. Oliveira BHD, Yassuda MS, Cupertino APFB, Neri AL. Relações entre padrão do sono, saúde percebida e variáveis socioeconômicas em uma amostra de idosos residentes na comunidade – Estudo PENSA. Ciência e Saúde Coletiva. 2010;74(5):851.
101. Vilela MV. Sintomas e fontes de stress em escolares de 1a a 4a séries. In: Lipp MEN. Pesquisas sobre Stress no Brasil: Saúde, ocupações e grupos de risco. Campinas: Papirus; 1996. p.255-74.
102. Lipp MEN, Guevara AJH. Validação empírica do Inventário de Sintomas de Stress. Estudos de Psicologia. 1994;11(3):43-9.
103. Brasil. Secretaria de Direitos Humanos da Presidência da República (SDH/PR). Secretaria Nacional de Promoção dos Direitos da Pessoa com Deficiência (SNPD). Cartilha do Censo 2010: pessoas com deficiência. Brasília: SDH-PR/SNPD, 2012. 32p.
104. Brasil. Ministério da Saúde. Portaria n. 822 de 6 de junho de 2001. Institui, no âmbito do Sistema Único de Saúde, o Programa Nacional de Triagem Neonatal/PNTN. Brasília-DF: Ministério da Saúde. Disponível em: http://bvsms.saude.gov.br/bvs/saudelegis/gm/2001/prt0822_06_06_2001.html. Acessado em: 6 nov. 2015.
105. Brasil. Ministério da Saúde. Portaria n. 2.829 de 14 de dezembro de 2012. Inclui a Fase IV no Programa Nacional de Triagem Neonatal (PNTN), instituído pela Portaria n. 822/GM/MS, de 6 de junho de 2001. Brasília-DF: Ministério da Saúde. Disponível em: http://bvsms.saude.gov.br/bvs/saudelegis/gm/2012/prt2829_14_12_2012.html. Acessado em: 9 abr. 2016.
106. Robbins SL, Cotran RS, Kumar V. Fundamentos de Robbins: patologia estrutural e funcional. Rio de Janeiro: Guanabara-Koogan; 2001.
107. Brasil. Casa Civil. Subchefia para Assuntos Jurídicos. Lei n. 9.263, de 12 de janeiro de 1996. Regula o § 7º do art. 226 da Constituição Federal, que trata do planejamento familiar, estabelece penalidades e dá outras providências. Brasília: Diário Oficial da União (DOU), 15 de janeiro de 1996.
108. Tribastone F. Tratado de exercícios corretivos aplicados à reeducação motora postural. Barueri: Manole; 2001.
109. Moreno Pérez LM, et al. Repercusión del trabajo con pantallas de visualización de datos en la salud de los obreros. Revista Cubana de Oftalmología 2007;20(2):0-0. Apud: Estepa APC. Saúde visual no trabalho e a síndrome da visão do computador em professores universitários. Dissertação (Mestrado). Universidade Estadual de Campinas, Faculdade de Ciências Médicas. Campinas; 2014. 133p.
110. Estepa APC. Saúde visual no trabalho e a síndrome da visão do computador em professores universitários. Dissertação (Mestrado). Universidade Estadual de Campinas, Faculdade de Ciências Médicas. Campinas; 2014. 133p.
111. American Optometric Association (AOA). Disponível em: http://www.aoa.org. Acessado em: 6 nov. 2015.

112. Amendola F, Oliveira MAC, Alvarenga MRM. Qualidade de vida dos cuidadores de pacientes dependentes no programa de saúde da família. Texto Contexto de Enfermagem. 2008;17(2):266-72.
113. Silva DJ, Da Ros MA. Inserção de profissionais de fisioterapia na equipe de saúde da família e Sistema Único de Saúde: desafios na formação. Ciên Saúde Col. 2007;12(6):1673-81.
114. Floriani CA. Cuidador familiar: sobrecarga e proteção. Revista Brasileira de Cancerologia. 2004;50(4):341-5.
115. Brasil. Ministério da Saúde. Portaria n. 1.395, de 13 de dezembro de 1999. Institui a Política Nacional de Saúde do Idoso. Diário Oficial da União (DOU). Brasília; 1999.
116. Laham CF. Paciente e cuidador: uma relação especial. In: Yamaguchi AM, Higa-Taniguchi KT, Andrade L, Bricola SAPC, Jacob Filho W, Martins MA. Assistência domiciliar: uma proposta interdisciplinar. Barueri: Manole; 2010. p.414-20.
117. Martins T, Ribeiro JP, Garrett C. Estudo de validação do questionário de avaliação da sobrecarga para cuidadores informais. Rev Psicol, Saúde Doen. 2003;4(1):131-44.
118. Fonseca NR, Penna AFG, Soares MPG. Ser cuidador familiar: um estudo sobre as consequências de assumir este papel. Physis Revista de Saúde Coletiva. 2008;18(4):727-43.
119. Brasil. Ministério da Saúde. Política Nacional de Atenção à Saúde dos Idosos. Brasília, 2000. Disponível em: www.saude.gov.br. Acessado em: 6 abr. 2016.
120. Garcia RR. Orientações práticas de fisioterapia para o bem-estar do cuidador em sua tarefa. In: Yamaguchi AM, Higa-Taniguchi KT, Andrade L, Bricola SAPC, Jacob Filho W, Martins MA. Assistência domiciliar: uma proposta interdisciplinar. Barueri: Manole; 2010. p.435-53.
121. Beck ARM, Lopes MHBM. Cuidadores de crianças com câncer: aspectos da vida afetados pela atividade de cuidador. Rev Bras Enferm 2007;60(6):670-5.
122. Noordhoek J, Loschiavo FQ. Intervenção de terapia ocupacional no tratamento de indivíduos com doenças reumáticas utilizando a abordagem da proteção articular. Rev Bras Reumatol. 2005;45(4):242-4.
123. Silveira TM, Caldas CP, Carneiro TF. Cuidando de idosos altamente dependentes na comunidade: um estudo sobre cuidadores familiares principais. Cadernos de Saúde Pública. 2006;22(8):1629-38.
124. Cerqueira ATAR, Oliveira NIL. Programa de apoio aos cuidadores: uma ação terapêutica e preventiva na atenção à saúde dos idosos. Psicologia USP. 2002;13(1):133-50.
125. Brasil. Conselho Federal de Fisioterapia e Terapia Ocupacional (COFFITO). Resolução n. 424, de 3 de maio de 2013. Estabelece o Código de Ética e Deontologia da Fisioterapia. Brasília-DF. Diário Oficial da União (DOU) n. 147, de 1 de agosto de 2013.
126. Brasil. Presidência da República. Casa Civil. Subchefia para Assuntos Jurídicos. Lei n. 8.856, de 1 de março de 1994. Fixa a Jornada de Trabalho dos Profissionais Fisioterapeuta e Terapeuta Ocupacional. Brasília-DF: Diário Oficial da União (DOU), 2 de março de 1994.
127. Metzker CAB, Moraes LFR, Pereira LZ. O fisioterapeuta e o estresse no trabalho: estudo em um hospital filantrópico de Belo Horizonte-MG. Revista Gestão & Tecnologia. 2012;12(3):174-96.
128. Peres CPA. Estudo das sobrecargas posturais em fisioterapeutas: uma abordagem biomecânica ocupacional. Programa de Pós-Graduação em Engenharia de Produção. Universidade Federal de Santa Catarina (UFSC). Dissertação (Mestrado em Engenharia de Produção). Florianópolis; 2002. 128p.
129. Trelha CS, Gutierrez PR, Matsuo T. Prevalência de sintomas músculo-esqueléticos em fisioterapeutas da cidade de Londrina. Revista de Fisioterapia da USP. 2004;11(1):15-23.
130. American Physical Therapist Association (APTA). Guide to physical therapist practice. Disponível em: https://www.integrity.apta.org/Guide. Acessado em: 10 nov. 2015.
131. Cromie JE, Robertson VJ, Best MO. Work-related musculoskeletal disorders in physical therapists: prevalence, severity, risks and responses. Phys Ther. 2000;80:336-51.

132. Shimabukuro VGP. Adaptação do instrumento sobre fatores do trabalho que podem contribuir para sintomas osteomusculares para o trabalho do fisioterapeuta. Dissertação (Mestrado). Universidade Estadual de Campinas (Unicamp). Faculdade de Ciências Médicas. Campinas: Unicamp; 2009.
133. Messias IA. O ambiente de trabalho e sintomas de um grupo de fisioterapeutas da cidade de São Paulo. Universidade de São Paulo. Departamento de Saúde Pública. Dissertação (Mestrado). São Paulo; 1999. 148p.
134. Campo M, Weiser S, Koenig KL, Nordin M. Musculoskeletal disorders in physical therapists: a prospective cohort study with 1-year follow-up. Phys Ther. 2008;88(5):608-19.
135. Brasil. Ministério do Trabalho e Emprego. Normas regulamentadoras. Disponível em: http://www.mtps.gov.br/images/Documentos/SST/NR/NR32.pdf. Acessado em: 11 abr. 2016.
136. Carvalho AFS, Dias EC. Promoção da saúde no local de trabalho: revisão sistemática da literatura. Revista Brasileira de Promoção da Saúde. 2012;25(1):116-26.Massaro PF, Deliberato PCP. Estudo da prevalência de dor musculoesquelética em fisioterapeutas da cidade de Mogi das Cruzes. Revista Brasileira de Ciências da Saúde IMES 2005 jan/jun;3(5):29-32.
137. Souza LD, Sousa GAF, Sampaio RF. Prevalência de desordens musculoesqueléticas relacionadas ao trabalho em fisioterapeutas da rede hospitalar SUS-BH. Revista Brasileira de Fisioterapia. 2005;9(2):219-25.
138. Wanderley RB, Laurentino GEC, Moura Filho AG, Raposo MCF. Prevalência da dor na coluna vertebral em profissionais fisioterapeutas que atuam em serviços públicos e privados na cidade de Recife. Rev Fisioter Mov. 2002;14(2):59-66.
139. Carregaro RL, Trelha CS, Mastelari HJZ. Distúrbios osteomusculares relacionados ao trabalho em fisioterapeutas: revisão da literatura. Fisioterapia e Pesquisa. 2006;13(1):53-9.
140. Alexandre NMC, Rogante MM. Movimentação e transferência de pacientes: aspectos posturais e ergonômicos. Rev Esc Enf USP. 2000;34(2):165-73.
141. Oliveira JMC, Pelissari V, Matoski A. Movimentação e transporte de pacientes: riscos ergonômicos. Rev Eng Const Civil. 2015;2(1):1-18.
142. Oliveira BRG, Murofuse NT. Acidentes de trabalho e doença ocupacional: estudo sobre o conhecimento do trabalhador hospitalar dos riscos à saúde de seu trabalho. Rev Latin-am Enferm 2001;9(1):109-15.
143. Silva CDL, Pinto WM. Riscos ocupacionais no ambiente hospitalar: fatores que favorecem a sua ocorrência na equipe de enfermagem. Saúde Coletiva em Debate. 2012;2(1):62-92.
144. Silva PLA. Percepção de fontes de estresse ocupacional, coping e resiliência no fisioterapeuta. Programa de Pós-Graduação em Ciências Ambientais e Saúde. Universidade Católica de Goiás. Monografia [Dissertação de Mestrado em Fisioterapia]. Goiânia; 2006. 91p.
145. Brasil. Conselho Federal de Fisioterapia e Terapia Ocupacional (COFFITO). Resolução 443, de 3 de setembro de 2014. Disciplina à especialidade profissional de fisioterapia aquática e dá outras providências. Disponível em: http://www.coffito.org.br/site/index.php/home/resolucoes-coffito/685-resolucao-n-443-de-3-de-setembro-de-2014.html. Acessado em: 11 abr. 2016.
146. Brasil. Agência Nacional de Vigilância Sanitária (Anvisa). Manual de orientações para fiscalização sanitária em estabelecimentos prestadores de atividade física e afins. NADAV/DIMCB/Anvisa. Brasília; 2009. 21p.
147. Biasoli MC, Machado CMC. Hidroterapia: aplicabilidades clínicas. Rev Bras de Med 2006;63(5):225-37.
148. Moschetti M. Projeto de instalações. In: Ruoti RG, Morris DM, Cole AJ. Reabilitação aquática. Barueri: Manole; 2000. p.391-410.
149. Messias IA, Okuno E, Colacioppo S. Exposição ocupacional de fisioterapeutas aos campos elétrico e magnético e a eficácia das gaiolas de Faraday. Rev Pan Saúde Púb. 2011;30(4):309-16.

150. Stuchly MA, Repacholi MH, Lecuyer DW, Mann RD. Exposure to the operator and patient during short wave diathermy treatments. Health Phys 1982;42(3):341-66.
151. Skotte J. Reduction of radiofrequency exposure to the operator during short-wave diathermy treatments. J Med Eng Technol. 1986;10(1):7-10.
152. Associação Brasileira de Normas Técnicas (ABNT), NBR 9.050: Acessibilidade a edificações, mobiliários, espaços e equipamentos urbanos. Rio de Janeiro: ABNT; 2004. 97p.

PARTE III

Fisioterapia preventiva na saúde do trabalhador

capítulo 5

Fundamentos e aplicações da fisioterapia preventiva na saúde do trabalhador

INTRODUÇÃO

O trabalho é a atividade desenvolvida pelo homem com o objetivo de produzir riqueza. A história do trabalho começa quando o homem procura os meios adequados para satisfazer suas necessidades. Essa procura se reproduz, historicamente, em toda ação que o homem efetua para continuar sobrevivendo. À medida que a satisfação pessoal é atingida, ampliam-se as necessidades e criam-se as relações sociais que determinam a visão histórica do trabalho. Assim, o trabalho permanece subordinado às formas sociais historicamente limitadas e às correspondentes organizações técnicas, caracterizando o chamado modo de produção. Destarte, o modo de produção dominante, que convive com outros modos de produção subordinados, determina a maneira característica com que o trabalho é organizado, que nada mais é do que o produto das relações sociais desenvolvidas em um determinado momento histórico. Desse modo, toda sociedade é um momento no processo histórico, somente podendo ser entendida como parte integrante e indissociável desse processo.[1,2]

Escravismo, feudalismo e capitalismo são exemplos de formas sociais desenvolvidas e estruturadas nas relações que dominam o processo e a organização do trabalho, intrinsecamente relacionados a determinados momentos históricos que, sob determinadas circunstâncias, originam as relações fundamentais desse processo. Assim, o momento histórico é compreendido pela maneira como os homens produzem os meios materiais, ou seja, a riqueza.[3]

De forma conceitual, pode-se dizer que o processo de trabalho é o resultado da combinação do objeto, dos meios, da força e do produto do trabalho. O objeto do trabalho é a matéria que se encontra em estado natural; a matéria-prima é aquela que sofreu a intervenção do homem, mas ainda não foi convertida em produto. Os meios de trabalho são os instrumentos que o homem utiliza para realizar a transformação da matéria e o ambiente em que ocorre essa transformação. A força de trabalho representa a energia humana usada no processo de transformação, mas não pode ser confundida com o próprio trabalho, que nesse caso representa o rendimento da força de trabalho. Finalizando, o produto é o valor criado pelo trabalho e corresponde ao objeto produzido para satisfazer as necessidades do homem.[3]

Destarte, observa-se que o avanço tecnológico é sempre produzido pelas relações sociais de um determinado período, que por sua vez representam os anseios das estruturas dominantes da sociedade. Assim sendo, é somente pelo domínio de uma estrutura econômica e de certa dose de coerção que se extraem os excedentes da produção, e esses por sua vez determinam, historicamente, as transformações tecnológicas.

RELAÇÃO HOMEM *VERSUS* TRABALHO

O longo período de mais de 500 mil anos compreendido entre o aparecimento do homem e a formação das primeiras sociedades humanas divididas em classes é comumente denominado pré-história. Nesse período, observou-se a formação e a organização primitiva das relações básicas das sociedades humanas.

Durante esse longo período, ocorreram diversas mudanças, sucessivas e contínuas, desde o momento em que o homem enfrentou os animais selvagens pela primeira vez, criou condições para se abrigar das intempéries da natureza e buscou meios para lutar pela própria sobrevivência. Essa evolução pode ser compreendida pela análise de quatro pontos fundamentais: a passagem da vida nas cavernas para as cabanas em pedra e madeira; o desenvolvimento de conhecimentos técnicos aplicados na fabricação de instrumentos de pedra empregados na caça, na pesca, na luta corporal com animais de grande porte ou com outros homens; a passagem para a convivência em grupos, com a prática sistemática de atividades coletivas; e o desenvolvimento do pensamento e da religião pela reciclagem permanente das formas de explicação dos fenômenos naturais observados empiricamente.

No início do século XVIII houve uma grande mudança nos processos de trabalho. A população cresceu aceleradamente, o que estimulou a produção em grande escala, pois havia mão de obra em abundância proveniente da migração para as cidades. Esse momento estabeleceu o surgimento das primeiras preocupações com a racionalização da produção e com o comportamento do indivíduo diante de sua tarefa.

A especialização das etapas da produção começou a ser considerada um meio eficiente de proporcionar destreza ao trabalhador no desempenho de suas atividades, ao mesmo tempo em que servia ao propósito maior de minimizar o tempo do processo de produção.

Nesse período, as jornadas de trabalho eram extensas e os salários baixos, fato que condicionava o trabalhador para que ele vivesse no trabalho, porém, sem que suas necessidades básicas fossem supridas.[3]

A eficiência da produção continuou a ser questionada no século XIX. Dessa forma, surgiram propostas sugerindo que o salário deveria ser proporcional à produção de cada trabalhador. Mesmo sem alterar a prática dos processos produtivos, o trabalhador passou a ser motivo de preocupação e questionamentos. A motivação, a melhoria do ambiente de trabalho e a monotonia produzida pela especialização, fatores que afetavam diretamente a vida do trabalhador no local de trabalho, passaram a ser teorizados timidamente e em algumas poucas empresas.

A partir desse momento surge o capitalismo, cujo marco exponencial é o momento definido como revolução industrial, caracterizado pela evolução tecnológica aplicada à produção e a consequente revolução, tanto nos processos produtivos como nas relações sociais.[4]

O centro dessas profundas transformações é a Inglaterra, sobre cuja experiência a historiografia tem baseado sua análise. Os demais países, como a França, a Alemanha e a Bélgica, se integraram definitivamente à revolução industrial em meados do século XIX, quando a revolução inglesa já se encontrava em um estágio mais avançado.[5]

A revolução industrial apresenta duas fases. A primeira, que compreende o período entre 1760 e 1850, corresponde ao momento das transformações tecnológicas e sociais promovidas basicamente no setor têxtil e representado pela introdução, também em outros setores, da máquina a vapor em substituição às antigas fontes de energia até então empregadas (força manual, tração animal, energia hidráulica). O avanço tecnológico, porém, não se estabeleceu como em um passe de mágica, pois encontrou forte resistência dos próprios trabalhadores e de vários setores produtivos, o que explica a manutenção das técnicas tradicionais ainda durante certo período.[3]

A segunda fase da revolução industrial ocorreu entre 1850 e 1900, sendo caracterizada pela expansão do uso da máquina a vapor em outros países da Europa, nos Estados Unidos e na Ásia. Essa expansão é acompanhada por novos avanços tecnológicos, especialmente a descoberta da eletricidade e de vários tipos de combustíveis derivados do petróleo usados como força motriz, a invenção do rádio e dos motores de explosão, e o automóvel, o invento mais representativo desse período. Além disso, a contribuição da ciência torna-se mais eficaz, notadamente a evolução da química, que passa a ser maciçamente usada na indústria.[3]

As duas fases da revolução industrial correspondem a uma etapa significativamente importante no crescimento do capitalismo, englobando o período entre o século XIX e a Primeira Guerra Mundial (1914-1918), principalmente assentado na livre concorrência e por isso denominado capitalismo liberal.[3]

Durante essa fase, que continua até os dias atuais, a produção industrial é automatizada e os meios de comunicação expandem-se vertiginosamente. A energia elétrica substitui, de forma definitiva, a energia a vapor e surge uma alternativa energética: a energia atômica.

No século XX, com o término da Primeira Guerra Mundial, implanta-se definitivamente a indústria mecanizada com produção automatizada, observando-se um avanço tecnológico espetacular. O mundo é reestruturado geopoliticamente e os Estados Unidos substituem a Inglaterra no papel de nação hegemônica mundial. O capitalismo, por sua vez, assume formas mais agressivas com o aparecimento do capitalismo monopolista, caracterizado pelo redimensionamento do papel do Estado, que assim ocupa uma posição mais centralizadora e, em alguns casos, intervencionista.

Frederick Winslow Taylor, engenheiro estadunidense (1856-1915), é considerado o maior expoente desse período, pois estabeleceu, por meio de métodos empíricos, técnicas para uma administração voltada à produção individual como base para um maior e melhor desempenho geral da indústria. Dessa forma, pesquisou métodos e concretizou maneiras mais eficientes para o desempenho das máquinas e dos trabalhadores.

Com os princípios tayloristas, ou seja, a divisão do trabalho em atividades simples e previamente definidas, a utilização da mão de obra não especializada passou a ser amplamente possível e viável. Assim, a indústria assumiu o controle do processo e pôde, consequentemente, aumentar sua produtividade à custa da mão de obra dos trabalhadores.

Essa mão de obra era formada por imigrantes e sulistas que possuíam condições de vida prévia praticamente desumanas, vivendo quase em regime de escravidão, seja nos seus países de origem, seja nas propriedades rurais do sul dos Estados Unidos.

A doutrina então estabelecida buscava a racionalização da produção, trazendo como consequências finais o aumento da produtividade e a motivação econômica do trabalhador. A esse respeito, Taylor afirmou:

> Prosperidade para o funcionário significa, além de salários mais altos do que os recebidos habitualmente pelos obreiros de sua classe, o aproveitamento dos homens de modo mais eficiente, habituando-os a desempenhar os tipos de trabalho mais elevados para os quais tenham aptidões naturais e atribuindo-lhes, sempre que possível, esses gêneros de trabalho.[6]

Henry Ford, empreendedor estadunidense (1863-1947) adepto do taylorismo, acreditava que uma das necessidades básicas para a prosperidade do trabalhador referia-se aos aspectos físicos do local de trabalho. Assim, defendeu que uma condição essencial para obter satisfação no trabalho seria dispor os locais de trabalho com amplas acomodações, devidamente limpas e ventiladas.

O taylorismo e o fordismo proporcionaram aos trabalhadores da época melhores condições de trabalho, tanto no aspecto motivacional como nas questões relativas ao planejamento do cargo e do ambiente físico.[3]

Pelo exposto, pode-se concluir que Taylor valorizou os trabalhadores e lhes forneceu condições de ganhar de forma proporcional à sua produção. A forma racional de execução das tarefas, apresentadas pelo taylorismo, levou o trabalhador a um desgaste físico quase desumano, numa visão atual, porém, tornou-se a tarefa mais significativa, além de representar o início dos estudos acerca do comportamento humano no trabalho.

Considera-se que as ideias de Taylor ainda continuam vivas, mesmo que rotuladas em outros títulos, embora ainda inseridas implicitamente em diferentes escolas sociais ou filosofias administrativas ligadas à produção. Logo, não é possível desprezá-las ao analisar, nos dias atuais, as condições de trabalho oferecidas.

A organização do trabalho é um processo que envolve as atividades do trabalhador e as relações socioprofissionais com seus pares e com a hierarquia, concretizadas em uma determinada estrutura organizacional.

Considerando essa conceituação, percebe-se que a visão taylor-fordiana representa, na verdade, o primeiro modelo científico de organização do trabalho, pois visava a racionalizar a produção de forma específica, mantendo uma gestão caracterizada pela mecanização, produção em massa e elevados índices salariais.

As premissas desse modelo vêm sendo sistematicamente questionadas, pois além de uma elevação da produtividade observou-se também um decréscimo da qualidade de vida no trabalho, considerando-se as jornadas de trabalho prolongadas, a fadiga física e mental dos trabalhadores e especialmente o esvaziamento do conteúdo significativo das atividades laborais, gerando como produto final a insatisfação do indivíduo durante o cumprimento das suas tarefas. Assim, o modelo de relacionamento empregado-empregador acima apresentado vem requerendo modificações que viabilizem um modelo de gestão organizacional que tenha como objetivo a qualificação, a participação, o compromisso e o incentivo do trabalhador.[3]

É possível relacionar o momento atual com a revolução industrial do século XVIII, pois ela proporcionou o surgimento de uma economia radicalmente nova, não eliminando a busca do lucro, mas transformando quase tudo ao seu redor, das finanças à vida familiar, do trabalho à guerra, do emprego de recursos à religião. Hoje, em uma escala muito maior e mais rápida, um novo sistema econômico e social está tomando forma e ele deve transformar praticamente todo o conjunto das relações sociais. Assim, uma nova faceta da economia desponta com algumas características marcantes: nivelamento das hierarquias e dos produtos, que hoje são produzidos mais sob medida; necessidade de uma melhor qualificação profissional à medida que o trabalho braçal vem sendo continuamente substituído pelo trabalho mental; aparecimento de alianças e complexas redes de fornecimento, reduzindo a integração vertical; contínuo surgimento de novos nichos de mercado; e imposição de um ritmo constante de atualização e mudanças, com as empresas sendo obrigadas a operar em um ritmo cada vez mais intenso.[7]

Considerando essas características, é necessária uma mudança de paradigma, com a transformação da prática gerencial e administrativa, a otimização global, a produção integrada, a diversificação e a integração de produtos e usuários, a elevada qualidade e o baixo custo de produção, a educação básica e o treinamento contínuo, os longos contratos de trabalho e os altos índices salariais, visando assim à saúde não só do trabalhador, mas de todo o conjunto de valores envolvidos nas relações sociais. Dessa forma, rompe-se com o modelo taylor-fordiano ao deixar de privilegiar a produtividade pela mecanização e passar a promovê-la pela humanização desses ambientes produtivos.[3]

Essa nova realidade deve ir além da troca de tecnologia, deve promover a descentralização das decisões, a integração entre o trabalhador e o produto final, a flexibilização hierárquica, a liberdade de criação, o incentivo à participação, a valorização e a qualificação constante dos trabalhadores.

Com o objetivo de avaliar a qualidade de vida no trabalho dentro desse novo paradigma, fórmulas vêm sendo sistematicamente apresentadas. Os fatores que estão sendo apontados como positivos em relação à qualidade de vida no trabalho incluem remuneração digna, identidade com a tarefa, ciclos completos, autoridade no trabalho, criatividade na tarefa e *feedback* quanto ao trabalho feito pelo indivíduo, enquanto o fator negativo a ser eliminado diz respeito ao estresse.[8]

O conteúdo das atividades laborais, a qualidade das relações humanas e sociais no trabalho e a motivação podem ser fontes de prazer e equilíbrio para o homem, mas quando esses fatores não estão presentes, o trabalho torna-se fonte de desprazer e sacrifícios. Por isso, a busca do prazer e a fuga do desprazer constituem um desejo permanente do trabalhador, o que é essencial para a promoção da sua saúde mental, física e social.

Em vista do que foi exposto, pode-se afirmar que o desenvolvimento biológico do homem não admite mais tantas agressões, atividades monótonas e repetitivas, jornadas excessivamente prolongadas, trabalho noturno nem ritmos alucinantes, todos maciçamente intensificados após a revolução industrial.

O trabalho é uma necessidade, um processo contínuo entre o homem e a natureza determinado pela forma concreta em que ocorre a produção, a distribuição, o intercâmbio e o consumo dos meios de vida pelos diferentes grupos humanos; assim, o trabalho implica um processo de reprodução social e de consumo.

ASPECTOS PSICOFISIOLÓGICOS

Ao analisar as relações do homem com o trabalho são identificados aspectos, uns momentâneos e outros duradouros, acerca dessa interação. A monotonia, a fadiga, a motivação e o estresse representam quatro desses importantes aspectos, que devem ser considerados fatores de interesse a todos aqueles que realizam análises e projetos sobre as condições humanas de trabalho. Outros aspectos, como a idade, a maior participação feminina em determinados setores e cargos executivos e a presença de pessoas deficientes no ambiente de trabalho também representam assuntos em discussão nas últimas décadas. Nesse contexto, esclarece-se que o homem adulto de 20 a 30 anos tem sido considerado o paradigma do trabalhador, mas tal fato vem sendo cada vez mais questionado à medida que outros segmentos representativos da sociedade participam, de forma mais intensa, das atividades produtivas.

Em relação à adaptação ao trabalho, sabe-se que em determinados dias e horários o organismo mostra-se mais apto, havendo nesses momentos um rendimento maior e, concomitantemente, menores riscos à saúde física e mental dos trabalhadores. Porém, diversos fatores condicionam esse estado positivo e favorável do organismo humano. Alguns desses fatores são intrínsecos, como a natureza pessoal e intransferível do ritmo circadiano, enquanto outros são extrínsecos e dizem respeito, por exemplo, aos fatores determinados pelos treinamentos ou pela organização específica do trabalho em algumas empresas.

Exemplificando: no início das atividades laborais, o organismo precisa de certo período de "aquecimento", até que se encontre em um estado ideal de equilíbrio e possa atender às exigências do trabalho. Esse estado de equilíbrio é atingido à custa de modificações fisiológicas que, por sua vez, necessitam de um ritmo paulatino para se estabelecerem adequadamente.

No início das atividades, os músculos atuam em desvantagem, havendo um débito de oxigênio. O metabolismo dos músculos produz, então, ácidos como o lático, e esses, por sua vez, elevam o teor ácido do sangue. Essa acidez sanguínea serve de estimulante à dilatação dos vasos e ao aumento da frequência respiratória, que assim agem com o objetivo de aumentar os índices do oxigênio muscular. Terminada ou diminuída a atividade, os níveis fisiológicos retornam, também paulatinamente, para os níveis de repouso.

Naqueles casos em que se executa trabalho físico pesado, é aconselhável fazer um pré-aquecimento ou iniciar a atividade com uma intensidade menor, fornecendo uma oportunidade para que o organismo se adapte, visando minimizar a defasagem entre a oferta e a demanda de oxigênio.

Considerando-se a adaptação do organismo em decorrência do treinamento, quando uma pessoa realiza uma tarefa pela primeira vez sentirá, provavelmente, maiores dificuldades que outra já habituada a esse trabalho. Nesse caso, é possível observar a ocorrência de movimentos bruscos, deselegantes e descoordenados, além de aumento dos erros, da produção de refugo e da quantidade de retrabalho[3]. Porém, no dia seguinte as dificuldades tendem a ser menores e, com o passar do tempo, a adaptação diminui a necessidade energética no desempenho da tarefa, ao mesmo tempo em que eleva a produtividade.

A monotonia é um importante fator a ser considerado na relação entre o homem e o trabalho. É definida como a reação do organismo em relação a um ambiente uniformemente pobre em estímulos ou com poucas variações de situações excitadoras. Os sintomas mais indicativos da monotonia são a sensação de fadiga, a sonolência, a morosidade e uma diminuição perigosa dos níveis de atenção. Além disso, situações como ruído contínuo (alto ou baixo), calor excessivo e isolamento social também intensificam os riscos de aparecimento da monotonia. Do ponto de vista operacional, há duas consequências mensuráveis da monotonia: a diminuição da atenção e o aumento do tempo de reação.[3]

Os órgãos dos sentidos são especialmente sensíveis às mudanças no nível de excitação, mas tornam-se insensíveis às excitações permanentes de nível constante, reagindo como se não houvesse novos estímulos, pois o organismo se adapta ao nível dessas excitações, e são ativados novamente quando há a introdução de um novo limiar. Esse é um mecanismo de defesa do organismo, que tende a se proteger das excitações regulares "desligando-se" delas. Portanto, tarefas repetitivas diminuem o nível de excitação do cérebro, causando uma diminuição geral das reações do organismo.

A fadiga, outro importante fator presente na relação homem-trabalho, pode ser entendida como o efeito de um trabalho continuado, que tende a provocar redução reversível da capacidade do organismo e uma degradação qualitativa desse trabalho. A fadiga é causada por um conjunto complexo de fatores, cujos efeitos são cumulativos. Inicialmente, mencionam-se os fatores fisiológicos relacionados com a intensidade e a duração do trabalho físico e intelectual. Depois, há a ação dos fatores psicológicos, como a monotonia e a desmotivação e, em seguida, os fatores ambientais (iluminação, ruídos) e organizacionais (relacionamento com a chefia e com os colegas de trabalho).

É certo que as causas da fadiga no trabalho são múltiplas e em geral decorrem das associações entre as más condições de trabalho, o desencontro entre os ritmos biológicos e os horários de trabalho,[9] sendo o trabalho em turnos rotativos particularmente nocivo, pois a privação parcial de sono reduz o período de repouso e, especialmente à noite, a privação de sono causada pelas dificuldades de repouso diurno e a dessincronização dos ritmos biológicos pode reduzir de maneira significativa os níveis de alerta do trabalhador e, consequentemente, acentuar os sintomas de fadiga.[10]

Para lidar preventivamente com o problema da fadiga causada pelo dissincronismo do ritmo biológico devem ser adotadas medidas tanto no âmbito coletivo como individual. No âmbito coletivo cita-se como uma medida essencial a realização de exames médicos periódicos (NR-7) em pessoas que trabalham em turnos;[9] de forma inovadora, menciona-se também que algumas empresas no exterior têm adotado a iniciativa de criar clínicas denominadas *shiftwork clinics*, planejadas especificamente para atender as pessoas que trabalham em turnos rotativos.[11] Já as medidas no âmbito individual se concentram na análise de três áreas: sono, ritmos biológicos e situação social/doméstica do trabalhador.[11]

Uma pessoa fatigada tende a aceitar padrões mais pobres de precisão e segurança. Essa tendência leva à simplificação da tarefa, com a eliminação de tudo aquilo que não parece essencial.

As atividades com excesso de carga mental e elevada densidade psicológica provocam decréscimo da precisão na discriminação de sinais, retardando as respostas sensoriais e aumentando a irregularidade das respostas motoras. Com a elevação da complexidade das tarefas, a fadiga também causa desorganização das estratégias do trabalhador para atingir seus objetivos.[3]

A sobrecarga ocorre quando as solicitações que recaem sobre o indivíduo excedem sua capacidade de resposta. Isso depende do grau de liberdade que o trabalhador dispõe para solucionar o problema, da estratégia elaborada para solucioná-lo, do nível de conhecimento e da habilidade individual.

A motivação é outro aspecto que não pode ser excluído da análise do relacionamento entre o homem e o trabalho. Existe no comportamento humano algo que faz uma pessoa perseguir um determinado objetivo por certo tempo, que pode ser breve ou longo, e que não pode ser explicado somente pelos seus conhecimentos, pela experiência ou pelas habilidades. Esse "algo" é por vezes denominado garra, determinação, impulso ou, mais genericamente, motivação.

O resultado final do trabalho pode ser considerado, de certa forma, como a resposta da habilidade pessoal conjugada à motivação. A habilidade está relacionada à capacitação pessoal ou aos pré-requisitos apresentados pelo trabalhador, enquanto a motivação agrega-se à decisão de realizar esse trabalho.[12]

Um trabalhador motivado produz mais e melhor, ao mesmo tempo em que apresenta menores riscos de lesão, pois sofre menos os efeitos da monotonia e da fadiga, além de não ser pressionado pela hierarquia superior, já que não necessita de supervisão constante.

Um fator que inegavelmente está acoplado à motivação é o salário, principalmente considerando-se os trabalhadores de renda mais baixa. Assim, os critérios de remuneração e promoção devem sempre estar claramente estabelecidos na relação do homem com o trabalho e, sempre que possível, devem estar baseados no desempenho das atividades e no nível de aperfeiçoamento pessoal.

O estresse representa outro aspecto psicofisiológico da adaptação do homem ao trabalho. Na sociedade moderna, o avanço tecnológico, o aumento da competição, a pressão de consumo, a ameaça da perda do emprego e outras dificuldades do dia a dia impõem aos trabalhadores fontes constantes de estímulos estressantes.

As pessoas estressadas apresentam algumas modificações visíveis de comportamento. Em primeiro lugar, há perda da autoestima e da autoconfiança, surgem os problemas com o sono caracterizado sobretudo pela insônia, há manifestações de agressividade e início de consumo excessivo de álcool, fumo ou drogas. Depois, surgem as alterações neuroendócrinas que interferem nas funções fisiológicas e inibem as defesas naturais do organismo, tornando-o mais vulnerável. Além desses, outros indicadores podem ser evidenciados: queda da eficiência, ausências constantes no trabalho, insegurança nas decisões, entre outros.[13]

As causas do estresse são muito variadas e possuem efeito cumulativo. As exigências físicas ou mentais exageradas provocam estresse, mas ele pode incidir mais acentuadamente naquelas pessoas já afetadas por outros aspectos, como conflitos com a chefia ou problemas familiares.

Algumas causas principais do estresse incluem o conteúdo do trabalho, representado pela pressão existente para a realização de certo ritmo de produção, o grau de responsabilidade da tarefa e os conflitos existentes; os sentimentos de incapacidade, em que o estresse decorre das percepções individuais inadequadas do trabalhador em relação à necessidade de atender a uma demanda ou ao cumprimento de prazos anteriormente estabelecidos; as condições de trabalho, que incluem as situações físicas e ambientais desfavoráveis, muitas vezes exigindo posturas inadequadas na execução de diversas atividades laborais; os fatores organizacionais, como o comportamento gerencial, a remuneração insatisfatória, o excesso de horas extras e o trabalho em sistema de revezamento; as pressões socioeconômicas, representadas pela pressão do pagamento de dívidas e compromissos assumidos; e a presença de conflitos com os colegas de trabalho, amigos ou familiares.

Resumidamente, pode-se considerar que a sociedade moderna, o avanço tecnológico, a pressão do consumo, o aumento da competitividade, a ameaça constante do desemprego e outras dificuldades do dia a dia fazem com que as pessoas vivam cada vez mais em situação estressante.[12]

Como o estresse possui gênese multifatorial e afeta cada pessoa de maneira diferente, não é possível estabelecer uma única forma de prevenção, pelo contrário, deve ser estabelecido um conjunto de medidas e, entre elas, citam-se o enriquecimento da tarefa, a reestruturação ergonômica do posto de trabalho, a readaptação de ferramentas e instrumentos inadequados, a intensificação dos contatos sociais, o treinamento frequente, a reorganização de cargos e salários e a disponibilização de atividades de saúde nos níveis preventivo, de tratamento, de reabilitação e de reinserção social.

Porém, essas medidas não podem estar isoladas entre si, devendo ser norteadas por um programa uníssono que as integrem no nível dos benefícios individuais e coletivos. Assim, os programas integrados executados no longo prazo e reavaliados periodicamente constituem uma ferramenta poderosa para eliminar ou minimizar as fontes de estresse, obtendo frequentemente resultados significativos em relação à manutenção de estados de saúde adequados dos trabalhadores.

ASPECTOS FISIOPATOLÓGICOS

Quando a manutenção de um estado de equilíbrio do organismo não é mais possível, surgem as adaptações que, se não forem organizadas satisfatoriamente, aumentam os riscos de aparecimento dos distúrbios psicofísicos relacionados ao trabalho.

A expressão lesões por esforços repetitivos, sintetizada na sigla LER, foi inicialmente usada para caracterizar o conjunto de disfunções musculoesqueléticas que acometem os membros superiores e região cervical, relacionadas ao trabalho principalmente nas áreas eletroeletrônica, química, têxtil, de telecomunicação e digitação.[3]

Posteriormente, o conceito de LER foi ampliado, definindo-a como o conjunto de distúrbios que acometem tendões, músculos, fáscias, nervos e ligamentos, de forma isolada ou associada, com ou sem degeneração dos tecidos, atingindo preferencialmente os membros superiores e região cervical, podendo acometer também o tronco e os membros inferiores.[3]

Oficialmente no Brasil, conceituam-se as lesões por esforços repetitivos como sendo uma síndrome clínica caracterizada por dor crônica, acompanhada ou não de alterações objetivas, que se manifesta principalmente no pescoço, cintura escapular e/ou membros superiores em decorrência do trabalho, podendo afetar tendões, músculos e nervos periféricos.[14]

Do ponto de vista histórico, considera-se o advento da revolução industrial como divisor de águas para o incremento de quadros clínicos decorrentes de sobrecarga estática e dinâmica do sistema osteomuscular, mas foi somente a partir da segunda metade do século XIX que esses quadros adquiriram expressão numérica expressiva e relevância social incontestável, atingindo, inicialmente e de forma particular, os trabalhadores perfuradores de cartão.[14]

A partir desse momento, observou-se uma mudança de paradigma, pois o aumento acentuado dos casos de LER provocou uma mudança no conceito tradicional de que o trabalho pesado que envolve considerável esforço físico seria mais desgastante do que o trabalho mais leve, que envolve preponderantemente esforço mental associado a sobrecarga dos membros superiores e relativo gasto de energia.[14]

No contexto histórico brasileiro, comumente se aceita que a LER, primeiro descrita como tenossinovite ocupacional, foi inicialmente apresentada no XII Congresso Nacional de Prevenção de Acidentes do Trabalho, evento ocorrido na cidade capixaba de Guarapari (1973) e se referia aos casos de tenossinovite registrados em lavadeiras, limpadoras e engomadeiras, recomendando-se, desde essa época, que fossem observadas pausas de trabalho dos trabalhadores que operassem intensamente com as mãos.[14]

Considerando que a LER representa um fenômeno mundial, observa-se que a nomenclatura para designá-la varia de país para país. Assim, nos Estados Unidos recebe a denominação de *cumulative trauma disorders* (CTD), no Japão *ocuppational cervicobrachial disorders* (OCD), na França *syndrome de la surutilisation profissionelle* (SSP) e na Austrália *repetitive strain injury* (RSI).[15]

No Brasil, além do termo LER, algumas vezes utiliza-se lesão por trauma cumulativo (LTC), distúrbios osteomusculares relacionados ao trabalho (DORT), disfunções musculoesqueléticas ocupacionais (DMO) e afecções musculoesqueléticas relacionadas ao trabalho (AMERT). Porém, salienta-se que a Organização Mundial de Saúde (OMS) recomenda, visando à unificação das nomenclaturas e à facilitação da troca de informações entre pesquisadores dos países membros, o uso do termo *work related musculoskeletal disorders* (WRMD), portanto DORT, termo esse adotado oficialmente pelo Brasil.[14]

Além das vantagens citadas para o uso do termo DORT em detrimento ao termo LER (unificação da terminologia e facilitação do intercâmbio científico), ressalta-se ainda o benefício da expressão distúrbios em vez de lesões,[16] pois as alterações do equilíbrio estrutural e funcional das partes acometidas estão presentes desde o início das manifestações, sendo representados por fadiga precoce, sensação de peso e desconforto, entre outros, enquanto as lesões características podem apenas ser identificáveis nos estágios mais tardios do processo patológico.

Ainda justificando a necessidade de unificação da terminologia, visando assim descaracterizar essa questão como um mero problema de semântica, tem-se que a expressão LER simplifica em demasia o conjunto de problemas apresentados pelo paciente ao destacar a repetição dos movimentos como o principal agente causador das disfunções, enquanto a expressão DORT se mostra mais abrangente.

Entretanto, deve ser destacado que não se pode apregoar que as doenças do aparelho musculoesquelético associadas ao trabalho constituem unicamente um produto moderno da era industrializada, pois, em 1700, Bernardo Ramazzini, médico italiano considerado o pioneiro da medicina do trabalho, já fazia correlações entre as diversas doenças e as atividades ocupacionais das pessoas, especialmente os escribas, que apresentavam processos inflamatórios nos punhos em razão do excesso de movimentos repetitivos.[17]

O Centro Estadual de Referência em Saúde do Trabalhador (CEREST) de São Paulo,[18] de acordo com dados do Sistema Nacional de Agravos de Notificação (SINAN) do período de 2006 a março de 2014, apresenta o registro de 301.463 casos de doenças e acidentes de trabalho oficialmente notificados, e os casos de LER/DORT representam 5% do total de registros, consolidando-se como a terceira maior causa de agravos notificados relativos à saúde dos trabalhadores do Estado de São Paulo.

Além disso, vários autores concordam acerca da existência de sub-registro de casos e de que as estatísticas reais são desconhecidas. Esses sub-registros ocorreriam por diversos motivos, como a falta de relação entre lesão e atividade laboral, seja por parte do médico ou do próprio paciente; diagnósticos indefinidos; acometimento de trabalhadores autônomos não subordinados à legislação; e demissão do funcionário assim que sua produtividade diminui e antes que o diagnóstico tenha sido estabelecido.[19]

Outra distinção necessária refere-se ao fato de que os distúrbios osteomusculares relacionados ao trabalho (DORT) não representam um problema restrito aos digitadores, como ficou enraizado em nosso país, afetando também empacotadores, operadores de produção, atendentes de *check-out*, telefonistas, músicos, soldadores, artesões, profissionais liberais, atendentes de telemarketing, entre outros.

Em relação aos músicos, por exemplo, alguns estudos apontam uma frequência de até 50% em orquestras,[20] enquanto queixas semelhantes aos sintomas de LER/DORT foram encontradas em 73% dos músicos de um conservatório.[21]

Pelo exposto, não se pode mais admitir que a gênese multifatorial desse distúrbio seja abordada sob a ótica simplista da repetitividade das tarefas, com propostas equivocadas de introdução de pausas ou com a mera automação do processo produtivo, havendo nesses casos o afastamento do trabalhador da atividade e, em muitos outros, até mesmo do emprego. Pelo contrário, deve-se seguir o caminho oposto, entendendo o fenômeno DORT como sendo o produto das interações que ocorrem entre o ser humano e seu ambiente, havendo a presença de condições físicas e psíquicas predisponentes, associadas a um ambiente de trabalho facilitador, cada vez mais incentivador de aspectos quantitativos em detrimento dos aspectos qualitativos.[3]

Esse mecanismo multicausal estabelece a existência de dois grandes grupos de fatores. O primeiro envolve aqueles inerentes ao trabalhador, sendo denominados intrínsecos, como a adoção de uma postura pessoal inadequada, labilidade emocional, constituição antropométrica inadequada, tanto em relação aos aspectos morfométricos como fisiométricos, entre outros. Já o segundo grupo engloba os fatores extrínsecos ao trabalhador, tratando dos aspectos que dizem respeito às empresas, tendo o funcionário pouca ou nenhuma influência, como ritmo da atividade, organização do trabalho, condições ambientais desfavoráveis e outros.

Outra maneira de esquematizar os fatores etiológicos é dividi-los por categorias:

- Fatores biomecânicos, representados por força excessiva na execução da tarefa, postura estática corporal e/ou segmentar mantida por períodos prolongados, alavancas críticas sobre as articulações, compressão mecânica dos tecidos moles e elevada repetitividade dos movimentos, sem que haja o devido reequilíbrio das estruturas envolvidas nessa movimentação.
- Fatores organizacionais, como monotonia excessiva, ciclos de trabalho menores do que 30 segundos, pressão demasiada dos níveis hierárquicos superiores, distribuição irregular das horas extras, estímulo nocivo à competição entre funcionários, problemas de comunicação interna intra e interdepartamentos e ausência de programas de prevenção que sejam parte integrante do cotidiano da empresa; fatores ambientais, exemplificados por problemas em relação à composição e ao dimensionamento do posto de trabalho, inadequação do iluminamento, ruído, temperatura efetiva, umidade relativa e velocidade do ar.
- Fatores psicoemocionais, como falta de adaptação do funcionário a novas tarefas ou modelos gerenciais, desmotivação em relação à atividade desenvolvida e ausência de projetos de integração da família junto à empresa, como programas de visitação ou atividades de lazer nos finais de semana.

O próprio Ministério da Saúde do Brasil, em conjunto com a Organização Pan-Americana da Saúde (OPAS), destaca a complexidade etiológica das DORT, afirmando que esse grupo de transtornos apresenta como características comuns aparecimento e evolução de caráter insidioso, origem multifatorial complexa, na qual se entrelaçam inúmeros fatores causais, entre eles exigências mecânicas repetidas por períodos de tempo prolongados, utilização de ferramentas vibratórias, posições forçadas, fatores da organização do trabalho, como exigências de produtividade, competitividade, e programas de incentivo à produção e de qualidade.[15]

Em relação à fisiopatologia das principais estruturas acometidas pelos distúrbios ocupacionais, é possível classificá-las anatomicamente em dois grandes grupos: estruturas localizadas no interior das articulações, por exemplo, sinóvias, cápsulas e ligamentos intra-articulares; e estruturas posicionadas ao redor das articulações, como tendões, músculos, ligamentos extra-articulares, fáscias e nervos.

Porém, independentemente da localização anatômica da estrutura comprometida, tem-se, de forma inequívoca, a presença de sobrecargas mecânicas originadas pelas contrações musculares, quer dinâmicas ou estáticas, durante a movimentação típica das atividades laborais. Além disso, tal padrão típico de movimentos muitas vezes é exacerbado pela execução de padrões similares de movimentação nas atividades da vida diária ou em atividades complementares, como costura, *hobbies* e "bicos".

Apesar de as sobrecargas citadas serem frequentemente muito intensas, na maioria das vezes os funcionários nada sentem, pois sua presença ocorre em uma situação de equilíbrio estrutural e funcional entre os músculos que realizam o movimento e os seus respectivos grupos musculares oponentes. Porém, quando não há condições favoráveis à manutenção desse equilíbrio, surgem as compensações e, posteriormente, quadros de inadequação de forças entre os grupos musculares agonistas e antagonistas, que por sua vez alteram o estado de equilíbrio natural das estruturas relacionadas (por exemplo, tendões e cápsulas) que, assim, respondem de maneira irregular às exigências a que são submetidas.

Na ocorrência da perda do equilíbrio fisiológico do organismo, surgem as queixas, sendo as mais comuns fadiga, dor, rigidez, cãibra, tremor e hipoestesia, apresentando-se preponderantemente nos músculos do complexo antebraço-punho-mão.[22]

As patologias mais comumente incluídas no grupo dos distúrbios osteomusculares relacionados ao trabalho estão listadas no Quadro 1.

Quadro 1 Patologias mais comuns e respectivas características

Patologia	Característica
Tendinite	Inflamação dos tendões, havendo ou não degeneração de suas fibras. Como é um termo amplo, deve ser precedido pelo nome do tendão acometido.
Tenossinovite	Inflamação das bainhas sinoviais que envolvem alguns tendões durante sua passagem por polias e túneis osteofibrosos.
Tenossinovite estenosante de DeQuervain	É um tipo especial de tenossinovite; ocorre no primeiro compartimento da região dorsal do punho, onde passam os tendões dos músculos abdutor longo do polegar e extensor curto do polegar, cuja função é afastar o polegar da mão; também diz respeito à elevada qualidade de preensão da mão humana.
Síndrome do túnel do carpo	Compressão do nervo mediano e das demais estruturas contidas no túnel osteofibroso carpiano.
Síndrome do desfiladeiro torácico	Compressão do feixe neurovascular na região do tórax conhecida como desfiladeiro, formada pela clavícula, primeira costela, músculo escaleno médio e anterior e respectivas fáscias.
Síndrome do canal de Guyon	Compressão do nervo ulnar ao nível do punho, descrito por Guyon em 1861.
Síndrome do supinador	Compressão do nervo interósseo no interior do músculo supinador.
Epicondilite	Inflamação nas inserções proximais dos músculos flexores (epicondilite medial) ou extensores do carpo (epicondilite lateral) no nível do cotovelo.

(continua)

Quadro 1 Patologias mais comuns e respectivas características *(continuação)*

Patologia	Característica
Cisto sinovial	São tumorações císticas circunscritas, geralmente indolores, localizadas mais frequentemente na face dorsal do punho, anexas a tendões, polias, ligamentos e articulações.
Dedo em gatilho	Inflamação dos tendões flexores dos dedos produzindo espessamento e nódulos que dificultam o deslizamento desses tendões em suas bainhas. Ao vencer a resistência, ocorre um salto característico que justifica a denominação do distúrbio.
Bursite	Inflamação das pequenas bolsas periarticulares (bursas) causada por fricção excessiva, sendo a região do ombro o local mais predisponente.
Cervicobraquialgia	Algia de causas compressivas diversas que atingem as raízes nervosas no nível cervical.

É importante analisar, pelo menos de forma sintética, as características particulares das estruturas relacionadas aos distúrbios musculoesqueléticos ocupacionais. Dessa forma, os tendões e ligamentos funcionam transmitindo a carga do trabalho muscular ao osso (tendão) ou de osso para osso (ligamento), evitando que haja concentração brusca de cargas entre os diversos componentes do sistema musculoesquelético. A importância dessa função é óbvia, pois os locais que apresentem concentração de cargas encontram-se mais suscetíveis ao surgimento de problemas agudos, como uma ruptura de ligamento, ou crônicos, como é o caso da tendinite estenosante de DeQuervain.

Entre os tendões mais acometidos pelos distúrbios ocupacionais tem-se o tendão da cabeça longa do músculo bíceps braquial, o tendão do músculo supraespinhoso, as regiões de inserções proximais dos músculos do antebraço junto aos epicôndilos e à tróclea, além de todos os tendões do complexo punho-mão.[13]

A cápsula articular é outra estrutura que merece destaque, já que possui o importante papel de envolver as articulações sinoviais, limitando movimentos excessivos e indesejados desses tipos de junturas. Para tanto, é constituída por tecido fibroso resistente, além de receber o reforço dos próprios ligamentos adjacentes, o que aumenta ainda mais a resistência do conjunto. Dessa forma, tanto a cápsula como os ligamentos atuam como estabilizadores estáticos dos movimentos, sendo submetidos a sobrecargas constantes durante os diversos padrões típicos de movimentação das atividades laborais descompensadas.

Os túneis fibrosos são estruturas muito rígidas que circundam tendões e/ou nervos próximos às articulações. Pela rigidez de suas paredes, normalmente constituídas por osso, surgem atritos característicos entre as estruturas contidas no interior do túnel e aquelas que formam as superfícies delimitadoras, podendo esses atritos originar um quadro típico de inflamação. Na estruturação anatômica característica desses túneis não há espaço suficiente para que o processo inflamatório se estabeleça, e o túnel passa a funcionar como uma estrutura limitante à expansão da inflamação, havendo subsequente compressão das estruturas contidas em seu interior, mormente nervos e tendões, originando síndromes compressivas características. A transição cervicotorácica, o túnel do carpo, o espaço subacromial, a corredeira bicipital, o túnel do músculo supinador, o canal de Guyon e as polias dos tendões flexores do complexo punho-mão são os locais de maior incidência desses quadros compressivos.[3]

Os nervos também são estruturas frequentemente acometidas pelas sobrecargas de ordem ocupacional. Esses, como fazem a ligação entre os órgãos eferentes (músculos e glândulas) e o sistema nervoso central (SNC), encontram-se expostos aos diversos tipos de atividades vibratórias, apresentando como consequência efeitos prejudiciais sobre sua estrutura. Além disso, a simples presença de quina viva na borda das bancadas de trabalho causa risco de neurites compressivas sobre os nervos periféricos, sobretudo daqueles posicionados mais superficialmente.

As fáscias são lâminas ou tubos constituídos por tecido conjuntivo fibroso que recobrem ou interligam órgãos e cavidades. Em algumas regiões do corpo essas fáscias são extremamente resistentes, podendo apresentar pontos dolorosos denominados gatilhos.

Como visto na análise das estruturas, a resposta padrão do organismo ao desequilíbrio é representada pela presença da inflamação. Porém, é sabido que a resposta inflamatória surge com o objetivo de reparar os tecidos superexigidos durante as atividades cotidianas, havendo caracteristicamente um processo biológico celular que recruta a participação dos mesmos elementos que surgem em decorrência de uma inflamação traumática, por exemplo. Assim, fibras colágenas perdidas pelo desgaste natural dos tendões durante as atividades articulares do dia a dia são fagocitadas e sua substituição é feita pelos fibroblastos que atuam na reparação do dano tissular. Desde que mantido em um ritmo fisiológico, o processo de reparação reestrutura os elementos danificados sem que haja cicatrizes significativas do ponto de vista funcional, não havendo modificações das propriedades mecânicas ou qualquer sinal cardinal da inflamação.[13]

Pelo exposto, estabelece-se que os DORT instalam-se, pelo menos do ponto de vista fisiopatológico, quando a capacidade biológica natural de reparação tissular encontra-se deficiente e não é dado tempo suficiente para que essa regeneração seja completada, pois os fatores mecânicos causadores da alteração do estado de equilíbrio fisiológico voltam a atuar precocemente. Nesse momento, duas respostas opostas podem surgir: novo processo inflamatório, que tende a tornar o quadro clínico crônico; e ausência de tempo suficiente para a produção de substâncias lubrificantes, havendo "secura" e incremento do atrito, o que, por sua vez, promove a inflamação.

A resposta final, independentemente da gênese básica, é representada pela presença de modificações estruturais dos tecidos comprometidos, que são substituídos de forma inadequada, com consequente presença de cicatrizes; mudanças nas propriedades mecânicas e na capacidade de regeneração; e quadros de inflamação crônica de tendões, nervos, fáscias, entre outros.

A intensidade dos fenômenos inflamatórios é de natureza variável e frequentemente eles são autoalimentados pelas interações entre as modificações biológicas e as agressões mecânicas dos tecidos, ambas influenciadas pela atuação do SNC na tentativa de manter a homeostase natural do organismo.

Finalizando, destaca-se o impacto socioeconômico dos distúrbios osteomusculares ocupacionais. Em todo o mundo, a incidência de tais distúrbios continua a aumentar significativamente, chegando a atingir proporções epidêmicas.[23]

Estudos realizados nos Estados Unidos, por exemplo, apresentam que aproximadamente 65% de todas as patologias registradas como ocupacionais são do grupo LER/DORT, observando-se que, nas empresas com mais de 11 empregados do setor privado daquele país, a incidência estimada dessas patologias é da ordem de 10 para cada 10.000 trabalhadores, atingindo proporções ainda mais preocupantes em alguns setores, como no caso de atividades que exigem uso de força e de repetição comum em linhas de produção de frigoríficos, em bancos, em videoterminais, em caixas de supermercado, em seções de empacotamento, entre outros.[15]

O National Institute for Occupational Safety and Health (NIOSH), entidade governamental norte-americana, afirma que o custo anual médio para cada caso de DORT é da ordem de US$ 8.070, comparado com US$ 824 para as outras doenças ocupacionais. No final da década de 1990, por exemplo, o governo norte-americano calculou um prejuízo de mais de US$ 418 bilhões em custos diretos com as lesões musculoesqueléticas ocupacionais e mais US$ 837 bilhões em custos indiretos, totalizando US$ 1,26 trilhões.[23]

No Brasil, no mesmo período, as estatísticas do Ministério da Previdência e Assistência Social mostram que na década de 1980 foram concedidos 21.799 benefícios para acidentários, e que na década seguinte, 1990, o número de casos disparou acentuadamente e chegou a 421.343 registros em 1997, e nesse mesmo ano o Código Internacional de Doenças (CID) mais incidente foi o 727.0/2 (sinovite e tenossinovite), confirmando assim a opinião daqueles que consideram a ocorrência de DORT epidêmica também em nosso país.[3]

As estatísticas do INSS também apresentam aumento na incidência de LER/DORT de acordo com os números de concessão de benefícios por doenças profissionais. Segundo os dados disponíveis, esse grupo de distúrbios responde por mais de 80% dos diagnósticos que resultaram em concessão de auxílio-acidente e aposentadoria por invalidez pela Previdência Social em 1998, sendo o mesmo fenômeno observado na casuística de atendimentos dos Centros de Referência em Saúde do Trabalhador (CRST) na rede pública de serviços de saúde.[15,24]

Em relação à distribuição dos casos por gênero no Brasil, tem-se que desde o início dos registros, ocorrido na década de 1990, as LER/DORT têm atingido maciçamente mais mulheres do que homens, de maneira que no período 1991-1996 as mulheres responderam por cerca de três quartos dos casos diagnosticados.[2,24]

Independentemente do diagnóstico clínico, as LER/DORT progridem de forma homogênea no que diz respeito aos estágios evolutivos, sendo reconhecidas quatro etapas.[3,25]

O primeiro estágio é denominado grau I e suas características principais incluem sensação de peso e desconforto no membro ou na região afetada; dor espontânea que normalmente surge como pontadas ocasionais durante a jornada de trabalho, melhorando com o simples repouso da atividade; capacidade produtiva normal; ausência de interferência da dor no mecanismo de sono-vigília; ausência de sinais clínicos inflamatórios; bom prognóstico.

O estágio de grau II representa o momento em que se verifica a maior incidência de procura por atendimento. Nessa etapa ocorre dor mais persistente e intensa, porém, ainda tolerável, que surge durante a jornada de trabalho de forma intermitente; a dor não altera significativamente a produtividade, contudo essa diminui nos momentos de exacerbação; a dor é mais localizada, podendo inclusive irradiar-se; surgem as sensações de calor e formigamento, podendo ocorrer alterações da sensibilidade tátil. Os sinais clínicos inflamatórios clássicos, em geral, ainda encontram-se ausentes ou pouco pronunciados; a palpação da musculatura pode revelar aumento da resistência tecidual e dor; prognóstico frequentemente favorável.

O grau III do estágio evolutivo apresenta presença de dor persistente, intensa e que possui irradiação mais bem definida; o repouso, em geral, apenas atenua a intensidade da dor, nem sempre fazendo-a desaparecer por completo; há frequentes paroxismos dolorosos, mesmo fora do trabalho, especialmente à noite; há perda de força muscular e parestesias; a capacidade produtiva está comprometida e, às vezes, há impossibilidade plena de executar as funções laborais; as alterações de sensibilidade estão quase sempre presentes, associadas a manifestações vagais, palidez, hiperemia e sudorese; a mobilização ou a palpação da região acometida provoca dor forte; o retorno à função laboral original é problemática; o prognóstico é reservado.

O último estágio, denominado grau IV, apresenta dor forte, contínua, por vezes insuportável, levando o indivíduo a um sofrimento intenso; os movimentos, mesmo os mais suaves, costumam acentuar o quadro doloroso, que pode irradiar-se por todo o segmento; a diminuição da força muscular e a perda dos movimentos são constantes; o edema é persistente e podem ocorrer deformidades causadas por problemas fibróticos, reduzindo a circulação linfática; a capacidade laboral encontra-se anulada e a invalidez se caracteriza pela impossibilidade em desenvolver qualquer tipo de movimentação, mesmo aquelas domésticas rotineiras; há quadros de depressão, ansiedade e angústia; prognóstico sombrio.

Ainda em relação aos estágios evolutivos e suas respectivas incidências, estudos mostram que 39,5% dos pacientes com diagnóstico clínico definido já na primeira consulta possuíam algum tipo de DORT de grau II, 32,8% grau III, 10,9% grau IV e apenas 16,8% apresentavam distúrbios em seus estágios iniciais (grau I), evidenciando-se a relevância da prevenção e da conscientização.[20]

Atualmente, o discurso uníssono afirma que a prevenção das LER/DORT não depende de medidas isoladas, de correções de mobiliários e equipamentos, pelo contrário, requer o planejamento de um programa de prevenção que se inicie pela criteriosa identificação dos fatores de risco presentes na situação de trabalho, devendo ser analisado o modo como as tarefas são realizadas, especialmente as que envolvem movimentos repetitivos, movimentos bruscos, uso de força, posições forçadas e por tempo prolongado. As avaliações dos aspectos organizacionais do trabalho e das relações psicossociais estabelecidas também devem ser realizadas pelos profissionais que atuam em prol da saúde do trabalhador.[14]

PREVENÇÃO EM SAÚDE DO TRABALHADOR

A saúde ocupacional ou profissional implica a soma de todos os esforços para melhorar a saúde dos trabalhadores, tanto em seu ambiente de trabalho como na comunidade. O objetivo básico é a prevenção em todos os níveis, empregando todos os tipos de esforços e estratégias visando atingir a satisfação laboral plena do trabalhador.[3]

Ressalta-se que na relação saúde-doença a prevenção somente é possível quando se conhece a história natural de um distúrbio em particular, bem como todo o dinamismo de suas inter-relações. Essa afirmação pode ser completamente aplicada aos distúrbios ocupacionais. Desse modo, antes que medidas preventivas sejam estabelecidas, é crucial que a história natural de cada distúrbio ocupacional tenha sido devidamente determinada em detalhes, reconhecendo-se quais são os agentes envolvidos, bem como sua relevância dentro do processo de infortúnio, a importância das influências e manifestações ambientais, além da intensidade do impacto sobre o ser humano.

As doenças e lesões ocupacionais são, em princípio, previsíveis e plenamente sujeitas à prevenção. No entanto, a eficácia de qualquer medida preventiva depende diretamente da sua capacidade de atingir, eliminar ou minimizar os fatores promotores do distúrbio.[26]

No Brasil, a Portaria n. 1.125/2005 estabelece que as ações em saúde do trabalhador devem ser organizadas em todos os níveis de atenção à saúde a partir de seis diretrizes: atenção integral da saúde dos trabalhadores, envolvendo a promoção de ambientes e processos de trabalho saudáveis, o fortalecimento da vigilância de ambientes, os processos e agravos relacionados ao trabalho, a assistência integral à saúde dos trabalhadores e a adequação e ampliação da capacidade institucional; articulação intra e intersetorial; estruturação de rede de informações em saúde do trabalhador; apoio ao desenvolvimento de estudos e pesquisas em saúde do trabalhador; desenvolvimento e capacitação de recursos humanos; e participação da comunidade na gestão das ações em saúde do trabalhador[27]. No mesmo ano, em 7 de dezembro, foi publicada a Portaria n. 2.437, que dispôs sobre a ampliação e o fortalecimento da Rede Nacional de Atenção Integral à Saúde do Trabalhador (RENAST) do Sistema Único de Saúde (SUS)[28] e em 2009 a própria RENAST foi objeto de outra portaria.[29]

Ainda na esfera das políticas públicas nacionais de saúde, afirma-se que informação e treinamento dos trabalhadores são componentes essenciais no rol das medidas preventivas relativas aos ambientes de trabalho, particularmente se o modo de executar as tarefas propicia a formação ou dispersão de agentes nocivos para a saúde ou influencia as condições de exposição, como a posição em relação à tarefa/máquina, a possibilidade de absorção de substâncias nocivas através da pele ou ingestão, o maior dispêndio de energia, entre outras, e em situações especiais devem ser adotadas medidas que limitem a exposição do trabalhador por meio da redução do tempo de exposição, treinamento específico e utilização de equipamento de proteção individual (EPI).[15]

No âmbito da fisioterapia, a experiência histórica com a prevenção iniciou-se em meados da década de 1970 pelos treinamentos denominados *back school*, que podem ser traduzidos como escola de postura. Esses treinamentos procuravam divulgar um conjunto de conhecimentos básicos, por exemplo, os efeitos de algumas posturas e determinados movimentos sobre as costas, as posições mais adequadas para o relaxamento, como melhorar a distribuição do peso corporal, maneiras mecânicas mais vantajosas para manipular cargas, exercícios para melhorar o condicionamento físico e a postura, além de procedimentos para reverter crises de dor.[30] Porém, as aplicações indiscriminadas desses treinamentos contribuíram para o fracasso de muitas intervenções conduzidas em indústrias e setores de prestação de serviços, acabando por cair em descrédito.[26]

A maioria das intervenções preventivas realizadas atualmente trabalha com um grupo de atividades centradas nos indivíduos, por exemplo, a ginástica laboral, os exercícios de pausa compensatória, as correções posturais *in loco* e os treinamentos de manejo de peso; e num grupo de atividades voltadas à coletividade, por exemplo, as análises ergonômicas e ferramentas associadas.

Entretanto, há propostas mais abrangentes que defendem estratégias mais amplas de prevenção, como a mudança na organização do trabalho, a melhora dos locais de trabalho e das condições ergonômicas, a eliminação da repetitividade com o uso do sistema de revezamento na realização das tarefas, o descanso intercalado à jornada laboral e a conscientização dos trabalhadores pelas atividades educativas.[31]

Na estratégia de abordar os aspectos extrínsecos ao trabalhador, observa-se que os indivíduos possuem uma tendência maior a adaptar sua postura ao ambiente de trabalho do que adequar esses ambientes às suas necessidades. A análise de um estudo mostrou que houve melhora naqueles casos em que a mobília e os equipamentos do posto de trabalho foram mudados, enquanto não se obteve melhora nos casos em que os funcionários apenas leram os manuais do programa autoinstrucional, mas sem qualquer alteração em seu posto de trabalho.[26]

Apesar disso, a qualificação dos funcionários pelo treinamento de outros colegas de trabalho apresenta mais vantagens do que desvantagens. Entre as vantagens, cita-se a otimização dos treinamentos, o maior envolvimento e a habilitação dos funcionários ao lidar com as propostas de resolução dos problemas e, finalmente, o enriquecimento da função. As desvantagens incluem as perdas de informações no processo de transferência entre treinador e treinado e o excesso de confiança de alguns treinadores no modelo de autoinstrução, que dispensam auxílio externo em situações que necessitam de aconselhamento especializado.[32]

No entanto, por tudo que já foi exposto sobre a casuística multifatorial e sobre o dinamismo das inter-relações que expõem um determinado organismo às enfermidades, parece evidente que priorizar somente os fatores inerentes ao indivíduo (intrínsecos) ou somente os fatores relativos ao ambiente de trabalho (fatores extrínsecos), seja nos aspectos físicos ou na organização das tarefas, constitui erro de análise, pois assim se mantém a possibilidade de distúrbios ocupacionais continuarem a causar dor e sofrimento aos trabalhadores.

Por meio de uma proposta metodológica que visualize a prevenção tanto dos fatores intrínsecos como dos extrínsecos, é possível avaliar os distúrbios ocupacionais de forma mais pormenorizada, diminuindo o risco de efetuar análises parciais e superficiais.

Relacionando os níveis de prevenção e a saúde ocupacional, citam-se algumas ações em cada um dos três níveis. Assim, têm-se como exemplos de prevenção primária os programas de conscientização dos funcionários; a realização de análises biomecânicas, posturais e antropométricas; a análise do instrumental e dos equipamentos; a avaliação organizacional; o estudo de viabilidade para implantação de revezamentos; a prática de exercícios de distensionamentos; e a introdução de programas de integração familiar.

No caso de o diagnóstico clínico ter sido efetuado, tem-se a prevenção secundária, na qual é possível instituir uma proposta terapêutica adequada, quanto mais precocemente instituída melhor; manutenção das ações primárias; reabilitação inicial; acompanhamento psicológico; prática regular de exercícios respiratórios e de relaxamento; e estudo de viabilidade para implantação de recolocação profissional.

O nível terciário de prevenção trata da reabilitação tardia (ou limitação da incapacidade), bem como dos aspectos relativos à assistência social.

Pelo exposto, torna-se evidente que as possibilidades de sucesso aumentam se a abordagem for feita por uma equipe multidisciplinar que tenha um método de trabalho com rotinas e padrões que orientem a melhor forma de execução das tarefas laborais, visando garantir a qualidade do serviço; que tenha como meta a promoção, a manutenção e/ou o restabelecimento da saúde ótima do indivíduo, atendendo às suas necessidades e excedendo as suas expectativas em menor tempo e custo possíveis; e que atue por meio de uma relação ética e de valorização do ser humano em sua totalidade.

De todas as ações exemplificadas até o momento, o programa de exercícios possui uma relevância maior, considerando-se o fato de que muitas empresas o têm implantado com o suposto objetivo de eliminar os casos de afecções ocupacionais.

Esse tipo de atividade, geralmente denominada ginástica de pausa compensatória, surgiu para aliviar as sobrecargas do aparelho musculoesquelético. Essas sobrecargas também podem ser provocadas pela manutenção de posturas estáticas por períodos prolongados de tempo e por padrões de movimento excessivamente repetitivos. Os efeitos de todos esses fatores continuam a ser exacerbados pelo ritmo crescente de automação e informatização das empresas.

Esse tipo de ginástica utiliza-se, basicamente, de exercícios de relaxamento, alongamentos e exercícios respiratórios, empregados com o objetivo de promover o relaxamento físico e mental, bem como proporcionar benefícios motivacionais e, consequentemente, produtivos. Exercícios com resistência leve também são usados, considerando que normalmente o tecido conjuntivo responde de modo satisfatório a esse tipo de atividade, aumentando o metabolismo do colágeno, o que por sua vez promove a reparação de microlesões.[30]

Nesse tipo de atividade, o limite físico individual deve ser respeitado sempre. Na maioria das vezes isso não ocorre por desinformação do praticante, conceitos prévios inadequados (ou seja, lei do "quanto mais melhor") ou ainda por despreparo do profissional que orienta as atividades.

Os benefícios da atividade física, realizada regularmente e de forma adequada, têm sido amplamente divulgados na literatura. Entretanto, esses estudos têm quase sempre permanecido reservados à educação física e à psicologia, ambos com uma visão mais voltada para o esporte.[33]

Além da saúde do corpo, a atividade física também proporciona saúde mental e intelectual, tendo como consequência natural a qualidade de vida. Dessa forma, pessoas ativas possuem maior disposição, concentração, bem-estar, humor, alegria e motivação, mesmo com toda a correria do dia a dia.[34]

Apesar das evidências acerca dos benefícios das práticas regulares de atividades físicas, no âmbito da vigilância em saúde do trabalhador, afirma-se que as medidas preventivas devem ser baseadas em outras duas grandes esferas: capacitação técnica e definição das políticas de saúde, ambas voltadas para os seguintes grupos de atividades:[15]

- Avaliação dos fatores de risco para a saúde dos trabalhadores, a partir da inspeção dos locais de trabalho e entrevistas com trabalhadores, reconhecendo situações que podem demandar avaliação ergonômica.
- Identificação dos problemas ou danos potenciais para a saúde, decorrentes da exposição aos fatores de risco.
- Proposição das medidas a serem adotadas para eliminação ou controle da exposição aos fatores de risco e proteção dos trabalhadores.
- Utilização dos recursos de vigilância em saúde e de fiscalização do trabalho, para verificar a obediência, pelo empregador, de suas obrigações em relação à identificação, avaliação e documentação dos fatores de risco existentes no processo de trabalho e à adoção de medidas corretivas de controle ambiental e de saúde do trabalhador.

ERGONOMIA

Introdução

A ergonomia se desenvolveu durante a Segunda Guerra Mundial quando, pela primeira vez na história, houve uma conjugação sistemática de esforços entre a tecnologia e as ciências humanas, pois nessa situação de conflito máximo exacerbaram-se as incompatibilidades entre o desenvolvimento humano e o desenvolvimento técnico, já que os equipamentos produzidos para a guerra exigiram dos operadores decisões rápidas e execução de novas atividades em situações críticas. Destarte, é possível supor que vários operadores tenham padecido ou sofrido mutilações e lesões nesse contexto.

Ao final desse momento histórico, estabeleceram-se os laboratórios de *engineering psychology* nas forças armadas dos Estados Unidos. Houve um interesse crescente e contínuo em relação a esse novo ramo de conhecimento também na esfera civil, em especial na Europa e nos próprios Estados Unidos. Na Inglaterra cunhou-se o termo ergonomia, fundando-se a Ergonomic Research Society, em 1949. Os estadunidenses, porém, ainda utilizam as denominações *human factors* ou *human engineering* como sinônimo de ergonomia. Em 1961, foi criada a Internacional Ergonomics Association (IEA), que representa as associações de ergonomia de mais de quarenta diferentes países, incluindo a Associação Brasileira de Ergonomia (Abergo), fundada em 1983.[35]

Ao abordar as origens da ergonomia, é possível visualizar com maior clareza o papel do ergonomista no contexto da produção e dos produtos, nos projetos de postos de trabalho, na concepção ou adequação de máquinas, ferramentas e equipamentos, nos programas de produtividade, qualidade, segurança do trabalho, bem como na qualificação de mão de obra.

Com essa perspectiva, observou-se um rápido e progressivo desenvolvimento da ergonomia entre as décadas de 1960 e 1980, tendo o profissional ergonomista participado de forma mais efetiva do processo de geração de projetos de sistemas, de estações de trabalho, de adequações da ambiência, entre outros. A partir da década de 1980, a expansão da ergonomia continuou vertiginosamente, porém agora impulsionada pelo combustível da informatização maciça e pela revolução dos computadores, principalmente após a introdução do conceito dos *user-friendly softwares*.

Ainda hoje se observa o contraponto de duas tendências ergonômicas, a ergonomia dos métodos e das tecnologias, caracteristicamente estadunidense, centrada na contínua necessidade de adaptação da máquina ao homem, o que a torna dependente do aperfeiçoamento tecnológico; e a ergonomia da organização do trabalho, de linha europeia, cujas bases centralizam-se no estudo da inter-relação entre o homem e o trabalho, com destaque para a maneira como esse homem sente e experimenta o trabalho.

Na verdade, as duas vertentes não são opostas, mas sim complementares, já que para um melhor desenvolvimento da relação homem-trabalho é necessária a união do avanço tecnológico aos estudos dos fatores organizacionais, atingindo assim a tríade básica da ergonomia: conforto, segurança e eficiência.[36]

Etimologicamente, a palavra ergonomia deriva do grego (*érgon*: trabalho e *nomos*: leis ou regras), sendo possível defini-la como as leis que regem o trabalho. Contudo, diversos autores têm proposto outras definições para a ergonomia. A própria origem do termo é atribuída ao polonês W. Jastrzebowski, que em 1857 intitulou uma de suas obras de "O esboço da ergonomia ou ciência do trabalho baseada sobre as verdadeiras avaliações das ciências da natureza", definindo-a como a ciência do uso das forças e das capacidades humanas no trabalho. Porém, a definição mais comumente encontrada na literatura confere ao termo ergonomia o significado de um conjunto de conhecimentos científicos relativos ao homem e necessários à concepção de instrumentos, máquinas e dispositivos que possam ser utilizados com o máximo de conforto, segurança e eficiência.[36]

Nessa definição, destacam-se três pontos importantes: a ergonomia estrutura-se a partir dos conhecimentos científicos sobre o ser humano, ou seja, sobre suas características psicofisiológicas para, a partir deles, conceber equipamentos ou modificá-los, e não o contrário, ou seja, aplicar o conhecimento científico em equipamentos, máquinas ou postos de trabalho para depois procurar a pessoa ideal para atuar com esse equipamento; a verdadeira ergonomia, muito pouco utilizada no Brasil, é aquela que atua na fase de concepção de equipamentos, ferramentas, máquinas ou postos de trabalho, propriamente denominada ergonomia de concepção que, como citado anteriormente, planeja, estrutura e desenvolve todo o projeto de concepção a partir dos dados referentes ao ser humano. Infelizmente, a metodologia ergonômica predominante tem sido a da ergonomia de correção, mais onerosa e menos eficiente, pois grande parte das modificações necessárias não são possíveis ou exequíveis nesse momento. O terceiro ponto importante mostra que conforto, segurança e eficiência representam uma tríade indissociável, pois qualquer estudo ergonômico que privilegie um ou dois dos fatores em detrimento do terceiro tende a resultar em uma proposta ergonômica inadequada.

Pelo exposto, considera-se que a ergonomia busca a perfeita integração entre as condições de trabalho e a tríade formada pelo conforto, segurança e eficiência do trabalhador em sua situação de trabalho. Para atingir essa condição, a ergonomia necessita de conhecimentos que englobam a anatomia, a fisiologia, a biomecânica, a antropometria, a psicologia, a engenharia, o desenho industrial, a informática e a administração. Dessa forma, é possível afirmar que a ergonomia difere de outras áreas do conhecimento pelo seu caráter interdisciplinar[37] e pela sua natureza aplicada.[38] O caráter interdisciplinar é referendado pela base múltipla de conhecimentos, enquanto o caráter aplicado configura-se na adaptação do posto de trabalho e dos níveis de ambiência às características psicofisiológicas dos trabalhadores.

O Quadro 2 apresenta os quatro tipos de implementação para a abordagem ergonômica.

Quadro 2 Tipos de abordagem ergonômica

Abordagem	Característica
Ergonomia de correção	É realizada quando é feito o diagnóstico de algum problema, seja por fadiga, falta de segurança, presença de distúrbios ou diminuição da produtividade. A melhora pode ser conseguida, mas o custo é elevado e o resultado, pouco animador.

(continua)

Quadro 2 Tipos de abordagem ergonômica *(continuação)*

Abordagem	Característica
Ergonomia de concepção	É desenvolvida na fase inicial do projeto de um produto, máquina ou ambiente. Representa o uso do conhecimento ergonômico antes do relacionamento do homem com esse objeto, o que exige grande experiência do profissional para que o resultado seja satisfatório.
Ergonomia de conscientização	É fundamental para a obtenção dos objetivos propostos pelo projeto ergonômico, pois é pela realização de treinamento, palestras, cursos de aprimoramento e atualização constante que é possível educar o funcionário acerca dos meios de trabalho menos prejudiciais para a sua saúde individual e, ao mesmo tempo, mostrar-lhe todos os benefícios das propostas ergonômicas para a saúde da coletividade.
Ergonomia participativa	Estimulada pela presença de um Comitê Interno de Ergonomia (CIE) que englobe representantes da empresa e dos funcionários, utiliza as ferramentas da ergonomia de conscientização para que haja o pleno usufruto do projeto ergonômico, seja esse implementado pela ergonomia de concepção ou de correção.

O fisioterapeuta e a ergonomia

Em alguns países já é possível fazer um curso de graduação em ergonomia. Em outros, inclusive no Brasil, engenheiros, arquitetos, desenhistas industriais, médicos, psicólogos, fisioterapeutas, entre outros, têm adquirido conhecimentos e treinamentos em ergonomia, denominando-se ergonomistas em função desses conhecimentos e experiências adquiridos ao longo de vários anos. Ergonomistas profissionais vêm atuando no ensino, em instituições de pesquisa, em órgãos normativos, na prestação de serviços e no setor produtivo. Independentemente da área de atuação, cabe ao ergonomista atuar sempre de forma aglutinadora, de um lado com os projetistas e com o nível gerencial, e de outro com os operadores e usuários, orientando ambos os lados sobre os benefícios reais da adaptação dos fatores referentes ao trabalho às características psicofisiológicas dos trabalhadores.

Em relação ao fisioterapeuta, dois motivos conduziram-no em direção à ergonomia: seu elevado nível de conhecimento sobre biomecânica e postura, inerentes a sua formação básica; e a epidemia de DORT.

Nesse contexto e pela constatação de várias experiências bem-sucedidas de profissionais fisioterapeutas atuando com ergonomia, concretizou-se ser a fisioterapia do trabalho um novo horizonte profissional para os fisioterapeutas. Nesse ponto, é importante ressaltar novamente a visão da tríade ergonômica, pois além de conforto e segurança, é necessário também que o fisioterapeuta utilize seus conhecimentos de biomecânica, postura, antropometria, anatomia, fisiologia, psicologia, entre outros, para mostrar às empresas que oferecendo condições adequadas de trabalho aos funcionários ocorrerá, de forma associada, um aumento da eficiência caracterizada por um aumento da produtividade, melhora da qualidade, diminuição do retrabalho e da geração de refugo, diminuição do absenteísmo, entre outros, todos favorecendo a diminuição dos custos de produção.

Fundamentos ergonômicos: fadiga física e exaustão

Em ergonomia, o ambiente de trabalho representa um conjunto de fatores interdependentes que atuam sobre a qualidade de vida das pessoas e também no próprio resultado do trabalho. Como exemplo, cita-se o dimensionamento e a composição do posto de trabalho, as características de ambiência (ruído, ventilação, iluminamento, temperatura e umidade relativa do ar), a maneira característica como o trabalho está organizado, as relações interpessoais que se encontram em curso e os dados referentes a equipamentos, ferramentas, máquinas e acessórios de trabalho.

Ao realizar uma análise ergonômica, além dos dados referentes ao ambiente de trabalho, também é necessário conhecer as peculiaridades de cada atividade laboral desenvolvida, analisando os resultados de produtividade esperados ou exigidos, os métodos de trabalho usados para atingir essa produção e as atividades desenvolvidas pelo trabalhador nesse contexto de produtividade e método de trabalho. A análise final resultará na carga de trabalho, que pode ser entendida como uma medida do nível de atividade mental, motora, sensitiva e emocional do trabalhador, necessária para que a produtividade desejada, dentro de determinado método de trabalho, possa ser atingida.

Assim, a carga de trabalho representa uma medida dos efeitos do trabalho sobre o trabalhador, devendo ser interpretada em qualquer tipo de análise ergonômica, com três resultados possíveis: adequada, inadequada alta ou sobrecarga e inadequada baixa ou subcarga.[3]

Como o resultado da carga de trabalho também inclui a medida do nível de atividade mental e emocional do trabalhador, sua resultante não pode ser aferida pela aplicação única de medidas quantitativas, sendo necessários procedimentos de inferência junto aos próprios funcionários para estabelecer como essas pessoas vivenciam o trabalho. Dessa forma, a carga de trabalho não depende somente da quantidade de trabalho que é executado, mas também está associada a fatores individuais, como sexo, idade, estado físico e nutricional, condições cognitivas e psíquicas, formação profissional, experiência prévia, entre outras, além de fatores coletivos, como organização do trabalho, tecnologia de ferramentas, máquinas e equipamentos, política de segurança e prevenção de acidentes, ambiência, planos de carreira, política salarial e outros.[3]

A parte da carga de trabalho que pode ser mensurada quantitativamente durante as atividades laborais é importante, pois auxilia na identificação de possíveis alterações do organismo durante a execução dessas atividades, sendo também relevante para entender o mecanismo de fadiga física e exaustão.

A frequência cardíaca é geralmente usada como parâmetro da carga de trabalho, já que é diretamente proporcional à temperatura ambiente, ao número de músculos envolvidos no trabalho, ao tipo de contração muscular realizada e ao próprio ritmo de execução do trabalho.

A execução de qualquer atividade laboral em um ambiente com temperatura elevada torna necessário que o organismo mantenha a circulação sanguínea na periferia do corpo, visando dissipar o calor e manter a homeostase térmica. Em contrapartida, para executar o trabalho, há elevada demanda de suprimento sanguíneo para a atividade muscular, fazendo com que a frequência cardíaca (FC) naturalmente se eleve para suprir as necessidades impostas ao organismo. Portanto, o calor representa um importante fator de indução da fadiga e da exaustão física.[39]

De modo similar, a adoção de posturas predominantemente estáticas, mantidas ao custo de contrações isométricas, proporciona uma compressão dos vasos sanguíneos, diminuindo a circulação global, o retorno venoso e a pré-carga, o que por sua vez provoca o aumento da FC. Assim, acelera-se a probabilidade de atingir a fadiga, pois o metabolismo local encontra-se fora do ritmo ideal, não efetuando as trocas e não suprindo as necessidades fisiológicas exigidas pelos grupos musculares em ação. Portanto, quanto maior a quantidade de músculos em contração isométrica, menor será o tempo necessário para atingir a fadiga física.[3]

A elevação constante da frequência cardíaca pode ser observada durante a realização de atividades laborais pesadas, sendo necessário, em um determinado momento, a paralisação da atividade, pois do contrário surge o risco de aparecimento da exaustão. Já na realização de atividades de intensidade leve, é possível observar um rápido aumento da frequência cardíaca, porém, havendo uma acomodação em um nível que seja proporcional ao ritmo da atividade desenvolvida, retornando aos níveis iniciais também de forma rápida logo após o término da atividade. Além da FC, o consumo de O_2 em litros por minuto também é usado como parâmetro para determinar a carga de trabalho. Associando os dois parâmetros, é possível classificar a intensidade da carga de trabalho em:

- Muito baixa (por exemplo, repouso), quando apresenta de 60 a 75 bpm de FC e 0,25 a 0,50 L/min de consumo de oxigênio.
- Baixa, com 75 a 100 bpm e 0,50 a 1,0 L/min.
- Regular, com 100 a 125 bpm e 1,0 a 1,5 L/min.
- Alta, com 125 a 150 bpm e 1,5 a 2,0 L/min.
- Muito alta, com 150 a 175 bpm e 2,0 a 2,5 L/min.
- Extremamente alta (p. ex., esporte), com mais de 175 bpm de frequência cardíaca e mais de 2,5 L/min de consumo de O_2.

Outra parametrização para caracterizar os tipos de carga do trabalho engloba a avaliação dos seguintes quesitos: frequência média do pulso de repouso; frequência média do pulso durante o trabalho; pulso de trabalho, representado pela diferença entre a FC de repouso e a FC de trabalho; soma dos pulsos de recuperação, ou seja, soma dos pulsos desde o fim do trabalho até o retorno à FC de repouso; e soma dos pulsos de trabalho, caracterizada pela soma dos pulsos desde o início do trabalho até que haja o retorno à FC de repouso.[39]

Independentemente do padrão adotado é essencial que o fisioterapeuta do trabalho considere que o limite da carga de trabalho deve ser uma FC que não apresente uma elevação constante, associada ao retorno ao pulso de repouso em no máximo 15 minutos após o encerramento da atividade. Além disso, durante a efetiva realização do trabalho, o limite da FC média deve ser de 30 bpm acima da FC de repouso, no máximo.

A carga de trabalho, portanto, pode ser resumida como o resultado da medida dos níveis de quatro componentes básicos: componentes mentais, que correspondem às atividades e aos processos de raciocínio não diretamente observáveis, incluindo o recebimento, o processamento e a saída de informações, que por sua vez envolvem a identificação, a análise e a interpretação dos dados ambientais e operacionais; componentes motores, correspondentes à atividade muscular estática e dinâmica, bem como a toda solicitação estrutural sobre o sistema musculoesquelético; componentes sensoriais, que envolvem o uso dos órgãos visuais, auditivos, táteis, olfativos e proprioceptivos; e componentes psicoemocionais, que incluem os fatores referentes às relações interpessoais que são desenvolvidas no dia a dia, bem como os mecanismos de adaptação psicoemocional decorrentes da carga afetiva do trabalho.

Características do trabalho muscular

As atividades laborais devem ser diferenciadas quanto ao tipo de ação muscular predominante. A primeira grande diferença diz respeito à caracterização rítmica do trabalho muscular dinâmico, ou seja, contração-relaxamento, enquanto o trabalho muscular estático caracteriza-se pela manutenção da postura, seja do segmento ou de todo o corpo, de modo que há contração muscular contínua. A segunda diferença se refere a questões fisiológicas, pois há notadamente grandes diferenças em relação à circulação sanguínea entre o trabalho muscular estático e o dinâmico. No trabalho muscular dinâmico há uma relação intermitente de contração e relaxamento que promove uma ação benéfica de irrigação e nutrição dos grupos musculares envolvidos, favorecendo ainda o sistema cardiorrespiratório. Assim, o afluxo sanguíneo para os músculos incrementa-se cerca de 10 a 20 vezes durante o trabalho dinâmico, ao mesmo tempo em que facilita a retirada de resíduos metabólicos e favorece o retorno venoso.[39] Já no trabalho muscular estático, além de não existir esse mecanismo facilitador da circulação sanguínea por ação da "bomba muscular", ainda ocorre compressão dos vasos sanguíneos musculares, o que cria, na verdade, uma dificuldade adicional, tanto para a nutrição do músculo como para a retirada dos resíduos metabólicos, o que consequentemente favorece a fadiga. Esse é o mecanismo causal dos sintomas álgicos agudos após atividades em que há predomínio do trabalho muscular isométrico.

Pelas diferenças apresentadas entre os dois tipos de trabalho muscular, torna-se claro que o tempo possível de manutenção da atividade física será maior nas funções em que o trabalhador exerce predominantemente contrações musculares dinâmicas, desde que em um ritmo adequado.

Os principais riscos durante as atividades laborais em relação ao trabalho muscular incluem a manutenção da contração muscular máxima por mais de dez segundos; a manutenção da contração muscular por mais de sessenta segundos durante a execução de atividades com o uso de força mediana; e a manutenção da contração muscular por períodos superiores a 240 segundos durante o uso de força leve (aproximadamente um terço da força máxima).[40]

Elevação, transporte e deposição de cargas

Ao atuar na prevenção contra distúrbios osteomusculares relacionados ao trabalho, cabe ao fisioterapeuta, como uma de suas atribuições principais, analisar as situações em que o trabalhador levanta, transporta e deposita cargas, pois essas ações encontram-se entre as principais causas de lesões nos discos intervertebrais e na estrutura osteoarticular-ligamentar, tanto do esqueleto axial como do esqueleto apendicular. Os problemas referentes às ações de levantamento, transporte e deposição de cargas estão diretamente relacionados ao aumento da taxa de absenteísmo das empresas e à diminuição da vida útil do trabalhador.[41]

A postura adotada pelo corpo durante as atividades de elevação de peso representa um dos aspectos mais relevantes na atuação do fisioterapeuta do trabalho. Por exemplo, a pressão exercida no disco intervertebral entre os níveis L3 e L4 é 100% maior quando o levantamento de cargas é executado com flexão anterior do tronco e extensão mantida dos joelhos quando comparada à pressão existente quando o levantamento é feito com a permanência do tronco em extensão e joelhos inicialmente fletidos.[42]

Outro aspecto importante em relação ao transporte de carga diz respeito à distância entre essa carga e o eixo da coluna vertebral, sendo demonstrado que o aumento da distância horizontal entre a mão e a coluna vertebral a cada 10 cm resulta em um aumento de 1.000 N (aproximadamente 100 quilos) na força de compressão sobre o disco intervertebral da região L5-S1, comprovando o conhecimento empírico de que a melhor maneira para levantar uma carga é mantê-la próxima ao corpo.[43]

A esse respeito, o National Institute for Occupacional Safety and Health (NIOSH) estabeleceu os limites individuais para o levantamento, o transporte e a deposição manuais de cargas em um terço da massa corporal da pessoa. Além disso, determinou que a compressão máxima sobre o segmento L5-S1 da coluna vertebral durante esse tipo de atividade é de 6.400 N, enquanto o limite inferior considerado como sobrecarga inicia-se em 3.400 N.[44]

Todo o local de trabalho em que será realizado o levantamento e o deslocamento da carga, bem como o entorno, deve estar adequadamente preparado para essa atividade. Assim, não devem existir fatores que prejudiquem a adoção de uma mecânica corporal adequada durante esse tipo de trabalho, amenizando-se os possíveis danos sobre a coluna vertebral. As bancadas e as prateleiras devem permitir a aproximação da carga ao eixo central do corpo, além de possibilitar a movimentação plena dos joelhos, bem como os movimentos adequados das articulações coxofemorais. Cuidados especiais também devem ser estabelecidos em relação às barreiras arquitetônicas e quaisquer outros empecilhos ao natural deslocamento do trabalhador que transporta a carga.

A altura mínima para iniciar o movimento de levantamento de uma carga varia de 50 a 75 cm, e o deslocamento vertical não deve ser maior que 25 cm, independentemente da estatura do trabalhador. No almoxarifado, o depósito dos itens manipulados com maior frequência também deve seguir essas especificações. O intervalo entre os levantamentos não deve ser inferior a 90 segundos, e a duração máxima recomendada é de 60 minutos para esse tipo de atividade, intercalando-se períodos de atividades mais leves que tenham 120% da duração de tempo da atividade de levantamento.[44]

Os objetos a serem transportados devem possuir alças ou furos laterais de formato arredondado, favorecendo a pegada com ambas as mãos. Deve-se evitar a presença de cantos cortantes, protuberâncias ou temperaturas extremas.[12]

O transporte de um objeto com o uso de uma única mão deve ser evitado a todo custo, pois tensões assimétricas representam acentuado risco de desgaste das articulações do lado do corpo que suporta a carga.[3]

Os objetos com peso um pouco superior ao estabelecido pelo NIOSH devem ser manipulados por uma equipe de trabalhadores com estaturas e biótipos semelhantes para que o trabalho seja executado de forma coordenada; esse procedimento é denominado princípio do deslocamento a quatro ou a seis mãos. Apesar disso, sempre que for possível, a atividade deve ser feita com auxílio de equipamentos, sendo os mais indicados aqueles que possuem roldanas, polias, alavancas, sistema de guindastes, entre outros.[39]

As cargas que possuírem peso muito superior aos limites estabelecidos devem ser elevadas, transportadas e depositadas com a utilização indispensável de meios auxiliares, sendo exemplos os rolos transportadores, as plataformas móveis, os carrinhos e os sistemas de correias de transporte, entre outros. Além disso, o piso da área de trabalho deve ser duro e possuir superfície plana, pois a presença de atritos e vibrações exige maior força para a plena execução do deslocamento.

O uso de meios auxiliares do tipo carrinho também é essencial nas tarefas que solicitam movimentos de puxar ou empurrar. O local de empunhadura das mãos junto ao carrinho deve possuir formato cilíndrico, diâmetro aproximado de 3 cm, comprimento mínimo de 30 cm, além de permitir que ambas as mãos possam ser posicionadas no momento da transmissão de forças. O carrinho de transporte deve apresentar rodas largas e de grande diâmetro. No lado em que será exercida a força de puxar ou empurrar, as rodas devem ser móveis, no sentido de permitir movimentos para os lados (como a roda dianteira de uma bicicleta), e não fixas (como a roda traseira de uma bicicleta).

O melhor emprego de força para puxar ou empurrar a partir da posição horizontal ocorre quando a empunhadura localiza-se a aproximadamente 100 cm acima do nível do chão.[43] Nos casos de funcionários que apresentem estatura fora dos padrões normais, deve-se adaptar o local de empunhadura cilíndrica junto ao carrinho, para cima nos casos de pessoas muito altas e para baixo nos casos de pessoas de baixa estatura.

Durante o ato de puxar, o corpo deve pender mecanicamente para trás, com a coluna vertebral em extensão, um dos membros inferiores posteriorizado em relação ao outro, que por sua vez deve estar situado anteriormente ao tronco, ambos em semiflexão nas articulações coxofemorais e joelhos.[44]

Por outro lado, durante o movimento de empurrar, o corpo deve inclinar-se à frente, com a coluna vertebral mantida em extensão, um membro inferior posteriormente ao tronco com extensão da articulação coxofemoral e o membro inferior oposto posicionado anteriormente em relação ao corpo e efetuando discretas flexões de joelho e coxofemoral.[44]

Custo-benefício da ergonomia

O custo benefício da ergonomia é outro aspecto que merece ser estabelecido, já que as decisões das empresas ou dos setores de serviços são cada vez mais baseadas sobre dados objetivos, e a relação dos custos e dos benefícios costuma ser prioridade, ou seja, o investimento somente será praticado se os benefícios previstos forem mais representativos que os custos necessários para viabilizá-los. Dessa forma, qualquer proposta ergonômica, seja de concepção ou correção, somente será aceita pela área administrativa ser for estabelecida *a priori* a relação favorável entre essas variáveis. Contudo, a análise do custo e do benefício em ergonomia não é tão simples, por exemplo, como a compra e a venda de mercadorias. A parte referente ao levantamento de custos não apresenta problemas, pois esses são estabelecidos facilmente e incidem a curto prazo. Porém, os benefícios não são objetivamente quantificáveis, pois envolvem itens como conforto, segurança, bem-estar biopsicossocial dos trabalhadores, entre outros, que nem sempre podem ser traduzidos monetariamente, muito menos em prazos curtos de tempo. Além disso, os benefícios podem ser representados por fatores impossíveis de ser determinados, como acidentes ou degradações da qualidade de vida que foram evitados pela realização do estudo ergonômico.[12]

ANTROPOMETRIA

Quando se lida com a ergonomia ocupacional deve ser usado o conhecimento das medidas do corpo humano ao descrever quantitativamente as características físicas principais do trabalhador visando à sua perfeita integração com a atividade laboral que executa.

A antropometria é a ciência que, baseando-se nas estruturas anatômicas, fornece as medidas do corpo humano.

A origem do termo é atribuída ao matemático belga Lambert Adolphe Jacques Quetelet (1796–1874), que em 1871 publicou a obra *Antropometrie ou mesure des differences faculties de un homme,* considerada a obra literária precursora da apresentação de pesquisa relacionada às dimensões do corpo humano (somatometria).[45]

Entretanto, a origem efetiva da antropometria é bem mais remota, pois os antigos egípcios e gregos já observavam e estudavam a relação das diversas partes do corpo. Porém, foi somente na década de 1940 que a antropometria adquiriu um novo *status* em razão de dois fatores: primeiro, pela necessidade causada pelo aumento da produção em massa, uma vez que um produto mal dimensionado poderia elevar os custos; segundo, por conta do surgimento dos sistemas de trabalho complexos nos quais o desempenho humano passou a ser crítico, o que fez surgir uma dependência desses sistemas em relação às dimensões antropométricas dos operadores.[46]

A associação entre antropometria, ergonomia e fisioterapia preventiva é essencial ao fisioterapeuta do trabalho, pois a soma de esforços e a utilização de conhecimentos nessa área permitirão ao fisioterapeuta demonstrar às empresas que o investimento na saúde do trabalhador é muito mais vantajoso economicamente do que ter de lidar com estados de debilidade ocupacional[47] e até mesmo com afastamentos, temporários ou definitivos.

A relevância do uso da antropometria em fisioterapia do trabalho torna-se evidente quando se considera que existe uma grande variabilidade de medidas entre as pessoas, principalmente pelas diferenças que se referem ao sexo, à idade e à etnia. Assim, sempre que se utiliza a média de uma dada medida antropométrica do corpo humano para conceber o dimensionamento de um posto de trabalho, impossibilita-se aos trabalhadores que estão distantes dessa média, seja para mais ou para menos, de usufruir desse ambiente. Dessa forma, em ergonomia ocupacional é utilizado um limite de confiança que deve incluir 95% da população trabalhadora, significando que 2,5% do menor extremo e 2,5% do maior extremo são habitualmente excluídos.[12]

Antes de iniciar a realização da análise antropométrica é necessário avaliar a atividade e definir se vai ser aplicada a antropometria estática ou a antropometria dinâmica. Na antropometria estática, as medidas são realizadas com o corpo parado; já a antropometria dinâmica é idealmente recomendada para os projetos ergonômicos com máquinas ou postos de trabalho com estruturas que se movimentam. Além disso, é importante determinar o tipo de medida antropométrica que será feita, pois temos a antropometria somática, também denominada morfológica ou morfométrica, e a antropometria funcional, conhecida também por antropometria fisiológica ou fisiométrica. A antropometria somática trata das medidas anatômicas da pessoa que, durante a mensuração, permanece parada. Normalmente são medidas simples de serem tomadas, sem necessidade de equipamentos complexos ou de custo elevado. Como exemplo, cita-se a estatura, os comprimentos, as larguras e os perímetros. Já a antropometria funcional, mais indicada em situações em que a movimentação do trabalhador é a característica mais marcante, trabalha com um conjunto mais complexo de medidas, que se referem a valores das capacidades orgânicas internas. O instrumental utilizado para aferir essas medidas frequentemente é de custo elevado e necessita de experiência prévia para o seu uso efetivo. São exemplos de medidas antropométricas funcionais a capacidade vital, a frequência cardíaca e respiratória, a força muscular, entre outras.

Os Quadros 3 e 4 sintetizam as principais medidas antropométricas usadas em fisioterapia do trabalho, respectivamente em posição ortostática e em posição sentada, enquanto as Figuras 1, 2, 3 e 4 ilustram essas medidas.

Quadro 3 Medidas antropométricas em posição ortostática

Medida	Posicionamento	Finalidade
Estatura: distância vertical do solo até o ponto mais alto da cabeça (vértex) (Figura 1).	Posição antropométrica sem o uso de calçados e sem comprimir o crânio com o instrumento.	Exemplo: determinar alturas mínimas para portas e passagens.
Olhos-solo: distância vertical do solo até o ponto de intersecção entre as pálpebras superior e inferior (Figura 2).	Posição antropométrica sem o uso de calçados, com a cabeça posicionada segundo o plano aurículo-orbitário.	Exemplo: estabelecer a linha de ação visual para atividades que requeiram inspeção.
Ombro-solo: distância vertical entre o solo e o ponto de reparo acromial (Figura 1).	Posição antropométrica sem o uso de calçados e sem comprimir o ombro com o instrumento de medida.	Exemplo: determinar a altura de alcance na posição ortostática para almoxarifados.
Cotovelo-solo: distância vertical entre o solo e o ponto de reparo mais inferior do cotovelo (Figura 1).	Posição antropométrica sem o uso de calçados, ombro em adução, cotovelo em flexão de 90 graus e antebraço em posição neutra entre a pronação e a supinação	Exemplo: determinar a altura de bancadas de trabalho na posição ortostática para a função de manutenção elétrica.
Largura dos ombros: distância horizontal entre os pontos mais laterais dos ombros (Figura 4).	Posição antropométrica com os ombros nivelados entre si formando uma linha paralela ao solo.	Exemplo: determinar a largura de assentos e locais de passagem.
Comprimento do antebraço-mão: distância entre o ponto de reparo mais posterior do cotovelo e o ponto dáctilo (Figura 2).	Posição antropométrica, com o ombro em adução, cotovelo em flexão de 90 graus, antebraço e punho neutros, mão e dedos abertos.	Exemplo: posicionamento de acessórios principais de trabalho.
Alcance máximo do membro superior: distância horizontal do ponto de reparo acromial ao ponto dáctilo (Figura 2).	Posição antropométrica, com o ombro aduzido e fletido a 90 graus, cotovelo em extensão, antebraço e punho neutros, mão e dedos abertos.	Exemplo: posicionamento de acessórios secundários de trabalho.

Quadro 4 Medidas antropométricas na posição sentada

Medida	Posicionamento	Finalidade
Profundidade sacropoplítea: distância entre o ponto mais posterior do sacro e a cavidade poplítea (Figura 3).	Posição sentada com a cabeça no plano aurículo--orbitário, tronco ereto e apoiado, joelhos fletidos a 90 graus e apoio plantar pleno.	Exemplo: determinar a profundidade de assentos.
Altura troncocefálica: distância vertical do assento até o ponto de reparo vértex (Figura 3).	Posição sentada com a cabeça no plano aurículo--orbitário, tronco ereto e apoiado, joelhos fletidos a 90 graus e apoio plantar pleno.	Exemplo: Estabelecer a altura de prateleiras elevadas.
Altura olho-assento: distância vertical entre o assento e o ponto médio entre as pálpebras superior e inferior (Figura 3).	Posição sentada com a cabeça no plano aurículo--orbitário, tronco ereto e apoiado, joelhos fletidos a 90 graus e apoio plantar pleno.	Exemplo: determinar a linha de ação visual de operadores de produção a partir da posição sentada.
Altura solo-assento: distância vertical entre o solo e a parte superior do assento (Figura 4).	Posição sentada com a cabeça no plano aurículo--orbitário, tronco ereto e apoiado, joelhos fletidos a 90 graus e apoio plantar pleno.	Exemplo: determinar a altura de assentos, promovendo a postura adequada em atividades de digitação.
Altura ombro-assento: distância vertical entre o assento e o ponto de reparo acromial (Figura 4).	Posição sentada com a cabeça no plano aurículo-orbitário, tronco ereto e apoiado, joelhos fletidos a 90 graus e apoio plantar pleno.	Exemplo: determinar a altura dos encostos de cadeiras.
Altura do assento-cotovelo: distância vertical entre o assento e a base do cotovelo (Figura 3).	Posição sentada com os ombros nivelados entre si formando uma linha paralela ao solo.	Exemplo: determinar a altura vertical dos apoios de braços das cadeiras.
Largura dos ombros: distância horizontal entre os pontos mais laterais dos ombros (Figura 4).	Posição sentada com os ombros nivelados entre si formando uma linha paralela ao solo.	Exemplo: determinar a largura de assentos e locais de passagem.

A posição antropométrica padrão usada como referência para as medidas morfométricas estáticas é convencionada como segue: posição ereta; pés descalços, unidos pelos calcanhares e afastados ligeiramente em suas porções distais, de modo que forme um ângulo aproximado de 45°; membros superiores pendentes ao longo do corpo com ombros relaxados; mãos espalmadas contra as faces laterais das coxas; cabeça orientada conforme

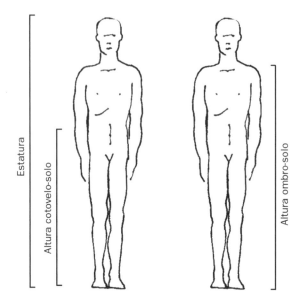

Figura 1 Medidas antropométricas em ortostatismo.

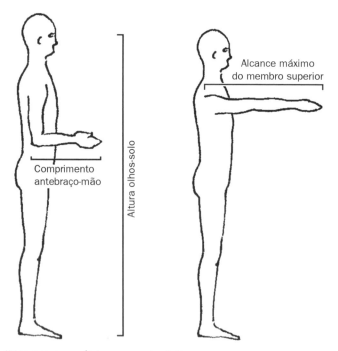

Figura 2 Medidas antropométricas em ortostatismo.

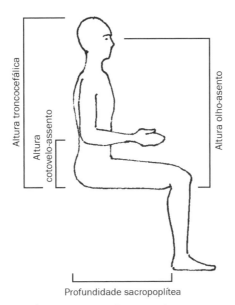

Figura 3 Medidas antropométricas na posição sentada.

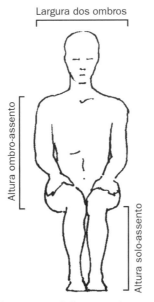

Figura 4 Medidas antropométricas na posição sentada.

o plano aurículo-orbitário, também denominado plano de Frankfurt, que representa um plano horizontal que passa pelo bordo inferior da cavidade orbitária e pelo meato acústico externo, sempre paralelo ao solo (Figura 5).

Experiências de ordem prática demonstram que as medidas antropométricas podem sofrer variações quando repetidas, seja por um ou por vários avaliadores sobre muitos indivíduos, seja por várias repetições de uma mesma medida feita sobre o mesmo indivíduo. Essas variações dependem de múltiplos fatores, como instrumental diferente e não calibrado igualmente, habilidade e atenção maior ou menor do avaliador, maior ou menor facilidade da identificação dos pontos de referência anatômicos, maior ou menor pressão exercida pelo instrumental sobre os pontos e maior ou menor cooperação do avaliado.

Procurando diminuir a margem de erro deve o fisioterapeuta do trabalho que realiza uma avaliação antropométrica obedecer as seguintes condições básicas para as aferições:

- As medidas devem ser definidas com precisão, notadamente no que diz respeito à técnica e aos pontos de reparo, também chamados de pontos de referência, que elas utilizam, de maneira que dois observadores diferentes possam chegar aos mesmos resultados.
- Cada medida deve corresponder a uma finalidade, sendo capaz de expressar numericamente uma dimensão de real interesse.
- O coeficiente de erro da medida deve ser o menor possível, de maneira que ao repeti-la diversas vezes sobre um mesmo indivíduo, os resultados serão iguais ou muito próximos.

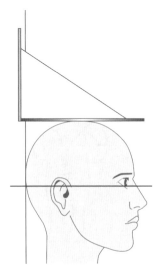

Figura 5   Plano de Frankfurt.

Para atingir esses três princípios fundamentais é necessário estar concentrado na realização da correta técnica de aferição, observando as seguintes regras:

- O instrumento deve estar limpo e aferido.
- A medida deve ser tomada, se possível, diretamente sobre o corpo e não por cima da roupa.
- Cada ponto de reparo deve ser assinalado cuidadosamente; se for preciso, usar um lápis dermográfico.
- Se necessário, tomar as medidas bilateralmente para verificar assimetrias.
- A ponta do equipamento antropométrico não deve pressionar a pele, mas simplesmente apoiar-se sobre ela.
- A fita métrica inextensível deve ser colocada perpendicularmente ao eixo longitudinal do segmento, mas não pode exercer pressão sobre ele.
- Se necessário, reunir os examinados em grupos homogêneos do mesmo sexo e idade.
- Todas as medidas equivalentes devem ser expressas na mesma unidade.
- As medidas devem ser aferidas em locais fechados e bem iluminados.
- As leituras devem ser feitas com a luz incidindo diretamente sobre o local examinado; deve-se evitar a ocorrência de sombras.

SAÚDE DA COLUNA VERTEBRAL NO TRABALHO

Para o fisioterapeuta, a complexa relação funcional entre as estruturas que compõem os mecanismos de controle postural, tanto estático como dinâmico, representa um desafio em termos de avaliação, análise dos problemas e desenvolvimento de uma proposta de trabalho, quer seja a abordagem preventiva ou terapêutica.

A coluna vertebral constitui o eixo ósseo do corpo e sua composição estrutural está formada de modo que ofereça a resistência de um pilar rígido de sustentação, ao mesmo tempo em que é capaz de possibilitar flexibilidade suficiente para que haja livre movimentação do tronco. É eclética em suas funções, pois protege a medula espinhal contida em seu interior; favorece o movimento das diversas partes do tronco; serve de pivô na sustentação e na mobilidade da cabeça; fornece fixação a diversos músculos; e suporta a maior parte do peso do corpo e transmite-o, como um verdadeiro escorregador, aos ossos do quadril por meio das articulações sacroilíacas.[30]

Para cumprir adequadamente todas as suas funções, a coluna apresenta características peculiares.

É constituída de 33 peças esqueléticas, as vértebras, posicionadas umas sobre as outras longitudinalmente, de modo que forme um conjunto que se estende desde a nuca, o pescoço, o tórax, o abdome até a pelve. É constituída de sete vértebras cervicais, doze torácicas, cinco lombares, cinco sacrais fundidas em uma peça única e quatro coccígenas, também fundidas. Por ter a função de suportar peso, o tamanho e o volume dos corpos vertebrais aumentam da porção cervical para a porção lombar, pois esses últimos sofrem mais a ação da sobrecarga de peso, conforme pode ser observado na Figura 6.

Possui, entre as vértebras, a presença de uma estrutura fibrocartilaginosa denominada disco intervertebral, constituído de forma a absorver os aumentos de pressão impostos de forma súbita sobre a coluna, além de conferir mobilidade entre duas vértebras adjacentes. O disco intervertebral é um perfeito sistema hidráulico, sendo essa função facilitada pela sua composição anatômica, formada por um anel de fibras cartilaginosas entrelaçadas que protegem a matriz gelatinosa contida em seu interior.[48]

Funcionalmente, a coluna vertebral pode ser longitudinalmente dividida em dois grandes pilares, conforme ilustra a Figura 7: o pilar anterior, constituído pelos corpos vertebrais e discos, que representam a porção amortecedora de choques e sustentadora de peso; e o pilar posterior, constituído dos processos articulares e facetas, que atuam como mecanismos deslizantes para os movimentos.

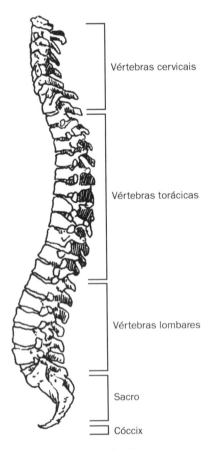

Figura 6   Tamanho e volume dos corpos vertebrais.

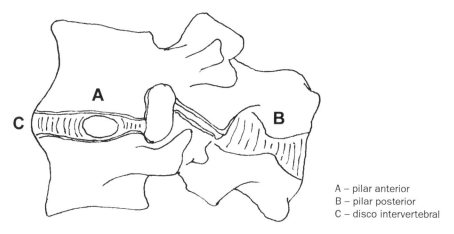

A – pilar anterior
B – pilar posterior
C – disco intervertebral

Figura 7 Disco intervertebral e pilares anterior e posterior.

Apresenta curvaturas fisiológicas no sentido anteroposterior, indispensáveis para a manutenção do equilíbrio na posição ortostática. Essas curvaturas, ausentes no recém-nascido, desenvolvem-se à medida que as solicitações de movimento da criança em desenvolvimento tornam-nas imprescindíveis. Quando plenamente desenvolvidas, são reconhecidas duas curvaturas com convexidade anterior, as chamadas lordoses cervical e lombar, e duas com convexidade posterior, denominadas cifoses torácica e sacral (Figura 8).

Relacionando postura e saúde do trabalhador, torna-se evidente que diversas afecções ocupacionais possam surgir em decorrência da presença de inadequações posturais. Porém, definir postura não é algo simples, sobretudo quando se procura relacioná-la com as atividades laborais. No entanto, um conceito regularmente aceito a define como o arranjo relativo das partes do corpo no espaço, tendo como critério de boa postura a presença de equilíbrio entre as suas estruturas de sustentação[49]. Por sua vez, a má postura está associada à ausência de relacionamento adequado entre essas estruturas.[49]

Em relação às posturas do trabalho, contudo, devem ser analisadas sob o enfoque de dois aspectos indissociáveis: a postura propriamente dita e os encadeamentos posturais, pois as posturas adotadas no desempenho das atividades laborais frequentemente se situam dentro de um processo contínuo e dinâmico de modificações.[50] Dessa maneira, o posicionamento dinâmico ou estático do corpo no trabalho deve ser analisado em relação à sua duração parcial (p. ex., para realizar um gesto de ação), duração plena (ou seja, considerando as mudanças posturais ao longo do dia) e frequência.

Nesse contexto, é importante também ao fisioterapeuta do trabalho observar a íntima associação entre postura e atividade motora, pois as tarefas laborais ocorrem por meio da efetiva realização de movimentos. Então, a postura prepara o corpo para a ação e também lhe fornece suporte para que a tarefa possa ser finalizada com eficiência. Portanto, a execução da atividade laboral estabelece um compromisso entre a adoção de uma postura

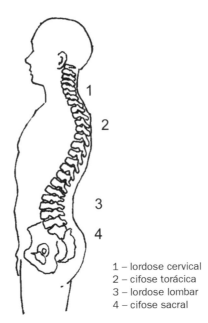

1 – lordose cervical
2 – cifose torácica
3 – lordose lombar
4 – cifose sacral

Figura 8 Curvaturas fisiológicas.

corporal e as exigências da tarefa a ser cumprida.[36] Dessa forma, se houver inadequações entre a postura e as características da atividade desenvolvida, duas respostas podem surgir: perda da eficiência na execução da atividade e/ou presença de alterações posturais.

Quando se fala em atividade motora relacionada ao trabalho, é necessário esclarecer que se fala do conjunto de todos os movimentos, sejam pequenos ou amplos, leves ou intensos, que produzem a maneira característica pela qual uma pessoa distribui seu corpo no espaço, seguindo as exigências impostas pela necessidade de cumprimento da tarefa.

As atividades motoras laborais podem ser decompostas em gestos de observação, como ao observar um painel de instrumentos; gestos de ação, como quando se efetuam os modos de operação de máquinas; e gestos de comunicação, que são exemplificados pelo conjunto de sinais observados no desempenho de algumas funções.[36]

A indissociabilidade entre postura e atividades laborais está explícita nos próprios fatores relativos à tarefa que influenciam a postura, ou seja, a natureza da tarefa, os fatores ambientais, os fatores materiais e os fatores organizacionais. A Figura 9 relaciona trabalho, tarefa, atividade motora e mental, gestos e posturas.

É importante diferenciar o que é gesto, atividade e tarefa, pois no dia a dia muitos profissionais que estudam a postura os consideram sinônimos, mas o conceito correto é que o trabalho é composto por tarefas, as tarefas são depuradas pela execução das atividades físicas e mentais e, por sua vez, essas últimas decompõem-se nos gestos característicos de determinada função. O resultado é expresso nas posturas estáticas e dinâmicas típicas de determinadas funções.[3]

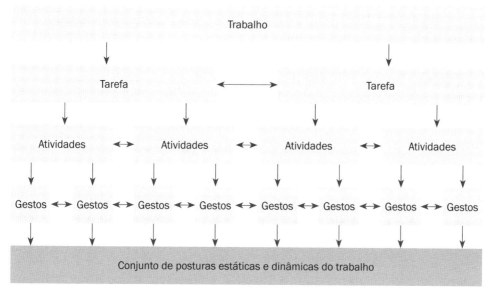

Figura 9   Relação entre trabalho, tarefa, atividades e gestos.

De forma conceitual, a postura pode ser diferenciada em postura inativa, que seria aquela utilizada para as atividades de descanso, com predomínio do relaxamento muscular na maior parte do tempo, e a postura ativa, com predomínio da ação muscular para que haja a efetiva execução de uma determinada atividade. A postura ativa, por sua vez, pode ser dividida em postura ativa estática, por exemplo, permanecer em pé parado, e em postura ativa dinâmica, em que o deslocamento do corpo representa a característica principal. Além disso, ainda é possível dividir a postura ativa estática em simétrica, quando o peso do corpo for distribuído igualmente entre os apoios, e assimétrica, quando a característica mais pronunciada for a troca constante desse apoio.

Em relação às posturas do trabalho, deve ser priorizada a análise de três situações específicas: a postura ortostática, a postura sentada e a postura dos membros superiores.

A postura ortostática apresenta como característica principal o trabalho estático de quadril, joelho e tornozelo. O aparecimento da fadiga na manutenção dessa postura ocorrerá sempre que for mantida por longos períodos, já que as forças empregadas pelos grupos musculares em contrações isométricas são consideradas leves (abaixo de 15% da força máxima), de modo que é necessária a ação do fator temporal para surgimento da fadiga. Nesse tipo de postura, a pressão hidrostática nos membros inferiores também não deve ser ignorada, pois frequentemente observam-se valores próximos de 80 mmHg de pressão no nível do tornozelo e 40 mmHg no nível da coxa. Essas pressões são responsáveis pela dificuldade adicional de retorno venoso, surgimento de veias varicosas e edema de extremidade. Portanto, esse tipo de postura é indicado apenas nos casos em que há necessidade de força para a realização das tarefas laborais, já que nessa situação o peso do corpo é usado a favor do movimento.[12]

A postura sentada, em comparação com a postura ortostática, exige menos esforço e, consequentemente, menor gasto energético. Apesar disso, não se deve esquecer que a posição sentada promove uma pressão maior sobre os discos intervertebrais lombares, reforçando a ideia de que o corpo humano reivindica, na verdade, uma alternância entre posturas em pé e posturas na posição sentada. Na postura sentada, tanto os membros superiores como os membros inferiores estão livres para a execução de atividades físicas, e o assento proporciona um ponto de referência relativamente fixo para a execução adequada do conjunto de gestos da tarefa, havendo possibilidade de mudança na posição do tronco e incentivo para a circulação sanguínea. A desvantagem desse tipo de postura ocorre quando é mantida por períodos diários prolongados, bem como durante muitos anos da vida de uma pessoa, pois nesse caso promove-se o enfraquecimento dos músculos abdominais e o aumento da cifose torácica, o que por sua vez eleva o risco de problemas de desgaste dos discos intervertebrais. Na posição sentada com flexão anterior do tronco, há uma pressão de 190% sobre os discos intervertebrais da coluna, em comparação com a mesma posição adotada com o tronco em extensão, em que essa pressão reduz-se para 140%. Por convenção, considera-se a pressão em ortostatismo como sendo de 100%.[39,42]

A postura dos membros superiores requer atenção especial do fisioterapeuta do trabalho. Qualquer movimento dos membros superiores acima do nível dos ombros deve ser evitado, bem como os movimentos de extensão dessa região, pois essas situações exigem demasiadamente dos músculos ao redor da cintura escapular, ocasionando fadiga e favorecendo o aparecimento de sintomas álgicos. Preferencialmente, a amplitude de movimento do ombro durante a realização de atividades laborais deve ser neutra, permanecendo próximo ao eixo vertical do corpo. A movimentação do membro superior com o ombro abduzido entre 8 e 23°, cotovelo ao redor de 90° e antebraço e punho em posições neutras, possibilita o melhor desempenho para atividades manuais que exijam velocidade de execução.[39]

EXERCÍCIOS LABORAIS E QUALIDADE DE VIDA

A prática de exercícios se associa intimamente ao aparelho locomotor. Esse é formado por músculos estriados, ossos, articulações, ligamentos e sistema nervoso, sendo responsável pelos movimentos do corpo humano e pelo contato do homem com o meio ambiente. Destarte, é lógico considerar que o desempenho de uma atividade motora só é possível se houver integridade estrutural e ação integrada de todos os elementos que constituem o aparelho locomotor.

A prática regular de atividades físicas com propósitos e objetivos definidos *a priori* representa uma maneira comprovadamente eficiente de promover níveis adequados de saúde física e mental. O músculo, agente central do processo de movimentação do corpo, possui também como funções básicas a manutenção da postura corporal e o suporte de peso. Em condições normais, os movimentos do corpo humano ocorrem de forma espontânea, sem a necessidade de esforço excessivo ou desconforto evidente, de maneira que os músculos normalmente respondem eficientemente às solicitações do dia a dia. Porém, a falta de uso adequado de toda a potencialidade dos músculos causa adaptações negativas em seu padrão de funcionamento normal, levando ao surgimento de limitações. O próprio sedentarismo, condição cada vez mais comprovadamente nociva ao organismo humano, produz modificações na atividade muscular, tais como fadiga precoce, encurtamentos adaptativos, diminuição da força e da flexibilidade, entre outros, que no final desencadeiam outra série de impropriedades no funcionamento de todo o organismo.

A busca da melhoria da qualidade de vida é um processo de mudança, tanto no nível individual como no coletivo, que possui como objetivo primário a busca de benefícios qualitativos na expectativa de vida e também no seu transcorrer, sendo esse conceito dependente da essência maior da existência humana, representada pela sobrevivência. Dessa forma, considerando que qualidade de vida é algo apregoado e verbalizado, porém, pouco vivenciado, destaca-se a real necessidade de expor que a opção por um estilo de vida mais ativo e consequentemente menos sedentário representa uma decisão pessoal, mas com reflexos no coletivo, pois a partir dos sinais inequívocos de benefícios individuais constata-se uma maior adesão a esse mesmo estilo de vida pelas pessoas que estão ao redor no cotidiano, seja no grupo familiar ou profissional. Nesse sentido, falar em qualidade de vida significa adotar medidas educacionais, sistemáticas e incentivadoras que caminhem na direção da obtenção plena dos objetivos estabelecidos.[3]

Na esfera da saúde do trabalhador, várias conceituações são usadas para denominar a prática de exercícios dentro da jornada laboral. Assim, como exemplos de ginástica laboral, temos ginástica de pausa compensatória, exercícios de distensionamento, entre outros.

Independentemente da denominação utilizada, genericamente os programas de exercícios formam um conjunto de atividades físicas elaboradas a partir da característica da tarefa ocupacional desempenhada pelos trabalhadores, de modo que a proposta básica procura adequar as estruturas mais solicitadas e, em um segundo momento, compensar essas mesmas estruturas com uma atividade de desaquecimento. Ao mesmo tempo, as estruturas pouco utilizadas são requeridas, de modo que seja promovido um funcionamento equilibrado de todo o conjunto.

Historicamente, a incorporação maciça de programas de exercícios junto aos trabalhadores iniciou-se na década de 1960 no Japão, tendo sido adotada como uma ferramenta de diminuição e prevenção do crescente surto de casos de distúrbios osteomusculares relacionados ao trabalho que esse país experimentou na ocasião.[51]

Programas de qualidade de vida em empresas significam, inicialmente, investimentos em recursos humanos. A obtenção de qualidade de vida efetiva exige a integração de um conjunto de fatores interdependentes, que no final do processo proporcionarão ganhos significativos tanto na esfera individual como na coletiva.

Os três fatores nocivos mais frequentemente encontrados em executivos incluem o tabagismo, o sedentarismo e a obesidade, mostrando que os sedentários, por exemplo, exigem 54% a mais em tempo de internação e custam 36% a mais para o sistema de saúde. Empresas que investem em programas de qualidade de vida obtêm aumento médio de 39% na produtividade, redução média de US$ 116,00/ano por trabalhador com o seguro saúde, diminuição de 25% nos acidentes, 20% no absenteísmo e 15% na rotatividade dos funcionários. No nível individual, constata-se redução do estresse e dos índices de distúrbios osteomusculares relacionados ao trabalho.[52]

Os programas de qualidade de vida, porém, não devem incluir apenas a prática regular de exercícios durante a jornada de trabalho, pois a obtenção de resultados mais significativos, tanto no nível coletivo como no individual, é conseguida de modo mais eficaz quando esses exercícios são acompanhados por análises ergonômicas, antropométricas, posturais e biomecânicas.

Geralmente, os programas de atividades físicas preparatórias e compensatórias praticados pelos trabalhadores incluem a realização de cinco grupos básicos de exercícios:

Exercícios de alongamento, que promovem o estiramento dos músculos, aumentando seu comprimento, o que por sua vez permite que se mantenham mais bem preparados para atender às exigências das tarefas ocupacionais.

Exercícios de fortalecimento de leve intensidade, que agem aumentando a capacidade do músculo em responder às solicitações do cotidiano, não somente em relação à intensidade de força produzida, mas também na manutenção de atividades por períodos maiores de tempo.

Exercícios de relaxamento, considerados importantes porque propiciam um momento de descanso para os músculos mais exigidos em determinada tarefa laboral, além de promoverem a eliminação de substâncias miotóxicas.

Exercícios respiratórios, que são úteis na melhora da capacidade respiratória e da coordenação dos músculos envolvidos com a respiração, além de estarem associados ao relaxamento.

Exercícios globais, que promovem liberdade de movimento às articulações e melhoram a coordenação motora, o equilíbrio e a flexibilidade.

REFERÊNCIAS BIBLIOGRÁFICAS

1. Braverman H. Trabalho e capital monopolista: a degradação do trabalho no século XX. 3.ed. (atualizada). Rio de Janeiro: LTC; 2012.
2. Salim CA. Doenças do trabalho: exclusão, segregação e relação de gêneros. Revista São Paulo em Perspectiva. 2003;17(1):11-24.
3. Deliberato PCP. Fisioterapia preventiva: fundamentos e aplicações. Barueri: Manole; 2002.
4. Hobsbawn EJ. A era das revoluções: 1789-1848. São Paulo: Paz e Terra; 2004.
5. Hobsbawn EJ. Da revolução industrial inglesa ao imperialismo. Rio de Janeiro: Forense Universitária; 2003.

6. Rodrigues MVC. Qualidade de vida no trabalho. Petrópolis: Vozes; 2009.
7. Toffler A. A terceira onda: a morte do industrialismo e o nascimento de uma nova civilização. Rio de Janeiro: Record; 2001.
8. Couto HA. Por novos horizontes. Revista Proteção. 2001;111(13):8-14.
9. Moreno CRC, Fischer FM, Rotenberg L. A saúde do trabalho na sociedade 24 horas. Revista São Paulo em Perspectiva. 2003;17(1):34-46.
10. Akerstedt T. Wide awake at odd hours: shiftwork, time zones and burning the midnight oil. Stockholm: Swedish Council for Work Life Research; 1996.
11. Monk TH, Folkard S. Making shift work tolerable. Washington: Taylor and Francis; 1992.
12. IIDA I. Ergonomia, projetos e produção. São Paulo: Edgard Blücher, 1997.
13. Nicoletti S. Literatura técnica continuada de LER. São Paulo: Bristol Myers Squibb do Brasil; 1997.
14. Brasil. Ministério da Previdência Social. Instituto Nacional do Seguro Social/INSS. Instrução Normativa n. 98/2003. Brasília: Diário Oficial da União (DOU), 10 de dezembro de 2003.
15. Brasil/OPAS. Ministério da Saúde/Organização Pan-Americana da Saúde. Doenças relacionadas ao trabalho: manual de procedimentos para os serviços de saúde. Série A. Normas e manuais técnicos, n.114, 580p. Brasília: Ministério da Saúde do Brasil; 2001.
16. Batista EB, Borges FD, Dias LP, Fabris G, Frigeri F, Salmaso C. Lesões por esforços repetitivos em digitadores do Centro de Processamento de Dados do Banestado. Revista de Fisioterapia da Universidade de São Paulo. 1997;2(4): 83-91.
17. Codo W, Almeida CCG. LER: Lesões por esforços repetitivos. Petrópolis: Vozes; 1995.
18. São Paulo. Governo do Estado de São Paulo. Divisão de Vigilância em Saúde do Trabalhador. Centro Estadual de Referência em Saúde do Trabalhador. Saúde do trabalhador no estado de São Paulo: balanço da gestão estadual. 4ª Conferência Estadual de Saúde do Trabalhador e da Trabalhadora. São Paulo, 14 de março de 2014. Disponível em www.cvs.saude.sp.gov.br/.../balanço%20gestão%20estadual%20ST-SP%. Acessado em: 27 abr. 2016.
19. Oliveira CR. Lesões por esforços repetitivos (LER). Revista Brasileira de Saúde Ocupacional. 1991;73(19):59-85.
20. Stella LC. Perfil epidemiológico dos portadores de lesões por esforços repetitivos atendidos no Programa de Saúde do Trabalhador da Faculdade de Medicina de Jundiaí. Revista Perspectivas Médicas. 1997;8:11-14.
21. Saldanha ME, Silva EF, Souza SF. Estudo do aparecimento de sintomas semelhantes aos distúrbios osteomusculares relacionados ao trabalho em músicos que não apresentam diagnóstico clínico. Revista Fisio & Terapia. 1999;6-8.
22. Maeda K, Hünting W, Grandjean E. Localized fatigue in accounting machine operators. Journal of Occupation Medicine. 1980;22(12):810-6.
23. Melhorm JM. Cumulative trauma disorders and repetitive strain injuries. Clinical Orthopedics and Related Research 1998;351:107-26.
24. Brasil. Ministério da Previdência e Assistência Social. Instituto Nacional do Seguro Social (INSS). Superintendência Estadual de Minas Gerais. Núcleo de referência em doenças ocupacionais na previdência social (Nusat). Relatório Anual. Belo Horizonte: Nusat; 1994.
25. Nascimento NM, Moraes RAS. Fisioterapia nas empresas. Rio de Janeiro: Taba; 2001.
26. Coury GHJC, Rodgher S. Treinamentos para o controle de disfunções músculo-esqueléticas ocupacionais: um instrumento eficaz para a fisioterapia preventiva? Revista Brasileira de Fisioterapia. 1997;1(2):7-17.
27. Brasil. Ministério da Saúde. Portaria n. 1.125/2005. Dispõe sobre os propósitos da política de saúde do trabalhador para o SUS. Disponível em: http://bvsms.saude.gov.br/bvs/saudelegis/gm/2005/prt1125_06_07_2005.html. Acessado em: 02 mai. 2016.

28. Brasil. Ministério da Saúde. Portaria n. 2.437/2005. Dispõe sobre a ampliação e o fortalecimento da Rede Nacional de Atenção Integral à Saúde do Trabalhador (RENAST) no Sistema Único de Saúde-SUS e dá outras providências. Disponível em: http://dtr2001.saude.gov.br/sas/PORTARIAS/Port2005/GM/GM-2437.htm. Acessado em: 2 mai. 2016.
29. Brasil. Ministério da Saúde. Portaria n. 2.728/2009. Dispõe sobre Rede Nacional de Atenção Integral à Saúde do Trabalhador (RENAST) no Sistema Único de Saúde-SUS e dá outras providências. Disponível em: http://bvsms.saude.gov.br/bvs/saudelegis/gm/2009/prt2728_11_11_2009.html. Acessado em: 2 mai. 2016.
30. Deliberato PCP. Exercícios terapêuticos: guia teórico para estudantes e profissionais. Barueri: Manole; 2007.
31. Lech O, Hoefel MG. Protocolo de investigação das lesões por esforços repetitivos. São Paulo: Rhodia Farma; 1996.
32. Silverstein BA. Cumulative trauma disorders of upper extremity. J Occup Med. 1991;35(5):642-4.
33. Armstrong RB. Some histological changes in the carpal tunnel contents and their biomechanical Implications. J Occup Med. 1984;26(3):211-9.
34. Monteiro MC, Biscaia JR, Amorim CA, Valle B. O sedentarismo na Polícia Militar do Paraná. Revista Fisioterapia em Movimento. 1998;11(1):9-30.
35. Morais A, Soares MM. Ergonomia no Brasil e no mundo: um quadro, uma fotografia. Rio de Janeiro: Abergo; 1989.
36. Wisner A. Ergonomia e condiciones de trabajo. Buenos Aires: Humanitas; 1987.
37. Panero J, Zelnik M. Las dimensiones humanas en los espacios interiores, Estándares antropométricos. Cidade do México: G. Gili; 1987.
38. Couto HA. Ergonomia aplicada ao trabalho: o manual técnico da máquina humana. v.2. Belo Horizonte: Ergo; 1996.
39. Grandjean E. Manual de ergonomia: adaptando o trabalho ao homem. Porto Alegre: Bookman; 2008.
40. Napolitano MC. Melhorando as condições de trabalho. São Paulo: SESI, 1991.
41. Serrano RC. Ergonomia na empresa. São Paulo: Fundacentro; 1993.
42. Nachemson AL. Disc pressure measurements. Spine. 1981;6(1):93-97.
43. Chaffin DB. Occupational biomechanics. Nova York: John Wiley & Sons; 1991.
44. Dul J, Weerdmeester B. Ergonomia prática. São Paulo: Edgard Blücher; 2004.
45. Roebuck JA, Kroemer KHE, Thomson WG. Engineering anthropometry methods. New York: Wiley; 1975.
46. Rodriguez-Añez CR. A antropometria e sua aplicação na ergonomia. Revista Brasileira de Cineantropometria & Desempenho Humano. 2001;3(1):102-8.
47. Miyamoto ST, Salmaso C, Mehanna A, Batistela AE, Sato T, Grego ML. Fisioterapia preventiva atuando na ergonomia e no stress no trabalho. Revista Fisioterapia USP. 1999;6(1):83-91.
48. Cailliet R. Lombalgias: síndromes dolorosas. Barueri: Manole; 2001.
49. Knoplich J. Enfermidades da coluna vertebral: uma visão clínica e fisioterápica. São Paulo: Robe; 2003.
50. Barreiro THC. Um enfoque ergonômico para as posturas do trabalho. Revista Brasileira de Saúde Ocupacional. 1989;67(17):61-71.
51. Salve MGC, Bankoff AOP. DORT – Distúrbio osteomuscular relacionado ao trabalho: uma revisão de literatura. Saúde em revista. 2000;2(3):43-9.
52. Figueira Júnior A. Qualidade de vida e saúde: uma proposta de mudança de comportamento. Revista Movimento. 1998;8(3):24-8.

capítulo 6

Modelo de atuação preventiva em fisioterapia do trabalho

INTRODUÇÃO

Inicialmente, deve-se procurar seguir algumas normas básicas ao se dirigir a uma empresa que demonstra interesse em conhecer os procedimentos de atuação do fisioterapeuta do trabalho. O fisioterapeuta deve se pautar nas seguintes três recomendações básicas: ser o mais objetivo e conciso possível, tanto na explanação oral como na apresentação escrita, que deve possuir poucas páginas e usar linguagem direta, não abusando da informalidade nem exagerando no vocabulário formal; ser sempre direto e prudente nas explicações e respostas aos questionamentos, jamais propondo metas impossíveis de serem atingidas; e não exagerar nas informações técnicas em um primeiro contato, principalmente se o interlocutor não for um profissional da área da saúde. Em relação a essa última recomendação, o ideal é que o fisioterapeuta passe ao seu interlocutor três informações básicas: os aspectos legais; a relação custo-benefício; e resumidamente o que é o programa de fisioterapia do trabalho, incluindo nesse item as etapas básicas de implantação do projeto.

Nesse primeiro contato não é recomendável que se passe qualquer informação sobre os custos do projeto, mesmo quando o interlocutor da empresa enfaticamente questiona o fisioterapeuta a esse respeito, pois não existem duas empresas iguais, não existindo, portanto, dois projetos idênticos, de modo que somente após uma avaliação criteriosa e pormenorizada é que será possível estabelecer o custo de forma inequívoca.

O fisioterapeuta deve passar a mensagem de que o Brasil, assim como outros países industrializados, vem buscando novas tecnologias que favoreçam o aprimoramento dos processos produtivos, encarando uma economia cada vez mais globalizada. Dentro desse processo, as empresas que procuram desenvolver ações pioneiras mostram-se mais bem preparadas para enfrentar a guerra da competitividade. Nesse contexto, procura-se mostrar à empresa que a preocupação com a saúde dos funcionários, hoje considerados por todas as filosofias administrativas mais modernas como parceiros internos da empresa, já é uma realidade de muitos setores produtivos, que comprovaram ser possível oferecer qualidade de vida a seus funcionários ao mesmo tempo em que são gerados benefícios reais para a empresa.

Também deve ser destacado pelo fisioterapeuta que os diversos distúrbios osteomusculares ocupacionais são combatidos por muitas empresas que já comprovaram que as ações preventivas aplicadas à saúde do trabalhador são viáveis e indispensáveis para a minimização desses distúrbios.

Em seguida, deve o fisioterapeuta apresentar as informações pertinentes ao assunto, tanto em nível de custo-benefício como em relação aos aspectos legais, bem como as características básicas do programa de prevenção em saúde do trabalhador.

Como informação adicional, também deve o fisioterapeuta do trabalho apresentar alguns exemplos de dados estatíticos oficiais acerca das principais ocorrências e incidências de acidentes de trabalho. Por exemplo, o Anuário Estatístico da Previdência Social[1] informa que em 2014 foram registrados no Instituto Nacional do Seguro Social (INSS) cerca de 704,1 mil acidentes do trabalho, decréscimo de 2,97% em relação aos números do ano anterior. O total de acidentes registrados com comunicado de acidente de trabalho (CAT) diminuiu em 0,82% de 2013 para 2014. Do total de acidentes registrados com CAT, os acidentes típicos representaram 76,54% (71,85% eram homens e 28,15% mulheres); os de trajeto 20,67% (61,48% homens e 38,52% mulheres); e as doenças do trabalho 2,79% (57,01% homens e 42,99% mulheres). Nos acidentes típicos e nos de trajeto, a faixa etária decenal com maior incidência de acidentes foi a constituída por pessoas de 20 a 29 anos com, respectivamente, 33,05% e 36,78% do total de acidentes registrados. Já nas doenças de trabalho a faixa de maior incidência foi a de 30 a 39 anos, com 34,18% do total de acidentes registrados. Na distribuição por setor de atividade econômica, o setor Agropecuária participou com 3,16% do total de acidentes registrados com CAT, o setor Indústria com 44,12% e o setor Serviços com 52,72%, excluídos os dados de atividade considerada "ignorada". No ano de 2014, considerando o Código Internacional de Doenças (CID), entre os 50 códigos com maior incidência nos acidentes de trabalho, os de maior participação foram ferimento do punho e da mão (CID S61), fratura no nível do punho ou da mão (CID S62) e traumatismo superficial do punho e da mão (CID S60) com, respectivamente, 9,61%, 6,72% e 4,77% do total. Nas doenças do trabalho, os CID mais incidentes foram lesões no ombro (CID M75), sinovite e tenossinovite (CID M65) e dorsalgia (CID M54), com 22,29%, 13,08% e 6,46%, do total. As partes do corpo com maior incidência de acidentes de motivo típico foram o dedo, a mão (exceto punho ou dedos) e o pé (exceto artelhos) com, respectivamente, 29,79%, 8,51% e 7,86%. Nos acidentes de trajeto, as partes do corpo mais atingidas foram partes múltiplas, pé (exceto artelhos) e joelho com, respectivamente, 11,77%, 8,69% e 8,48%. Nas doenças do trabalho, as partes do corpo mais incidentes foram o ombro, o dorso (inclusive músculos dorsais, coluna e medula espinhal) e membros superiores, com 20,58%, 11,87% e 8,43%, respectivamente.[1]

Em relação aos aspectos legais, é possível resumir na proposta inicial os pontos mais relevantes da Portaria n. 3.751 do Ministério do Trabalho, que alterou a Norma Regulamentadora número 17 (NR-17), atualizando a Portaria n. 3.214/78 com os avanços tecnológicos do campo da ergonomia e direcionando as futuras ações na prevenção das doenças típicas desse tipo de atividade. É importante salientar que a NR-17 procura estabelecer parâmetros que permitam a adaptação das condições de trabalho às características psicofísicas dos trabalhadores, de modo que proporcione a eles o máximo de conforto, segurança e desempenho eficiente. No que diz respeito aos distúrbios osteomusculares relacionados ao trabalho (DORT), o item 17.6.3 da NR-17 prevê que nas atividades que exijam sobrecarga muscular estática ou dinâmica do pescoço, do ombro, do dorso, dos membros superiores e inferiores e, a partir da análise ergonômica do trabalho, devem ser observados os seguintes parâmetros: todo e qualquer sistema de avaliação do desempenho para efeito de remuneração e vantagens de qualquer espécie deve levar em consideração as repercussões sobre a saúde do trabalhador; devem ser incluídas pausas para descanso; e quando do retorno do trabalho, após qualquer tipo de afastamento igual ou superior a 15 dias, a exigência de produção deve permitir um retorno gradativo aos níveis de produção vigentes na época anterior ao afastamento.[2]

Apesar da relação custo-benefício e das informações acerca dos aspectos legais representarem, não raramente, as alegações de maior poder de persuasão junto aos interlocutores da empresa solicitante, considera-se importante mostrar que reduzir custos é apenas uma das possibilidades de benefício da implantação do programa de fisioterapia preventiva em saúde do trabalhador, pois quando investe nessa área está a empresa implantando uma nova filosofia de trabalho, melhorando as relações interpessoais e, consequentemente, a qualidade de vida de seus funcionários.

ETAPAS DE IMPLANTAÇÃO

A implantação do programa de prevenção deve adotar um roteiro de atividades visando a um planejamento funcional e eficiente para o projeto. Essas etapas não podem representar uma "camisa de força"; ao contrário, devem ser adaptadas de acordo com as necessidades específicas de cada empresa. As etapas mais frequentemente estipuladas são:

- Visita de apresentação à empresa.
- Visita para análise diagnóstica da situação atual e das necessidades específicas dos setores envolvidos no programa.
- Obtenção de informações pertinentes junto ao setor médico e de recursos humanos.
- Apresentação do projeto à empresa.
- Elaboração do cronograma de atividades junto à empresa.

- Palestra sobre o programa para diretores, gerentes, chefes e funcionários.
- Início do programa piloto.
- Reciclagem e supervisão do programa.
- Realização de entrevistas junto aos participantes do programa, tanto em nível gerencial como dos funcionários.
- Reuniões periódicas e entrega de relatórios.

MEDIDAS PREVENTIVAS GERAIS

A prevenção é a melhor forma de combater os distúrbios osteomusculares relacionados ao trabalho. Empresas que aperfeiçoaram esse tipo de ação obtiveram excelentes resultados com os programas de prevenção. No entanto, é necessário que haja uma análise detalhada das atividades desenvolvidas na empresa, bem como um levantamento criterioso das informações pertinentes à organização do trabalho. Entre as diversas ações que podem ser desenvolvidas, destacam-se:

- Palestras educativas para conscientização dos empregados e empregadores.
- Elaboração de cartazes e revistas didático-educativas.
- Análise biomecânica dos setores escolhidos para integrar o programa piloto.
- Análise ergonômica dos setores inseridos no programa.
- Planejamento da metodologia de implantação do programa de exercícios preventivos.
- Cursos de formação de monitores para o programa de exercícios preventivos.
- Cursos de reciclagem dos monitores do programa de exercícios preventivos.
- Análise física dos funcionários dos setores envolvidos, incluindo avaliação postural e antropométrica.
- Supervisão do programa.
- Assessoria contínua em aspectos relacionados à saúde ocupacional: acessórios ergonômicos, triagem de funcionários com alterações posturais (mesmo assintomáticos), orientações para a realização de exercícios domiciliares e outros.

Acrescenta-se, ainda, que antes de elaborar o projeto para a empresa é necessária uma análise diagnóstica junto aos setores de recursos humanos e departamento médico para, diante das informações obtidas, apresentar uma proposta de trabalho especificamente elaborada para a realidade da empresa solicitante.

MÉTODOS DE ATUAÇÃO EM FISIOTERAPIA DO TRABALHO

Sugere-se uma metodologia de atuação preventiva em fisioterapia do trabalho constituída por um grupo de programas, todos criados para direcionar as ações preventivas em um contexto global, para que os fatores multicausais dos distúrbios ocupacionais musculoesqueléticos, tanto intrínsecos como extrínsecos, possam ser atingidos. Apresentam destaque os programas a seguir elencados.

Programa de Levantamento e Análise de Dados Ergonômicos (PLADE)

É um programa que desenvolve ações na área da ergonomia, incluindo a realização de avaliações sedimentadas em critérios científicos e norteada pela NR-17, contendo seis grupos de análises: análise descritiva; análise biomecânica; análise ambiental; análise organizacional; análise do *layout*; e análise antropométrica. Esse programa também deve incluir assessoria contínua do fisioterapeuta em assuntos referentes à ergonomia, como análise técnica para compra de acessórios e mobiliário, além de treinamento para seu uso adequado.

A análise ergonômica procura fornecer uma ferramenta eficaz para a empresa, buscando atingir os seguintes objetivos:

- Identificar fatores e/ou agentes capazes de acarretar riscos ocupacionais.
- Promover a segurança durante a execução das atividades laborais.
- Maximizar o conforto, o bem-estar e a satisfação.
- Minimizar e/ou eliminar custos humanos (físicos, emocionais e cognitivos).
- Evitar distúrbios, lesões, doenças e mutilações.
- Evitar a adoção de vícios posturais.
- Prevenir a fadiga física e o estresse.
- Otimizar o desempenho da tarefa e o rendimento do trabalho.
- Promover a integração do funcionário em seu posto de trabalho.
- Diminuir os índices de absenteísmo e rotatividade na empresa.
- Promover soluções viáveis e adequadas à realidade da empresa.
- Promover a integração da empresa junto a seus parceiros internos e externos.
- Inserir a empresa em um contexto favorável em relação à competitividade vigente.

Cada grupo de análise apresenta um conjunto de fatores que devem ser avaliados:
Análise descritiva:

- Dados gerais da função.
- Dados pessoais.
- Dados do posto de trabalho.
- Dados específicos da função.

Análise biomecânica:

- Coeficiente de atrito.
- Balanço/equilíbrio corporal.
- Sobrecarga manual.

- Estresse mecânico dos discos intervertebrais.
- Estresse mecânico dos ligamentos da coluna vertebral.
- Estresse mecânico das articulações periféricas.
- Movimentação manual de cargas.
- Postura habitual.

Análise ambiental (tacitamente determinada pela NR-17):

- Fadiga térmica (calor).
- Fadiga auditiva (ruído).
- Conforto ambiental (temperatura efetiva, velocidade do ar e umidade).
- Fadiga visual (iluminamento).

Análise organizacional:

- Fadiga física (quantitativa e qualitativa).
- Fadiga mental.
- Risco de acidente.
- Risco de DORT/LER.

Análise do *layout*:

- Mobiliário.
- Equipamentos e acessórios.
- Dimensionamento do posto de trabalho.
- Composição do posto de trabalho.

Análise antropométrica:

- Estatura.
- Peso.
- Índice de massa corporal.
- Alturas.
- Comprimentos e alcances.
- Larguras e profundidades.
- Perímetros.
- Envergadura.

Seguem-se exemplos de fichas e listas de checagem que podem ser utilizadas para a análise ergonômica.

FICHA DE ANÁLISE DESCRITIVA

FUNÇÃO: Auxiliar administrativo

Dados gerais da função:

Data	00/00/2016
Divisão	Embalagem
Setor	Administração financeira
População	2

Dados do funcionário:

Nome	
Sexo	Masculino
Idade	18 anos
Estatura	173,7 cm
Peso	77,1 kg

Dados do posto de trabalho:

Área específica	Aproximadamente 2,60 m²
Área geral	Aproximadamente 67,00 m²
Pé direito	Aproximadamente 3,00 m²
Piso	Forração tipo carpete
Cobertura	Forro rebaixado de gesso
Iluminação	Artificial do tipo fluorescente com sistema semidireto
Ventilação	Artificial por condicionamento central de ar

Dados específicos da função:

O funcionário, em sua rotina habitual de trabalho, responde pela classificação dos borderôs de pagamento, além de proceder ao arquivamento desses borderôs e de todos os pagamentos efetuados no dia imediatamente anterior. No período matutino, envia comprovantes de pagamento aos fornecedores; em seguida, preenche os cheques que serão enviados no período vespertino para os procuradores da empresa para que esses, por sua vez, aprovem e autorizem os pagamentos. Os borderôs de pagamento devem ser verificados, analisando-se as respectivas notas fiscais. É o auxiliar administrativo que se dirige ao banco para concretizar os pagamentos e, ao final do expediente, anexa os comprovantes dos pagamentos efetivamente feitos. No desempenho da atividade, o funcionário permanece aproximadamente 60% do período em posição sentada típica, sendo que no restante do tempo mantém-se deslocando-se pela empresa.

Intensidade	Leve
Frequência	Intermitente

Quadros de aferição dos níveis de criticidade da função
Quadro de análise biomecânica

Fatores / Nível de risco	0	I	II	III	IV	VE	VR
I. Análise biomecânica							
Coeficiente de atrito	→					0,00	< 0,09
Balanço	→					Regular	Regular
Sobrecarga manual	→					1 kg	< 23 kg
Estresse mecânico (disco intervertebral)	→					77,8 kg	< 340 kg
Estresse mecânico (ligamentos/col. vert.)	→					6,4%	< 10%
Estresse mecânico (articulações)							
Cotovelo	→					100%	> 80%
Ombro	→					99%	> 80%
Dorso	→					99%	> 80%
Quadril	→					99%	> 80%
Joelho			→			65%	> 80%
Tornozelo	→					82%	> 80%
Movimentação manual de cargas	→					Índice zero	Índice zero
Postura habitual	→					Índice um	Índice um

VE: valor encontrado; VR: valor recomendado

Nota: no exemplo acima, a análise biomecânica determina um nível de risco moderado para a ocorrência de problemas na articulação do joelho e risco mínimo de problemas referentes à adoção de posturas inadequadas.

0 = não há risco
I = risco mínimo
II = risco moderado
III = risco máximo
IV = risco supramáximo

Quadro de análise ambiental e do *layout*

Fatores	Nível de risco	0	I	II	III	IV	VE	VR
II. Análise ambiental								
Calor (°C) (IBUTG)		→					Não avaliado	Não avaliado
Temperatura efetiva (°C)		→					22,4	20,0 a 23,0
Umidade relativa (%)		→					60,0	< 40,0
Velocidade do ar (m/s)		→					0,00	< 0,75
Iluminamento (LUX)		→					865	< 500
Ruído (dB/A)		→					58,4	> 65,0
III. Análise do *layout*								
Imobiliário (trabalho sentado)		→					Índice zero	Índice zero
Equipamento (perfil: administração)				→			Índice um	Índice zero
Dimensionamento (*check-list*/escore)		→					1	< 5
Composição (*check-list*/escore)		→					1	< 5

Quadro de análise organizacional

Fatores	Nível de risco	0	I	II	III	IV	VE	VR
IV. Análise organizacional								
Fadiga física (quantitativo/FC em bpm)					→		78	< 72
Fadiga física (qualitativo/QBP-escore)					→		18	< 16
Fadiga mental (*check-list*/escore)		→					3	< 5
Risco de acidente (*check-list*/escore)		→					0	< 5
DORT/LER (*check-list*/escore)					→		8	< 5

Os três quadros exemplificados de aferição dos níveis críticos da função englobam quatro análises distintas. Seu uso pode ser extremamente útil, pois há o rápido e efetivo reconhecimento dos fatores que apresentam valores além ou, dependendo da situação, aquém daqueles recomendados. São usados como parâmetro os critérios estabelecidos na legislação vigente e, na ausência desses, critérios devidamente validados, por exemplo, a norma do National Institute for Occupational Safety and Health (NIOSH) para levantamento, transporte e deposição de cargas. A maneira como o quadro é elaborado permite que o resultado seja graduado em cinco níveis de risco (zero, I, II, III e IV), de modo que forneça uma leitura do grau de risco de cada fator de forma análoga à leitura de um termômetro. Além disso, o resultado final de cada tipo de análise pode ser facilmente quantificado e ainda simultaneamente qualificado, como mostra a distribuição do quadro do somatório dos níveis de criticidade, representado a seguir:

Quadro de somatório dos níveis de criticidade

Somatório dos níveis críticos	0	I	II	III	IV	Somatório horizontal
I. Análise biomecânica	0	1	2	0	0	3
II. Análise ambiental	0	0	0	0	0	0
III. Análise do *layout*	0	0	2	0	0	2
IV. Análise organizacional	0	3	0	0	0	3
Somatório vertical	0	4	4	0	0	Escore = 8

A expressão quantitativa é obtida de forma simples multiplicando-se o número de fatores que apresentaram valores fora dos parâmetros recomendados com o respectivo peso de cada nível de criticidade. Por exemplo: no quadro de análise do *layout*, vê-se que o fator equipamentos/acessórios apresentou um nível crítico II, o único fator fora dos valores ou das exigências recomendadas, de acordo com a metodologia aplicada. Nesse caso, basta multiplicar 1 (número de fatores com problemas) por 2 (peso do nível crítico) e chegar ao resultado estipulado no quadro de somatório.

A expressão qualitativa, por sua vez, apresenta-se na forma de duas vertentes complementares. Observando o somatório horizontal, pode-se identificar qual grupo de análise encontra-se mais problemático; e observando o somatório vertical é possível reconhecer qual a gravidade dos níveis críticos que está prevalecendo, de maneira que estratégias e planos de ação específicos podem ser elaborados para que haja uma abordagem adequada dos problemas identificados. Além disso, considera-se também a existência de uma terceira expressão qualitativa do quadro de somatório dos níveis de criticidade, pois o resultado final de todas as funções estabelece aquelas que apresentam os maiores valores, sendo possível classificá-las, como exemplificado a seguir.

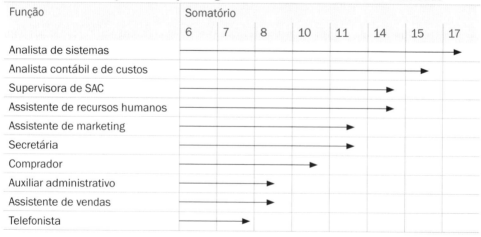

Quadro de classificação das funções segundo o somatório dos níveis de criticidade

Observa-se nessa metodologia que todos os fatores que apresentam algum grau de risco são listados em uma ficha específica que expressa textualmente as conclusões obtidas e as recomendações sugeridas para a resolução e/ou a atenuação do problema encontrado pela análise ergonômica. Além disso, visando facilitar a leitura dessas recomendações, é habitual oferecer também quadros que trazem essas sugestões de forma resumida e separadas por função, de modo que estratégias específicas de resolução dos problemas podem ser objetivamente estabelecidas por parte da empresa contratante. Exemplos:

Ficha de análise técnica
Equipamentos/acessórios

- Conclusão: feita a análise dos equipamentos necessários ao desempenho confortável e seguro das atividades no setor administrativo, concluímos haver problemas em todas as funções analisadas.
- Recomendações: adequar os postos de trabalho dos funcionários analisados no setor administrativo com os seguintes acessórios ergonômicos: suporte para leitura de documentos, apoio dinâmico de pé, apoios de punho para o uso do *mouse* e teclado e tela antirreflexiva, de modo que contemple o estabelecido nos itens 17.4.2-a e 17.4.3, alíneas a, c e d, da NR-17 do MTE.

Ficha de resumo das recomendações por função
Função: auxiliar administrativo

- Introduzir programa de treinamento sobre postura.
- Introduzir programa de exercícios de reequilíbrio tensional ocupacional.
- Adotar kit ergonômico básico composto por: apoio de punho para *mouse* e teclado; apoio dinâmico para os pés; tela antirreflexiva; suporte vertical de apoio para documentos; suporte ajustável para o monitor de vídeo.
- Formar Comitê Interno de Ergonomia Participativa (CIEP).

FICHA DE CAMPO 1

Empresa:	Função:
Divisão:	
Setor:	
População:	Data:
Nome:	
Idade:	Sexo: ( ) masculino ( ) feminino
Características do posto de trabalho	
Área total: m^2	Área específica: m^2
Iluminação:	
Ventilação:	
Piso:	
Cobertura:	
Descrição da função	

Intensidade:

Frequência:

FICHA DE CAMPO 2

Análise ambiental

Iluminamento:	Ruído:
Temperatura efetiva:	Umidade:
IBUTG:	Velocidade do ar:

Análise física

Força:	Estatura:
Capacidade vital:	Peso:
Flexibilidade:	IMC:
FC:	Envergadura:

Outros agentes

Risco químico:

Risco biológico:

Análise do *layout*/dimensionamento e composição

Distância ombro-objeto principal:	Corredor principal-largura:
Distância ombro-objeto secundário:	Corredor secundário-largura:
Escadas/degraus: Profundidade: Altura: Largura:	Tipo de fluxo-corredor: ( ) uma pessoa ( ) duas pessoas ( ) três pessoas ( ) carrinhos/outros equipamentos
Mesas: Profundidade: Altura: Largura: Quina viva: ( ) Sim ( ) Não	Cadeiras/banquetas: ( ) regulagens ( ) bordo arredondado ( ) apoio antebraço ( ) apoio lombar ( ) apoio de pé
Acessórios: ( ) suporte de documentos ( ) apoio de punho para *mouse* ( ) apoio dinâmico de pé	( ) tela antirreflexiva ( ) apoio de punho para teclado

Análise da postura habitual

Turno de trabalho		
Check-in das listas de checagem	SIM	NÃO
Questionário bipolar (QBP 1-2-3)		
Lista de checagem DORT/LER		
Lista de checagem fatores organizacionais		
Lista de checagem *layout* (composição)		
Lista de checagem *layout* (dimensionamento)		
Lista de checagem fadiga mental		
Lista de checagem riscos de acidente		
Fotos/filmagem		

FICHA DE CAMPO 3: Questionário bipolar/QBP

Nome:						
Idade:						
Data:						
Horário/início de turno:						
Hora atual:						
Função:			Setor:			
Sexo: ( ) Masc. ( ) Fem.						
1 – Descansado	1	2	3	4	5	Cansado
2 – Boa concentração	1	2	3	4	5	Dificuldade de concentração
3 – Tranquilo	1	2	3	4	5	Nervoso
4 – Produtividade normal	1	2	3	4	5	Produtividade comprometida
5 – Ausência de dor de cabeça	1	2	3	4	5	Dor de cabeça
6 – Ausência de dores no pescoço e nos ombros	1	2	3	4	5	Dor no pescoço e nos ombros
7 – Ausência de dor nas costas	1	2	3	4	5	Dor nas costas
8 – Ausência de dor lombar	1	2	3	4	5	Dor lombar
9 – Ausência de dor nas coxas	1	2	3	4	5	Dor nas coxas
10 – Ausência de dor nas pernas	1	2	3	4	5	Dor nas pernas
11 – Ausência de dor nos pés	1	2	3	4	5	Dor nos pés
12 – Ausência de dores nos braços, nos punhos e na mão	1	2	3	4	5	Dor nos braços, nos punhos e nas mãos
13 – Ausência de dor no tórax						Dor no tórax
14 – Ausência de dor no estômago						Dor no estômago
15 – Descansado visualmente						Cansaço visual
Escore						

Em relação ao uso do questionário bipolar como ferramenta de análise ergonômica, é válido destacar os seguintes aspectos:

- O questionário contém uma sequência de pares de respostas contrárias reciprocamente, que representam a sensação do funcionário naquele exato momento do desempenho laboral.
- Exemplo: se houver alegação de ausência de fadiga ou dor, marca-se 1; por outro lado, se a resposta evidenciar fadiga ou dor extrema marca-se 5. Intermediariamente, marca-se 2, 3 ou 4 para uma resposta que se encontre no meio termo entre os extremos.
- Preferencialmente, o Questionário Bipolar (QBP) deve ser preenchido pelo avaliador durante uma entrevista com o avaliado, não sendo recomendado que o funcionário o responda sozinho.
- É fundamental que o entrevistado seja instruído corretamente acerca dos objetivos do QBP, bem como da importância do perfeito entendimento do mecanismo das respostas em relação à presença ou ausência de fadiga ou dor.
- O avaliador deve estar atento a qualquer possibilidade de falseamento das respostas.
- Durante um dia típico de trabalho, aplicar três QBP para cada trabalhador (um no início da jornada, um entre o início e o fim e um ao final da jornada).
- Procurar alterar a sequência de perguntas entre os três QBP a serem aplicados, de modo que o avaliado não se lembre das respostas fornecidas anteriormente.

FICHA DE CAMPO 4A – LISTA DE CHECAGEM: DORT (Escritório)

	Não (0)	Sim (1)
1. FORÇA		
1.1 – Visualmente, há uso excessivo de força na execução da função?		
1.2 – É usado posicionamento de pinça para fazer força?		
1.3 – Há força de compressão sobre os dedos ao apertar botões e teclas ou para montar ou inserir componentes?		
2. REPETITIVIDADE		
2.1 – A função apresenta períodos contínuos de atividade (ausência de 10 minutos de pausa a cada 50 minutos de trabalho)?		
2.2 – Em um dia típico de trabalho, o funcionário permanece inserindo dados no computador por mais de 5 horas (mesmo que não consecutivas)?		
2.3 – O trabalhador permanece durante toda a jornada na mesma função?		
2.4 – Há empobrecimento da tarefa (pouca variação de movimentos)?		
3. POSTURA		
3.1 – A atividade é feita com flexo-extensão frequente de punho?		
3.2 – A atividade é feita com desvio ulnar/radial constante?		
3.3 – O trabalhador permanece por longos períodos em postura corporal estática?		
3.4 – O trabalhador permanece por longos períodos em postura segmentar estática?		

(continua)

FICHA DE CAMPO 4A – LISTA DE CHECAGEM: DORT *(continuação)*

3. POSTURA	Não (0)	Sim (1)
3.5 – A atividade é feita com elevação ou abdução excessiva dos membros superiores?		
3.6 – Há limitação de espaço para a movimentação dos membros inferiores?		
3.7 – A atividade é feita com flexão excessiva da região cervical?		
3.8 – Há excesso de ferramentas/componentes no posto de trabalho, favorecendo a adoção de posturas inadequadas na manipulação desses elementos?		
3.9 – Há ausência de regulagens no dimensionamento do posto de trabalho?		
4. OUTROS AGENTES		
4.1 – Há compressão dos tecidos moles contra quinas vivas?		
4.2 – Há ausência de protetor de tela e suporte para leitura de documentos?		
4.3 – A temperatura do ambiente é menor que 20 graus centígrados?		
4.4 – Há ausência de apoio para os pés e para o punho no uso do mouse e das teclas?		
4.5 – Há ausência de treinamento para orientações sobre postura, pausas na digitação e recomendações domiciliares?		
ESCORE		
Observações:		

FICHA DE CAMPO 4B – LISTA DE CHECAGEM: DORT (Escritório)

	Não (0)	Sim (1)
1. FORÇA		
1.1 – Visualmente, há uso excessivo de força na execução da função?		
1.2 – É usado posicionamento de pinça para fazer força?		
1.3 – Há força de compressão sobre os dedos ao apertar botões e teclas ou para montar ou inserir componentes?		
2. REPETITIVIDADE		
2.1 – O ciclo de trabalho é menor que 30 segundos?		
2.2 – Nos ciclos de trabalho superiores a 30 segundos, há empobrecimento da tarefa (pouca variação de movimentos)?		
2.3 – O trabalhador permanece durante toda a jornada na mesma função?		
2.4 – A função apresenta períodos contínuos de atividade (ausência de pausas)?		

(continua)

FICHA DE CAMPO 4B – LISTA DE CHECAGEM: DORT (Escritório) *(continuação)*

	Não (0)	Sim (1)
3. POSTURA		
3.1 – A atividade é feita com flexo-extensão frequente de punho?		
3.2 – A atividade é feita com desvio ulnar/radial constante?		
3.3 – O trabalhador permanece por longos períodos em postura corporal estática?		
3.4 – O trabalhador permanece por longos períodos em postura segmentar estática?		
3.5 – A atividade é feita com elevação ou abdução excessiva dos membros superiores?		
3.6 – Há limitação de espaço para a movimentação dos membros inferiores?		
3.7 – A atividade é feita com flexão excessiva da região cervical?		
3.8 – Há excesso de ferramentas/componentes no posto de trabalho, favorecendo a adoção de posturas inadequadas na manipulação desses elementos?		
3.9 – Há ausência de regulagens no dimensionamento do posto de trabalho?		
4. OUTROS AGENTES		
4.1 – Há compressão dos tecidos moles contra quinas vivas?		
4.2 – O trabalho exige o uso de ferramentas vibratórias?		
4.3 – A temperatura do ambiente é menor que 20 graus centígrados?		
4.4 – A tarefa é feita com luvas?		
4.5 – A ferramenta/instrumento de trabalho pesa mais de 1 kg?		
ESCORE		
Observações:		

FICHA DE CAMPO 5 – LISTA DE CHECAGEM: FATORES ORGANIZACIONAIS

	Não (0)	Sim (1)
1 – Há acúmulo de trabalho entre poucas pessoas (trabalho mal dividido)?		
2 – Nota-se a presença de problemas relativos à ausência de comando eficiente no setor (autoridade deficiente)?		
3 – Há relatos de problemas acerca da assiduidade, do cumprimento das normas estabelecidas e do respeito aos colegas de trabalho (disciplina inadequada)?		
4 – O funcionário deve reportar-se a diversos superiores (unidade de comando dividida)?		
5 – Nota-se a subordinação do interesse coletivo em relação a interesses individuais?		

(continua)

FICHA DE CAMPO 5 – LISTA DE CHECAGEM: FATORES ORGANIZACIONAIS *(continuação)*

	Não (0)	Sim (1)
6 – Há referência de insatisfação com o sistema de remuneração estabelecido?		
7 – Há referência de insatisfação com o sistema de promoção?		
8 – Percebe-se o desperdício de esforços por ausência de objetivos em comum no setor?		
9 – O processo de trabalho é desorganizado?		
10 – Há excesso de ruído junto ao posto de trabalho?		
11 – Há deficiência de ventilação junto ao posto de trabalho?		
12 – Há deficiência de iluminamento junto ao posto de trabalho?		
13 – Há deficiência de limpeza no setor?		
14 – Há referência de tratamento desigual entre os funcionários por parte dos níveis hierárquicos superiores da empresa?		
15 – Há excesso de rotatividade na empresa?		
16 – Percebe-se desunião, conflitos e disputas internas no setor?		
17 – Percebe-se falta de iniciativa?		
18 – Percebe-se desmotivação?		
19 – O ritmo de trabalho é estabelecido de forma coletiva (desconsiderando-se o ritmo individual)?		
20 – Há concentração excessiva de trabalho em certos períodos?		
21 – Há desvio frequente de função?		
ESCORE		
Observações:		

FICHA DE CAMPO 6 – LISTA DE CHECAGEM: RISCO DE ACIDENTES

	Não (0)	Sim (1)
1 – Há inadequação no material usado nas instalações?		
2 – Há ausência e/ou inadequação de equipamentos de segurança coletiva?		
3 – Há ausência e/ou inadequação de equipamentos de segurança pessoal?		
4 – Observa-se manutenção deficiente do setor?		
5 – Observa-se a presença de desordem que promova riscos?		
6 – Observa-se a presença de problemas de limpeza que promova riscos?		
7 – Há ausência e/ou insuficiência de dispositivos de segurança?		
8 – Há falta de treinamento evidente?		

(continua)

FICHA DE CAMPO 6 – LISTA DE CHECAGEM: RISCO DE ACIDENTES *(continuação)*

	Não (0)	Sim (1)
9 – Há desconhecimento acerca dos produtos ou agentes frequentemente manipulados?		
10 – Observa-se inadequação antropométrica?		
11 – Há desrespeito aos procedimentos de segurança?		
12 – A formação profissional é insuficiente para o nível de exigência da tarefa?		
13 – Observa-se a presença de instrumentos e/ou equipamentos antiergonômicos?		
14 – Percebe-se desatenção excessiva na condução da tarefa?		
15 – A sinalização do setor é deficiente?		
16 – A iluminação do setor é deficiente?		
17 – O ruído do setor é excessivo?		
18 – Há excesso de horas extras recaindo sobre os funcionários do setor?		
19 – Relata-se a presença de resistência contra os procedimentos de segurança estabelecidos?		
20 – Há referência de desrespeito ao Programa de Prevenção de Riscos Ambientais (PPRA)?		
21 – O Programa de Controle Médico de Saúde Ocupacional (PCMSO) é tido como insatisfatório ou insuficiente?		
ESCORE		
Observações:		

FICHA DE CAMPO 7 – LISTA DE CHECAGEM: FADIGA MENTAL

	Não (0)	Sim (1)
1 – Há monotonia excessiva na jornada de trabalho?		
2 – Há excesso de exigência imposta pela chefia ou pelo volume de trabalho?		
3 – Há sinais de irritabilidade/agressividade manifestados durante a jornada de trabalho?		
4 – Há referência de cefaleia, gastrite ou dores torácicas?		
5 – Há referência de distúrbio do mecanismo de sono-vigília?		
6 – Há referência de distúrbios intestinais (constipação ou disenteria)?		
7 – Executa-se trabalho mental por um número excessivo de horas (mais de 50% da jornada de trabalho)?		
8 – Executa-se concentração mental por um número excessivo de horas (mais de 50% da jornada de trabalho)?		
9 – Há ruído ou calor excessivo junto ao posto de trabalho?		

(continua)

FICHA DE CAMPO 7 – LISTA DE CHECAGEM: FADIGA MENTAL *(continuação)*

	Não (0)	Sim (1)
10 – Há iluminamento insuficiente junto ao posto de trabalho?		
11 – Há excesso de fumaça, gases ou vapores sem a devida exaustão?		
12 – Há excesso de rotatividade na empresa?		
13 – Há referência de insatisfação salarial ou em relação à possibilidade de ascensão dentro da empresa?		
14 – Há referência de insatisfação pessoal em relação à função desenvolvida?		
15 – Há referência de insatisfação quanto ao relacionamento com outros funcionários?		
16 - Há referência de insatisfação quanto à alimentação ou em relação às condições do refeitório?		
17 – Há controle das saídas do posto de trabalho para uso do banheiro?		
18 – O trabalhador precisa fazer uso contínuo da memória imediata ou tomar pequenas decisões frequentemente (excesso de densidade do trabalho)?		
19 – Há domínio incompleto das exigências da tarefa?		
20 – Há excesso de carga afetiva na execução da tarefa?		
21 – Há excesso de responsabilidade sobre o funcionário durante a jornada de trabalho?		
ESCORE		
Observações:		

FICHA DE CAMPO 8 – LISTA DE CHECAGEM: *LAYOUT* **(Composição)**

	Não (0)	Sim (1)
1 – A luz solar produz reflexos ou excesso de calor sobre o posto de trabalho?		
2 – A temperatura média do ambiente situa-se abaixo de 20 ou acima de 25°C?		
3 – Há dificuldades topográficas de acesso ao posto de trabalho?		
4 – Há desconhecimento acerca dos dados antropométricos da população trabalhadora?		
5 – Há necessidade de deslocamentos constantes entre prédios diferentes durante a jornada de trabalho?		
6 – Há dimensionamento insuficiente das vias de acesso em relação ao tipo de fluxo observado?		
7 – Há dimensionamento insuficiente do posto de trabalho em relação às características antropométricas dos trabalhadores?		

(continua)

FICHA DE CAMPO 8 – LISTA DE CHECAGEM: *LAYOUT (continuação)*

	Não (0)	Sim (1)
8 – Há entrada de materiais, saída de produtos, circulação de pessoas ou veículos anexos ao posto de trabalho?		
9 – Há fumaça, gases ou vapores sem a devida exaustão?		
10 – Há excesso de ruído junto ao posto de trabalho?		
11 – Há deficiência de ventilação junto ao posto de trabalho?		
12 – Há deficiência de iluminamento junto ao posto de trabalho?		
13 – Há deficiência na distribuição das cores do teto, da parede, da divisórias e do piso?		
14 – Há dificuldade de manuseio dos objetos, das ferramentas ou dos instrumentos de trabalho?		
15 – Os controles/objetos manuseados encontram-se fora da área de alcance do trabalhador?		
16 – Há insuficiência de espaço para manutenção, refugo ou acessórios?		
17 – Há dificuldades de comunicação entre funcionário-funcionário ou funcionário-chefia?		
18 – O posto de trabalho está situado paralelamente às janelas?		
19 – A mão dominante do trabalhador encontra-se no lado oposto das janelas, havendo sombras na área das atividades manuais?		
20 – A disposição do posto de trabalho exige a manutenção de posturas estáticas do corpo ou de um segmento em particular?		
21 – Há quinas vivas causando compressão dos tecidos moles?		
ESCORE		
Observações:		

FICHA DE CAMPO 9 – LISTA DE CHECAGEM: *LAYOUT* (Dimensionamento)

	Não (0)	Sim (1)
1 – a área de ação do funcionário é menor do que 4 m?		
2 – o pé direito é menor do que 2,8 m?		
3 – há dificuldades topográficas de acesso ao posto de trabalho?		
4 – há desconhecimento acerca dos dados antropométricos da população trabalhadora?		
5 – o corredor principal de acesso é menor do que 1,27 m em sua largura?		
6 – o corredor secundário de acesso é menor do que 0,76 m em sua largura?		
7 – Há dimensionamento insuficiente das vias de acesso em relação ao tipo de fluxo observado?		

(continua)

FICHA DE CAMPO 9 – LISTA DE CHECAGEM : *LAYOUT (continuação)*

	Não (0)	Sim (1)
8 – Há dimensionamento insuficiente do posto de trabalho em relação às características antropométricas dos trabalhadores?		
9 – Na presença de escada de acesso, os degraus têm largura inferior a 1,27 m?		
10 – Na presença de escada de acesso, os degraus têm profundidade inferior a 0,28 m?		
11 – Na presença de escada de acesso, os degraus têm altura inferior a 0,16 m?		
12 – Há espaçamento menor do que 1,20 m entre os funcionários?		
13 – Há ausência de área restrita (isolada) para tarefas que exigem concentração absoluta?		
14 – Há dificuldade de manuseio dos objetos, ferramentas ou instrumentos de trabalho?		
15 – Os controles/objetos principais manuseados encontram-se fora da área de alcance do trabalhador?		
16 – Os controles/objetos secundários manuseados encontram-se posicionados de forma a ocorrer posturas inadequadas ao manipulá-los?		
17 – Há insuficiência de espaço para manutenção, refugo ou acessórios?		
18 – Há espaço insuficiente para os membros inferiores?		
19 – Há objetos/materiais sem espaço próprio interferindo no setor?		
20 – O dimensionamento do posto de trabalho exige a manutenção de posturas estáticas do corpo ou de um segmento em particular?		
21 – Há ausência de regulagens na altura do posto de trabalho?		
ESCORE		
Observações:		

O quinto e último grupo de análise trata dos aspectos antropométricos, tanto no que diz respeito aos dados morfométricos como aos fisiométricos. Enfatiza-se sua necessidade, pois muitos profissionais que fazem uso dos aspectos antropométricos em suas análises ergonômicas abordam apenas a estatura e o peso dos funcionários, o que frequentemente não é suficiente para promover a perfeita adequação entre o trabalhador e o seu posto de trabalho.

Os equipamentos habitualmente usados em uma análise antropométrica abrangente são a fita métrica inextensível (metálica ou de fibra de vidro), os paquímetros de 15, 30 e 60 cm, o estadiômetro tipo trena, o goniômetro metálico ou o flexímetro, o dinamômetro hidráulico, o espirômetro e o frequenciômetro. Seguem-se alguns modelos de fichas de avaliação, respectivamente para a análise antropométrica e postural.

FICHA DE CAMPO 10

ANÁLISE ANTROPOMÉTRICA				
NOME:				
FUNÇÃO: SETOR:				
A. ANÁLISE ANTROPOMÉTRICA SOMÁTICA	VE	ME	MR	OBS.
Índice de massa corporal				
Peso (em kg)				
Envergadura (em cm)				
Estatura (em cm)				
Altura do cotovelo fletido (em pé)				
Estatura (sentado)				
Altura troncocefálica				
Altura dos olhos (sentado)				
Altura do ombro (sentado)				
Altura do cotovelo fletido (sentado)				
Comprimento do antebraço-mão (sentado)				
Comprimento do braço				
Comprimento do membro superior				
Comprimento da coxa (sentado)				
Comprimento da perna				
Comprimento do membro inferior				
Largura da cintura escapular				
Largura do tórax				
Largura do abdome				
Largura da cintura pélvica				

ME: média encontrada na empresa; MR: média de referência; VE: valor encontrado.
Obs.: valores encontrados com o funcionário avaliado usando vestimenta e calçados habituais.

B. ANÁLISE ANTROPOMÉTRICA FUNCIONAL	VE	ADEQUADO	INADEQUADO
Força de preensão manual			
Capacidade vital			
Flexibilidade			
Observações:			

Fonte: Instituto Nacional de Tecnologia (INT).

FICHA DE CAMPO 11
ANÁLISE POSTURAL

1. Postura ativa dinâmica sem deslocamento de cargas?
2. Posição sentada com uso de acessórios ergonômicos adequados?
3. Postura ativa dinâmica com deslocamentos de cargas leves (1/10 da massa corporal) esporadicamente?
4. Posição sentada sem acessórios ergonômicos adequados?
5. Postura ativa dinâmica com deslocamento de cargas leves (até 1/10 da massa corporal) frequentemente ou cargas moderadas (até 1/5 da massa corporal) esporadicamente?
6. Postura ativa estática predominante?
7. Rotações frequentes de tronco com membros inferiores fixos ao solo?
8. Postura ativa dinâmica com deslocamentos de cargas moderadas (até 1/5 da massa corporal) frequentemente ou cargas elevadas (acima de 1/5 da massa corporal) esporadicamente?
9. Alavancas críticas esporádicas?
10. Postura ativa estática contínua?
11. Postura ativa dinâmica com deslocamentos de cargas elevadas (acima de 1/5 da massa corporal) frequentemente?
12. Alavancas críticas frequentes?

Observações:

FICHA DE CAMPO 12
CARACTERIZAÇÃO DA EMPRESA PELO NÍVEL GERENCIAL
EMPRESA: DATA:

1. Qual o ramo de atividade da empresa?
2. Qual seu produto principal?
3. Há quanto tempo foi fundada?
4. Há quanto tempo encontra-se estabelecida neste local?
5. Qual o número total de funcionários?
6. Qual a relação entre funcionários do sexo masculino e feminino?
7. Qual a idade média dos funcionários?
8. Quais são as idades limites?
9. Qual a carga horária diária de trabalho?
10. Existe pausa preestabelecida para (S) (N):
    - refeição? ( ) Como?
    - uso do banheiro? ( ) Como?
    - descanso? ( ) Como?
    - rotatividade? ( ) Como?
    - exercícios compensatórios? ( ) Como?

(continua)

FICHA DE CAMPO 12 *(continuação)*
CARACTERIZAÇÃO DA EMPRESA PELO NÍVEL GERENCIAL

11. Existem turnos de trabalho?
12. Existem revezamentos de turnos de trabalho?
13. A produtividade da empresa é sazonal ou fixa?
14. Existem incentivos organizacionais à produtividade? Especificar.
15. Como é estabelecida a política de horas extras?
16. Qual o número de afastamentos por distúrbios relacionados ao trabalho atualmente?
17. Quais setores são mais afetados?
18. A empresa possui algum programa de prevenção de acidentes ou distúrbios relacionados ao trabalho? Especificar.
19. O(s) programa(s) tem(têm) se mostrado suficiente(s) para gerar os efeitos desejados?
20. Qual o nível de absenteísmo?
21. Qual o nível de rotatividade (ou tempo de serviço médio)?
22. Análise do ambiente físico de trabalho (excelente, bom, regular, ruim, péssimo).
    - organização:
    - limpeza:
    - iluminação:
    - ventilação:
    - temperatura:
    - ruídos:
    - mapas de risco:
    - saídas de emergência:
    - sistema de prevenção de incêndio:
    - sistema de pronto-atendimento:
23. A empresa privilegia a ergonomia de concepção ou de correção (incluir maquinário, mobiliário e instrumental)?
24. No processo de seleção são correlacionados os aspectos antropométricos e funcionais considerando-se as atividades da vida profissional (AVP)?
25. A empresa investe em equipamentos de segurança?
26. A empresa investe em equipamentos para transporte de carga?
27. A empresa investe em treinamento?
28. A empresa investe em segurança?
29. A empresa investe em comunicação interna?
30. A empresa possui plano de carreira? Em todos os níveis?

Observações:

FICHA DE CAMPO 13
CARACTERIZAÇÃO DA EMPRESA PELO FUNCIONÁRIO

EMPRESA:

DATA:

Instruções:

- Não é necessário identificar-se.
- Não é necessário responder a todas as questões.
- Nas questões respondidas, porém, procure ser criterioso.

Sexo: Masc. ( ) Fem. ( ) Idade:

Peso: ___ kg Estatura: _____ m

1. Qual o setor de trabalho?
2. Há quanto tempo trabalha com essa atividade?
3. Há quanto tempo está na empresa?
4. Qual o horário de trabalho?
5. Há revezamento de turnos?
6. Realiza horas extras? Como?
7. Qual sua função no setor?
8. Há treinamento frequente?
9. O sistema de pausa é satisfatório?
    - refeição: sim ( ) não ( ) Sugestões:
    - uso do banheiro: sim ( ) não ( ) Sugestões:
    - descanso: sim ( ) não ( ) Sugestões:
    - mudança de tarefa: sim ( ) não ( ) Sugestões:
    - exercícios: sim ( ) não ( ) Sugestões:
10. O ambiente é satisfatório?
    - iluminação: sim ( ) não ( ) Sugestões:
    - ventilação: sim ( ) não ( ) Sugestões:
    - ruído: sim ( ) não ( ) Sugestões:
    - temperatura: sim ( ) não ( ) Sugestões:
    - organização: sim ( ) não ( ) Sugestões:
    - limpeza: sim ( ) não ( ) Sugestões:
11. Como é o relacionamento com os colegas de trabalho?
12. Como é o relacionamento com a chefia?
13. Como é o relacionamento com a direção da empresa?
14. Você gosta do que faz atualmente?
15. Gostaria de executar outra atividade? Qual?
16. Já teve algum afastamento por acidente ou lesão? Especifique o problema e o tempo de afastamento.
17. Atualmente sente algum tipo de dor? Explique onde e como a dor aparece.
18. Você já fez fisioterapia alguma vez? Especifique o problema, número de sessões e se os resultados foram satisfatórios.
19. Qual a sua opinião sobre a realização de exercícios durante a jornada de trabalho? Você é favorável? De que forma acha que poderiam ser feitos?
20. Dê a sua opinião sobre a política de prevenção adotada pela empresa. Outras sugestões:

Outras sugestões:

Programa de Integração Educacional (PIEd)

Este programa desenvolve uma série de atividades consideradas fundamentais para o sucesso pleno do projeto de prevenção em fisioterapia do trabalho, pois trata dos aspectos relativos à conscientização da necessidade de ações preventivas, tanto laborais como extralaborais, por parte de todos os funcionários. Inclui a realização de palestras ou bate-papos no setor (abordagens individuais breves, com 3 ou 4 minutos de duração); a distribuição bimestral de cartilhas educativas contendo informações preventivas sobre LER/DORT, postura, riscos cardíacos, estresse, qualidade de vida, entre outros; a criação de *slogan* e mascote para o programa, massificando as informações preventivas com a elaboração de banners, adesivos, cartazes e similares. O Quadro 1 estabelece o grupo de fatores que auxiliam a obtenção dos resultados positivos do programa de fisioterapia preventiva ocupacional.

Quadro 1 Fatores que influenciam o sucesso do programa de fisioterapia preventiva ocupacional

- Apoio e atitude gerencial da empresa, destacando a participação da chefia imediata.
- Capacidade de motivação dos profissionais fisioterapeutas, bem como dos eventuais monitores, por meio de exercícios tecnicamente adequados que propiciem participação lúdica e prazerosa dos funcionários, de modo que seja possível aumentar paulatinamente o nível de adesão dos trabalhadores ao programa.
- Atuação efetiva do profissional fisioterapeuta na coordenação do programa, incluindo visitas constantes, aplicação de questionários e *check-list* específico, consulta à empresa e aos participantes, tabulação estatística e apresentação gráfica dos resultados.
- Aumento do nível de atividade física dos funcionários, estímulo à adoção de um estilo de vida saudável e conscientização da própria responsabilidade na manutenção de um estado de saúde ótimo por meio de palestras, bate-papo no setor, material gráfico, painéis informativos e outros.

Programa de Postura (Pró-postura)

É um programa de acompanhamento postural durante as atividades laborais que envolvem a execução das seguintes atividades: triagem de funcionários com posturas inadequadas (mesmo assintomáticos) com a realização de avaliação, orientações e acompanhamento no que diz respeito à prática de exercícios posturais corretivos domiciliares; orientações sobre atividades laborais e extralaborais prejudiciais e inadequadas ao biótipo de cada funcionário em particular; e orientações *in loco* sobre o uso correto de acessórios ergonômicos, ajustes de cadeiras e bancadas, elevação, transporte e deposição de cargas, entre outros.

Em relação à avaliação postural, segue uma ficha frequentemente útil.

FICHA DE AVALIAÇÃO 1
ANÁLISE POSTURAL

Nome:

Data da aval.:   Data de nasc.:

Endereço: Tel.:

Ocupação atual: Estado civil: Sexo:

Estatura: cm

Peso: kg   FC: bpm   PA: mmHg x mmHg

Por que procurou ajuda? (O que sente?)

Sente dor? Especifique: quando iniciou, a região, se localizada ou irradiada e quando piora.

Faz atividade física regular? Qual?   Toma medicamento? Qual? Para quê?

Fez cirurgia? Qual? Para quê?   Fez exame de imagem?

                                            Possui o resultado?

ANÁLISE POSTURAL ESTÁTICA

Vista anterior:

- Háluces e artelhos (valgo, centralizado ou varo):
- Pé (medializado, centralizado ou lateralizado):
- Maléolos internos (simétricos ou assimétricos):
- Tíbia (valga, centralizada ou vara):
- Patelas (simétricas ou assimétricas):
- Patelas (divergentes, centralizadas ou convergentes):

Vista posterior:

- Tendão calcâneo (medializado, centralizado ou lateralizado):
- Maléolos internos (simétricos ou assimétricos):
- Panturrilha (volume simétrico ou assimétrico):
- Joelho (valgo, neutro ou varo):
- Linhas poplíteas (simétricas ou assimétricas):
- Coxas (volume simétrico ou assimétrico):

(continua)

FICHA DE AVALIAÇÃO 1 *(continuação)*

ANÁLISE POSTURAL

- Joelho (valgo, neutro ou varo):
- Coxas (volume simétrico ou assimétrico):
- EIAS (simétricas ou assimétricas):
- Cicatriz onfálica (centralizada ou lateralizada):
- Linha Alba (alinhada ou desalinhada):
- Ângulo de Talles (simétricos ou assimétricos):
- Ombros (simétricos ou assimétricos):
- Cabeça (inclinada e/ou rodada ou centralizada):

Outros achados:

- Pregas glúteas (simétricas ou assimétricas):
- Ângulo de Talles (simétricos ou assimétricos):
- Escápulas (simétricas ou assimétricas):
- Escápulas (aduzidas, neutras ou abduzidas):
- Ombros (simétricos ou assimétricos):
- Linha espondileia (alinhada ou desalinhada):
- Cabeça (inclinada e/ou rodada ou centralizada):
- Outros achados:

Obs.: quando houver assimetria, deve ser especificada de acordo com o lado mais elevado (ex.: ombro dir. +)

Vista lateral direita:
- Arco longitudinal plantar (usar posição especial: arco rebaixado, neutro ou elevado):
- Pé (plano, neutro ou cavo):
- Ângulo tibiotársico (fechado, neutro ou aberto):
- Joelho (flexo, neutro ou recurvado):
- Pelve (anteversão, neutra ou retroversão):
- Abdome (retraído, neutro ou protruso):
- Golpe do machado (presente ou ausente):
- Membro superior (anteriorizado, neutro ou posteriorizado):
- Dorso (retilíneo, normal ou curvado):
- Ombro (anteriorizado, neutro ou posteriorizado):
- Cabeça (anteriorizada, neutra ou posteriorizada):
- Outros achados:

Vista lateral esquerda:
- Arco longitudinal plantar (usar posição especial: arco rebaixado, neutro ou elevado):
- Pé (plano, neutro ou cavo):
- Ângulo tibiotársico (fechado, neutro ou aberto):
- Joelho (flexo, neutro ou recurvado):
- Pelve (anteversão, neutra ou retroversão):
- Abdome (retraído, neutro ou protruso):
- Golpe do machado (presente ou ausente):
- Membro superior (anteriorizado, neutro ou posteriorizado):
- Dorso (retilíneo, normal ou curvado):
- Ombro (anteriorizado, neutro ou posteriorizado):
- Cabeça (anteriorizada, neutra ou posteriorizada):
- Outros achados:

Resumo dos achados posturais:

Horário do início da avaliação:

Horário do término da avaliação:

Tempo de duração da avaliação:

Outras observações:

Programa de Exercícios de Reequilíbrio Tensional Ocupacional (PERTO)

O corpo humano movimenta-se por meio da ação interativa entre o aparelho locomotor e o sistema nervoso. Quando o ser humano necessita interagir com o meio ambiente, o faz pelos movimentos. Porém, diversas situações relacionadas aos movimentos realizados durante as atividades da vida profissional fazem com que algumas estruturas do aparelho musculoesquelético sejam colocadas em excesso de tensão, gerando riscos à integridade dessas estruturas. Nesses casos, os exercícios compensatórios conduzidos por um fisioterapeuta qualificado podem restabelecer o equilíbrio fisiológico dessas estruturas, diminuindo a probabilidade de surgimento dos Distúrbios Osteomusculares Relacionados ao Trabalho (DORT). Portanto, pela adequação das condições musculoesqueléticas, promove-se a qualidade de vida do funcionário, tornando-o mais apto para a realização de suas atividades dentro da empresa, o que significa que também a eficiência e a produtividade podem ser beneficiadas com a implantação de programas como o PERTO.

Esse programa inclui a realização de sessões de exercícios conduzidos por um profissional fisioterapeuta. Os exercícios são planejados considerando-se a característica básica de movimentação de cada setor, sendo previamente realizado um estudo biomecânico que promove a identificação das regiões do corpo mais sobrecarregadas na rotina das atividades laborais. O programa utiliza-se, ainda, de acessórios que promovem a motivação dos funcionários na prática dos exercícios, como bastões, tensores elásticos coloridos de diferentes graduações de resistência, bolinhas de borracha para relaxamento, colchonetes, aros, entre outros.

Essa modalidade de programa de exercícios é superior às bem conhecidas ginástica laboral e ginástica de pausa compensatória porque é mais abrangente e, principalmente, mais específica.

O fisioterapeuta do trabalho, ao aplicar programas de exercícios como o PERTO, deve estar atento para que o planejamento não deixe de incluir as seguintes atividades: análise biomecânica diagnóstica previamente realizada nos setores escolhidos para integrarem o programa piloto; série de exercícios preparatórios, aplicados no início da jornada de trabalho; série de exercícios de reequilíbrio tensional, aplicada próximo ao final da jornada de trabalho; inclusão progressiva de outros setores da empresa, com série de exercícios específicos às características particulares de movimentação e sobrecarga mecânica de cada setor; e uso de acessórios e realização dos exercícios ao ar livre, sempre que possível, evitando-se a monotonia.

Seguindo essa metodologia, estabelecem-se os seguintes objetivos a serem alcançados com um programa abrangente de exercícios de reequilíbrio tensional ocupacional:

- Minimizar e/ou prevenir distúrbios ocupacionais.
- Melhorar e/ou corrigir vícios posturais.
- Prevenir a fadiga muscular e o estresse.
- Promover a integração dos funcionários e a plena satisfação laboral.

- Diminuir o índice de absenteísmo.
- Aprimorar a condição física geral.
- Diminuir o número de atendimentos ambulatoriais e de afastamentos.
- Diminuir os níveis de irritabilidade.

Alguns possíveis benefícios da implantação de programas de exercícios laborais estão estabelecidos no Quadro 2:

Quadro 2 Exemplos de benefícios dos programas de exercícios de reequilíbrio tensional ocupacional

Benefícios físicos
- Controle do peso corporal
- Melhora do perfil lipídico
- Aumento da densidade óssea
- Controle da pressão arterial
- Melhora da mobilidade articular
- Melhora da resistência local e global
- Melhora da força muscular
- Melhora do equilíbrio e da coordenação

Benefícios psicossociais
- Alívio do estresse
- Aumento do bem-estar
- Aumento da autoestima
- Diminuição da ansiedade
- Manutenção da autonomia
- Redução do isolamento social
- Aumento da motivação
- Incremento da consciência coletiva

Benefícios produtivos
- Diminuição de DORT
- Diminuição do absenteísmo
- Diminuição dos custos médicos
- Diminuição da rotatividade
- Melhora institucional
- Manutenção ou aumento da produção

Benefícios gerais
- Feito no próprio local de trabalho
- Intensidade leve ou moderada
- Ausência de equipamento específico (baixo custo)

FICHA DE AVALIAÇÃO 2
ANÁLISE BIOMECÂNICA DIAGNÓSTICA

Empresa:	Data:
Setor:	Função:

Descrição da função:

ANÁLISE BIOMECÂNICA

Articulação/movimento	Graduação	Crítico	Repetitivo
OMBRO			
1) Flexão	1) 1 2 3 4 5		
2) Extensão	2) 1 2 3 4 5		
3) Hiperextensão	3) 1 2 3 4 5		
4) Abdução	4) 1 2 3 4 5		
5) Adução	5) 1 2 3 4 5		
6) Rotação interna	6) 1 2 3 4 5		
7) Rotação externa	7) 1 2 3 4 5		
8) Abdução horizontal	8) 1 2 3 4 5		
9) Adução horizontal	9) 1 2 3 4 5		
10) Circundução	10) 1 2 3 4 5		
COTOVELO			
1) Flexão	1) 1 2 3 4 5		
2) Extensão	2) 1 2 3 4 5		
ANTEBRAÇO			
1) Pronação	1) 1 2 3 4 5		
2) Supinação	2) 1 2 3 4 5		
PUNHO/MÃO			
1) Flexão	1) 1 2 3 4 5		
2) Extensão	2) 1 2 3 4 5		
3) Desvio radial	3) 1 2 3 4 5		
4) Desvio ulnar	4) 1 2 3 4 5		
DEDOS			
1) Pinça	1) 1 2 3 4 5		
2) Força	2) 1 2 3 4 5		
QUADRIL			
1) Flexão	1) 1 2 3 4 5		
2) Extensão	2) 1 2 3 4 5		
3) Abdução	3) 1 2 3 4 5		

(continua)

FICHA DE AVALIAÇÃO 2 *(continuação)*

Articulação/movimento	Graduação	Crítico	Repetitivo
4) Adução	4) 1 2 3 4 5		
5) Rotação interna	5) 1 2 3 4 5		
6) Rotação externa	6) 1 2 3 4 5		
7) Circundução	7) 1 2 3 4 5		
JOELHO			
1) Flexão	1) 1 2 3 4 5		
2) Extensão	2) 1 2 3 4 5		
TORNOZELO/PÉ			
1) Flexão plantar	1) 1 2 3 4 5		
2) Flexão dorsal	2) 1 2 3 4 5		
PESCOÇO			
1) Flexão	1) 1 2 3 4 5		
2) Extensão	2) 1 2 3 4 5		
3) Inclinação direita	3) 1 2 3 4 5		
4) Inclinação esquerda	4) 1 2 3 4 5		
5) Rotação direita	5) 1 2 3 4 5		
6) Rotação esquerda	6) 1 2 3 4 5		
7) Circundução	7) 1 2 3 4 5		
TRONCO			
1) Flexão	1) 1 2 3 4 5		
2) Extensão	2) 1 2 3 4 5		
3) Inclinação direita	3) 1 2 3 4 5		
4) Inclinação esquerda	4) 1 2 3 4 5		
5) Rotação direita	5) 1 2 3 4 5		
6) Rotação esquerda	6) 1 2 3 4 5		
Transporte de carga? kg			
Trabalho em pé?			
Trabalho sentado?			
Deslocamento frequente?			
Empurrar/fechar			
Monotonia?			
Observações:			

Na eventual necessidade do treinamento de funcionário que atue como monitor do programa de exercícios, às vezes chamado de multiplicador, é necessário que o fisioterapeuta do trabalho desenvolva uma cartilha de instrução cujos aspectos básicos devem incluir.

Recomendações a multiplicadores:

- Não existe exercício ruim, mas exercícios mal orientados. Portanto, atenção às compensações que podem surgir.
- Procure vender a ideia de que o importante é a qualidade do exercício (priorize o tempo de execução de um exercício) e não a quantidade (esforço excessivo = fadiga precoce = compensações indesejadas).
- Procure conquistar os funcionários, conscientizando-os da importância da prática regular dos exercícios (adesão ao programa), mas na presença de resistência não insista demasiadamente.
- Procure manter a motivação dos funcionários (aderência ao programa) criando exercícios e situações novas, bem como introduzindo acessórios (bolas de borracha, exercícios no solo, faixas elásticas, bastões e outros).

Sugestão de planejamento:
Mês: _____

Semana 1	Primeira sessão	Segunda sessão
Segunda-feira	Alongamento de braços	Relaxamento de pernas
Terça-feira	Alongamento de pernas	Relaxamento de pescoço
Quarta-feira	Alongamento de pescoço	Relaxamento de coluna
Quinta-feira	Alongamento de coluna	Relaxamento de braços
Sexta-feira	Alongamento em duplas	Relaxamento com bolinhas

Lembrete:
- Use voz alta e precisa.
- Motive os colegas (e mostre-se motivado).
- Estimule seu(s) chefe(s) a participar.
- Faça a atividade de forma prazerosa.
- Torne o momento dos exercícios "sagrado".

EXERCÍCIOS: MANUAL DE APOIO

Legendas:

- ■ Exercícios que podem ser realizados livremente.
- ▲ Exercícios que devem ser realizados com cautela.
- ● Exercícios que não devem ser realizados ou compensações que não devem ser permitidas.

I. Série: exercícios em ortostatismo

a) pescoço, cintura escapular e membros superiores

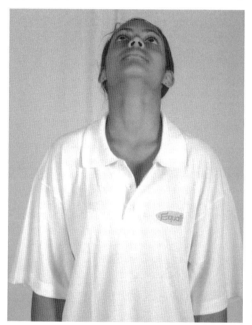
■ Extensão da região cervical.

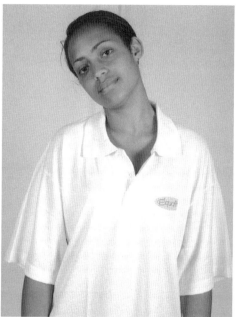
■ Inclinação cervical lateral direita.

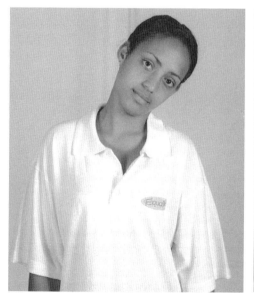
■ Inclinação cervical lateral esquerda.

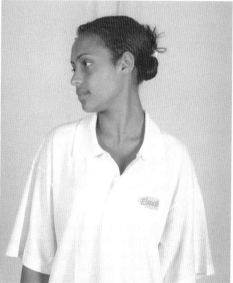
■ Rotação cervical à direita.

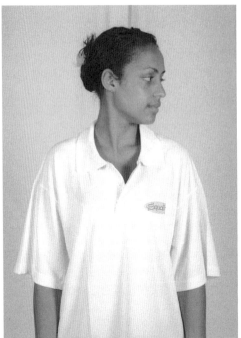
■ Rotação cervical à esquerda.

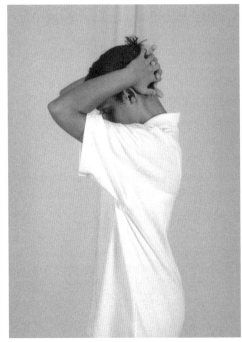
▲ Alongamento da região cervical posterior.

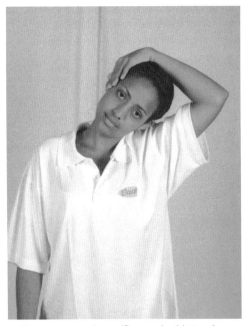
▲ Alongamento da região cervical lateral.

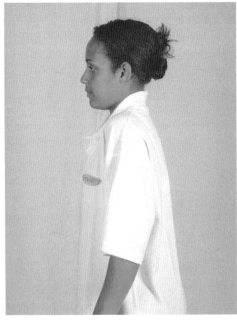
■ Elevação da cintura escapular.

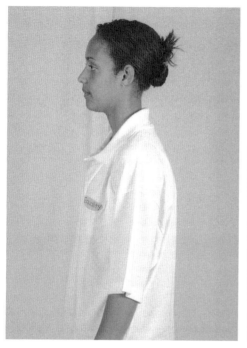

■ Depressão da cintura escapular.

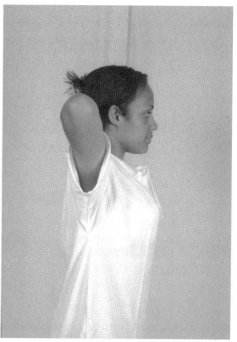

▲ Alongamento de peitorais. Não se deve permitir a inclinação da cabeça à frente ou o arqueamento da região lombar.

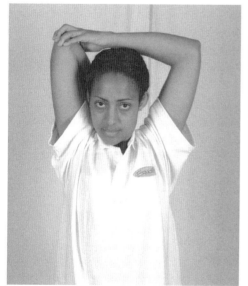

▲ Alongamento dos extensores do cotovelo em vista anterior. Não se deve permitir a projeção da cabeça à frente.

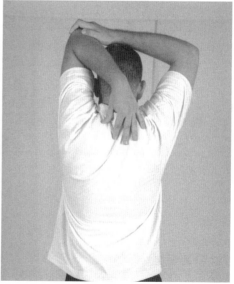

▲ Alongamento dos extensores do cotovelo em vista posterior. Não se deve permitir a projeção da cabeça à frente.

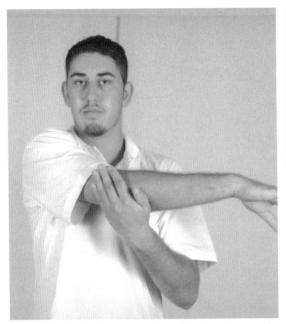

■ Alongamento dos extensores do cotovelo, porção média do deltoide e região escapular direita.

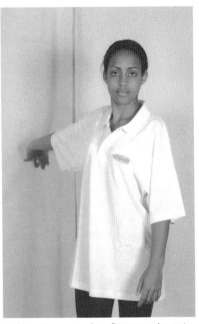

▲ Alongamento dos flexores do cotovelo e do punho, porção anterior do deltoide: alinhamento correto.

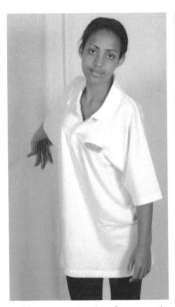

● Alongamento dos flexores do cotovelo e do punho e da porção anterior do deltoide: compensação indesejada.

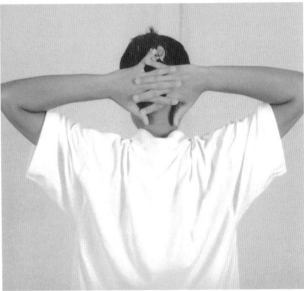

▲ Alongamento de peitorais: deve-se evitar a inclinação anterior da cabeça e a inclinação lateral do cotovelo.

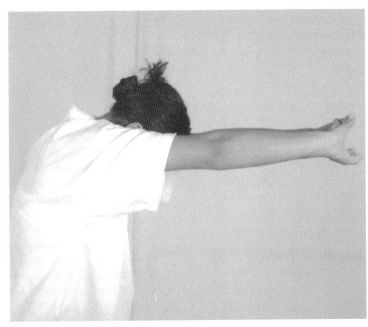 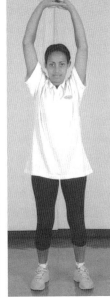

▲ Alongamento da região escapular: a manutenção da cabeça ereta produz indesejável aumento da lordose cervical.

■ Elevação dos membros superiores.

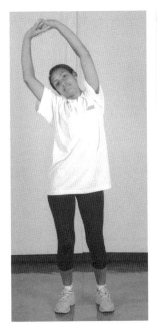 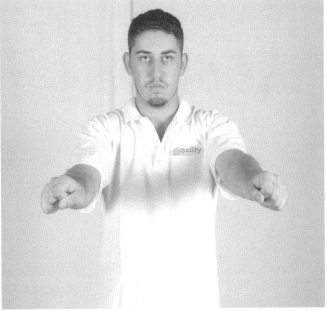

■ Elevação dos membros superiores associada à inclinação lateral do tronco.

■ Circundação do complexo punho-mão em relação ao eixo longo do membro superior. Alongamento dos flexores do complexo punho-mão. Não deve ser realizado em pessoas com sintomatologia dolorosa ou sinais inflamatórios na região.

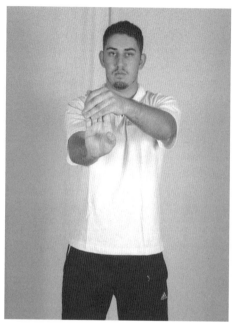

▲ Alongamento dos flexores do complexo punho-mão. Não deve ser realizado em pessoas com sintomatologia dolorosa ou sinais inflamatórios na região.

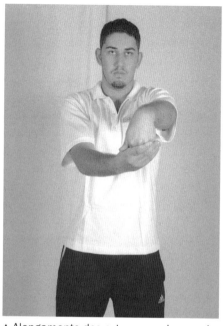

▲ Alongamento dos extensores do complexo punho-mão. Não deve ser realizado em pessoas com sintomatologia dolorosa ou sinais inflamatórios na região.

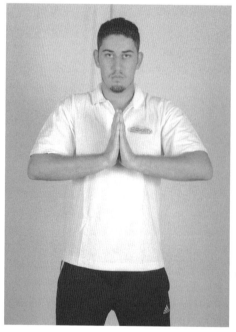

▲ Alongamento bilateral dos flexores do complexo punho-mão. Não deve ser realizado em pessoas com sintomatologia dolorosa ou sinais inflamatórios na região.

6 MODELO DE ATUAÇÃO PREVENTIVA EM FISIOTERAPIA DO TRABALHO   261

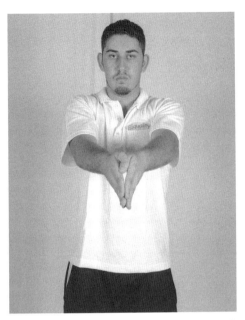

▲ Desvio ulnar bilateral. Não deve ser realizado em pessoas com sintomatologia dolorosa ou sinais inflamatórios na região.

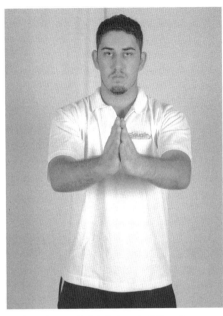

▲ Desvio radial bilateral. Não deve ser realizado em pessoas com sintomatologia dolorosa ou sinais inflamatórios na região.

b) tronco, cintura pélvica e membros inferiores

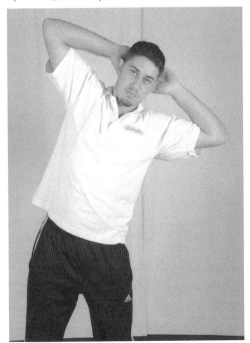

■ Inclinação lateral do tronco.

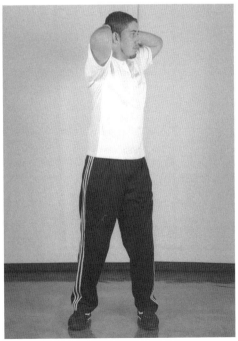

■ Rotação do tronco em vista anterior.

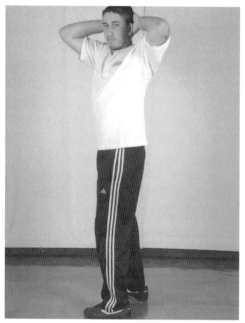

■ Rotação do tronco em vista lateral.

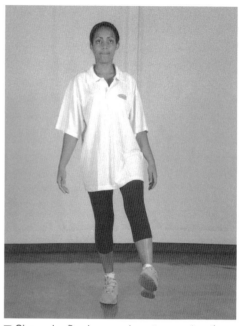

■ Circundução do complexo tornozelo-pé em relação ao eixo longo do membro inferior.

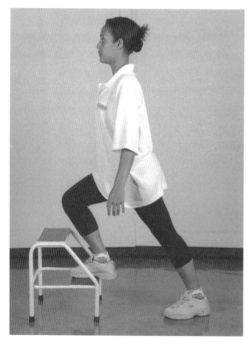

▲ Alongamento dos flexores plantares e dos flexores do quadril do membro inferior esquerdo. Não deve ser permitido o arqueamento lombar.

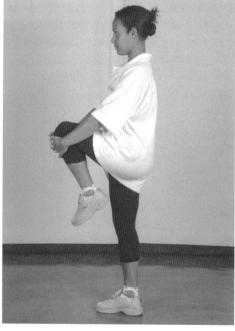

▲ Trazendo o membro inferior em direção ao tronco: alinhamento adequado.

6 MODELO DE ATUAÇÃO PREVENTIVA EM FISIOTERAPIA DO TRABALHO 263

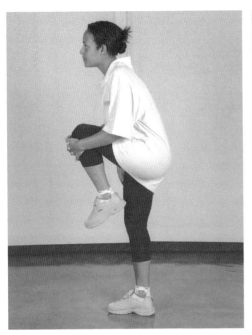

● Trazendo o membro inferior em direção ao tronco: compensação indesejada.

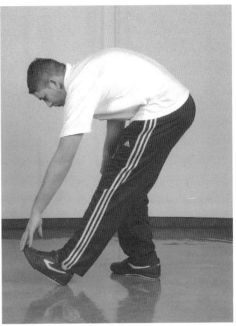

▲ Inclinação anterior do tronco e alongamento da cadeia muscular posterior do membro inferior esquerdo.

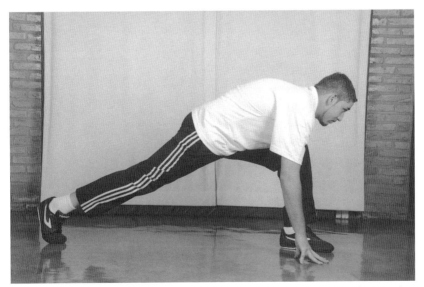

▲ Alongamento dos flexores plantares e dos flexores do quadril do membro inferior direito. Não devem ser produzidos movimentos balísticos.

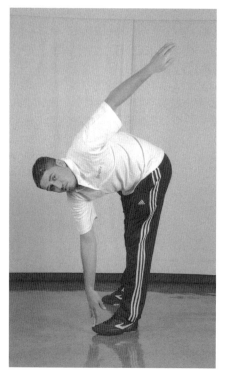

■ Inclinação anterior do tronco associada à rotação para a esquerda. Pode-se permitir ligeira flexão de joelhos para evitar a insuficiência passiva dos músculos posteriores da coxa.

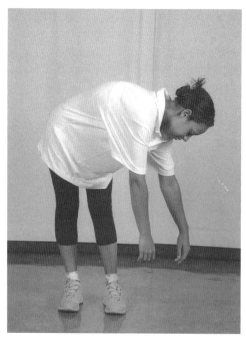

■ Movimentação superior associada a inclinação anterior e rotação do tronco à esquerda.

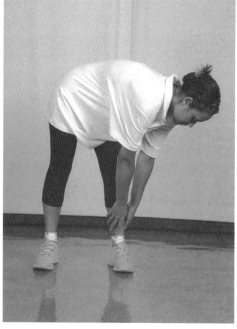

■ Inclinação anterior do tronco associada à rotação para a esquerda.

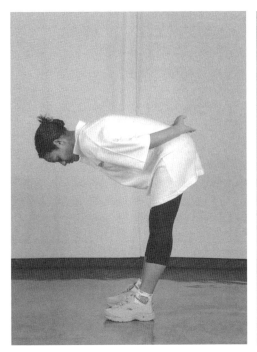
▲ Inclinação anterior do tronco: alinhamento adequado.

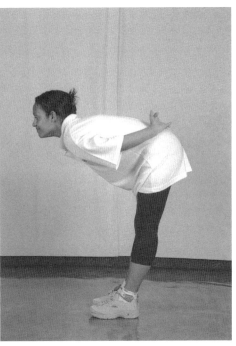
● Inclinação anterior do tronco: compensação cervical indesejada.

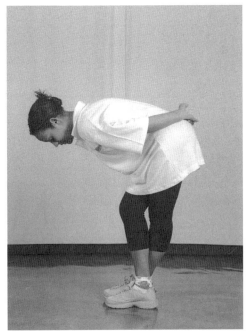
▲ Inclinação anterior do tronco: alinhamento adequado com variação dos membros inferiores.

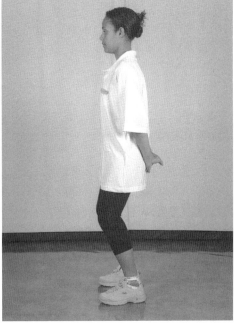
■ Depressão da cintura escapular com flexão dos joelhos e encaixe pélvico.

c) uso de acessórios

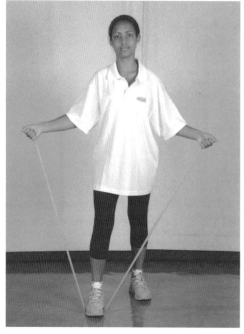

■ Exercícios de membro superior com tensores elásticos.

▲ Exercícios cruzados: alinhamento adequado.

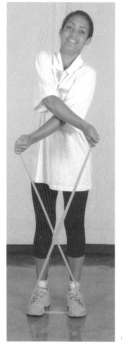

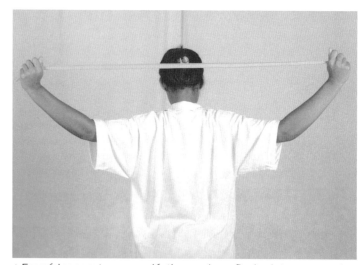

▲ Exercícios com tensores elásticos e elevação da cintura escapular.

● Exercícios cruzados: compensações indesejadas.

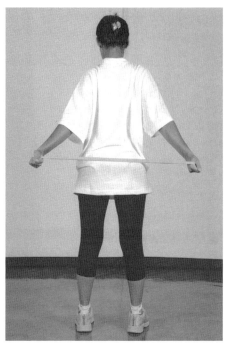

▲ Exercícios com tensores elásticos e depressão da cintura escapular.

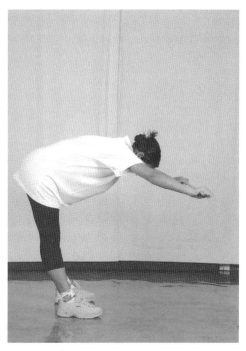

▲ Inclinação anterior do tronco com o uso de tensores elásticos.

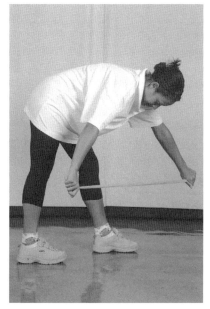

▲ Inclinação anterior do tronco com o uso de tensores elásticos e movimentos cruzados.

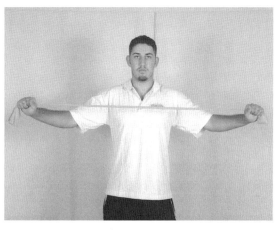

■ Uso de tensores elásticos: resistência pode ser graduada com o uso de elásticos de diferentes cores.

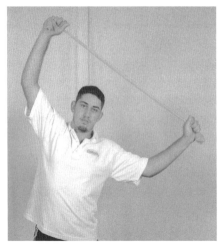
■ Inclinação lateral esquerda do tronco.

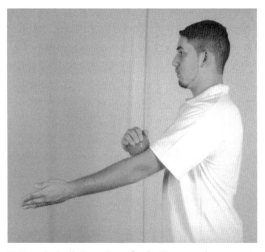
■ Uso de bolinhas de *reflexball* para relaxamento.

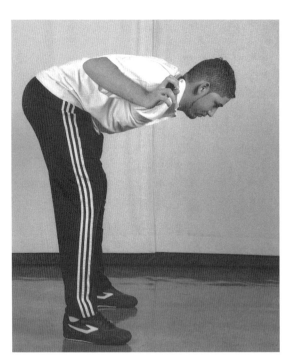
▲ Inclinação anterior do tronco com o uso de bastão. Pode ser permitida ligeira flexão dos joelhos para evitar a insuficiência passiva dos músculos posteriores da coxa.

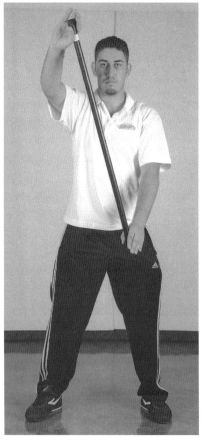
▲ Exercícios cruzados com o auxílio do bastão.

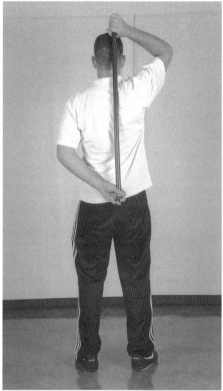

▲ Exercícios cruzados com o auxílio do bastão: posição neutra.

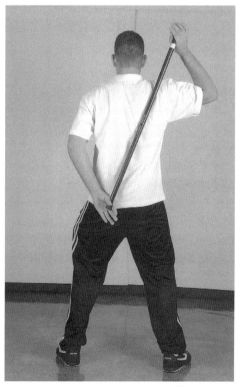

▲ Exercícios cruzados com o auxílio do bastão: dissociação de cinturas.

d) exercícios em dupla

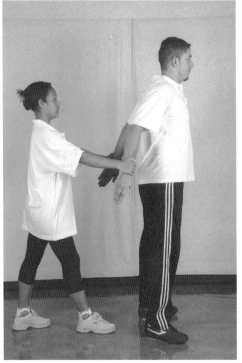

▲ Alongamento de peitorais.

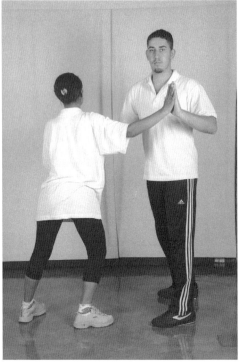

▲ Rotação do tronco.

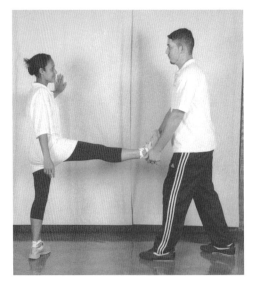

▲ Flexão de quadril associada a rotação externa do eixo longo do membro inferior direito.

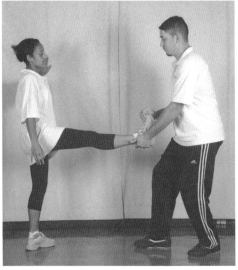

▲ Flexão de quadril associada a flexão dorsal do tornozelo.

6 MODELO DE ATUAÇÃO PREVENTIVA EM FISIOTERAPIA DO TRABALHO

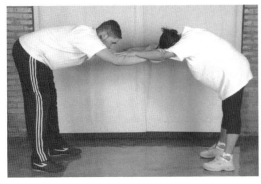

▲ Inclinação anterior do tronco com joelhos em extensão: devem ser respeitados os limites individuais de flexibilidade.

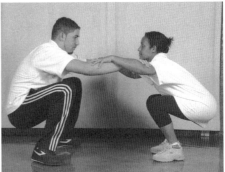

▲ Flexão de joelhos e quadril bilaterais. Deve ser evitado o agachamento excessivo para que não ocorra compressão patelofemoral.

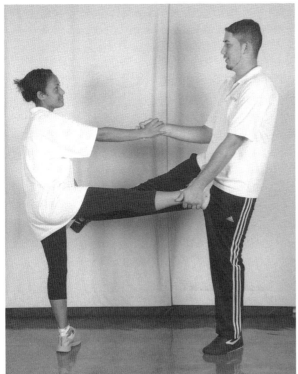

▲ Exercício de equilíbrio em duplas.

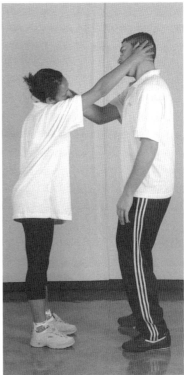

▲ Inclinação cervical lateral.

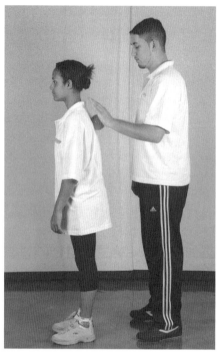

■ Uso da bolinha de *reflexball* para relaxamento da região dorsal.

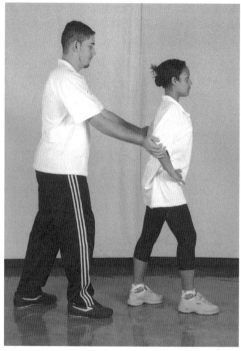

▲ Movimentos contra a aplicação de resistência manual para a cintura escapular.

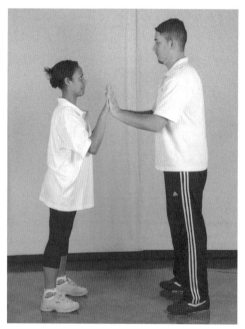

▲ Movimentos contra a aplicação de resistência para o complexo punho-mão.

II. Série: exercícios em posição sentada

a) sem o uso de acessórios

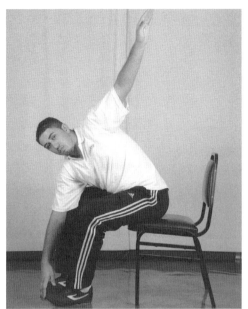

■ Movimentos cruzados.

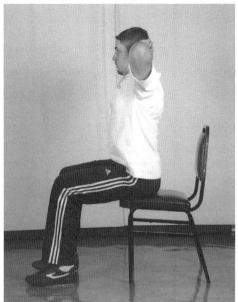

▲ Alongamento de peitorais. Devem ser evitados a projeção inferior da cabeça e o arqueamento da região lombar.

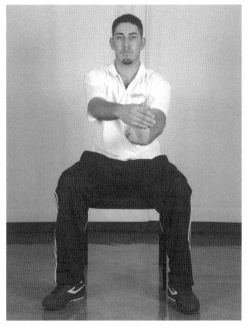

▲ Alongamento dos flexores do complexo punho-mão.

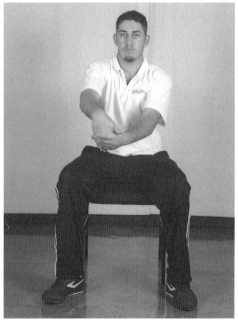

▲ Alongamento dos extensores do complexo punho-mão.

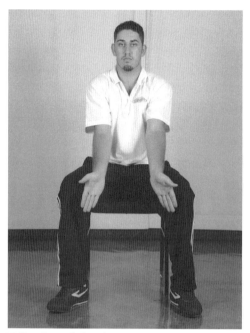
■ Desvio radial e ulnar

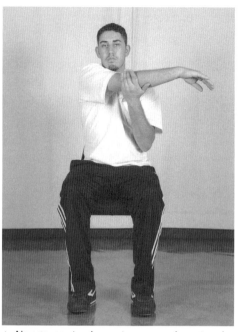
▲ Alongamento dos extensores do cotovelo, porção média do deltoide e região escapular.

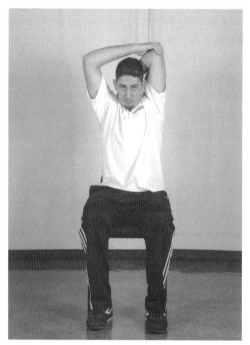
▲ Alongamento dos extensores do cotovelo.

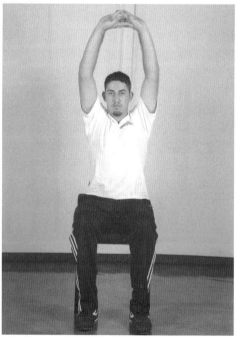
▲ Elevação simétrica dos membros superiores e cintura escapular. Compensações indesejadas devem ser evitadas.

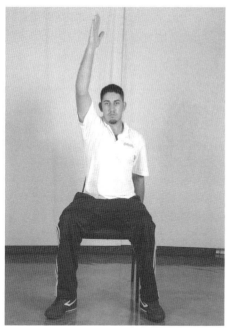

▲ Elevação assimétrica dos membros superiores e cintura escapular. Compensações indesejadas devem ser evitadas.

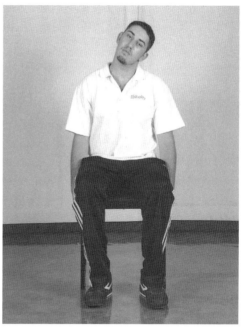

■ Inclinação cervical lateral à esquerda.

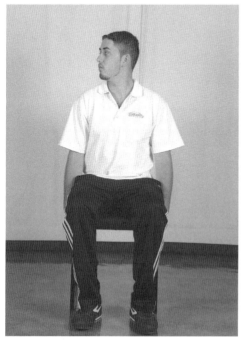

■ Rotação cervical à direita.

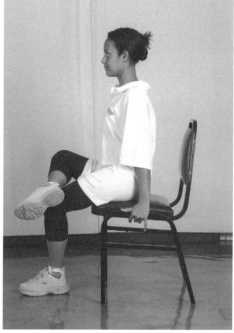

■ Exercícios posturais associados à respiração.

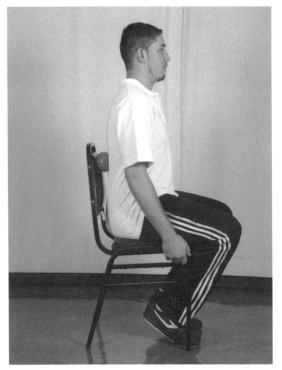

■ Exercícios posturais associados à respiração.

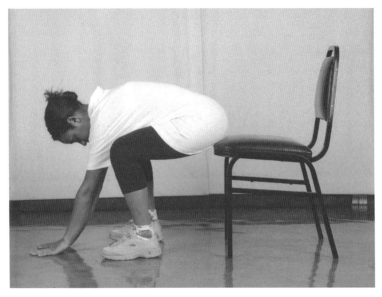

▲ Alongamento da região lombar mantendo o alinhamento da coluna vertebral.

b) com o uso de acessórios

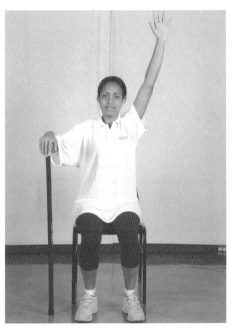

■ Movimentos assimétricos dos membros superiores.

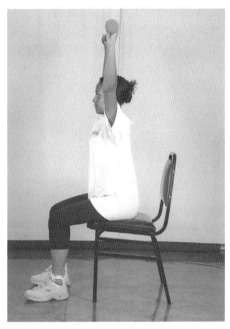

▲ Elevação assimétrica dos membros superiores e cintura escapular com o uso do bastão.

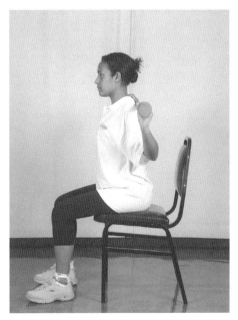

▲ Alongamento de peitorais com o auxílio de bastão.

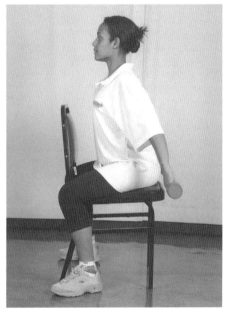

▲ Alongamento de peitorais com o auxílio de bastão. Observe a variação na posição da cadeira.

III. Série: exercícios com o auxílio de cadeiras
a) em ortostatismo

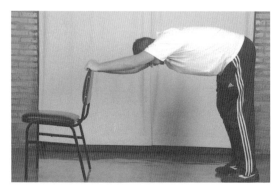

▲ Inclinação anterior do tronco: alinhamento adequado.

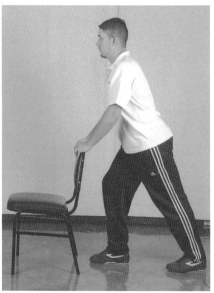

■ Alongamento dos flexores plantares do tornozelo.

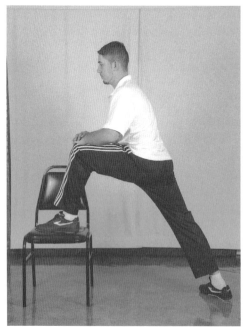

▲ Alongamento da cadeia muscular posterior do membro inferior direito.

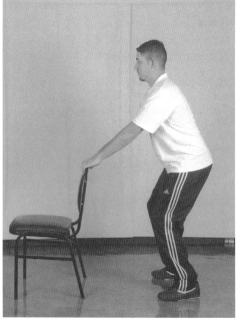

■ Encaixe pélvico com flexão de joelhos.

6 MODELO DE ATUAÇÃO PREVENTIVA EM FISIOTERAPIA DO TRABALHO 279

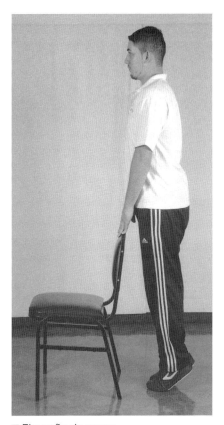

■ Elevação do corpo.

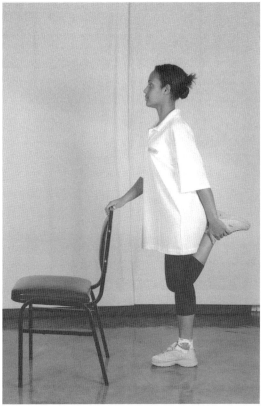

▲ Alongamento da região anterior da coxa: alinhamento adequado.

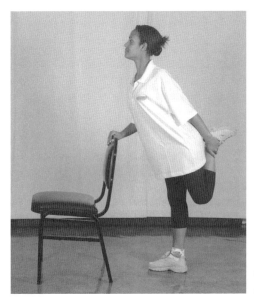

● Alongamento da região anterior da coxa: compensações indesejadas.

b) em posição sentada

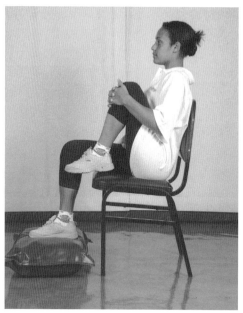

■ Trazendo o membro inferior em direção ao tórax.

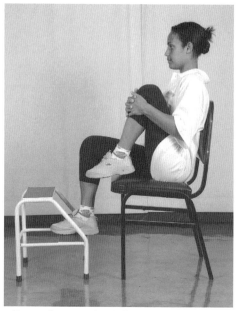

■ Trazendo o membro inferior em direção ao tórax (variação do apoio do membro contralateral).

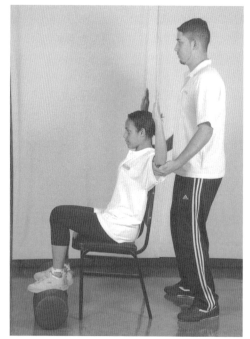

▲ Alongamento de peitorais em dupla: alinhamento adequado.

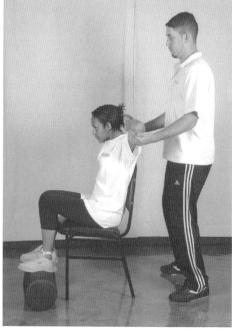

● Alongamento de peitorais em dupla: compensações indesejadas.

IV. Série: exercícios no solo
a) individual

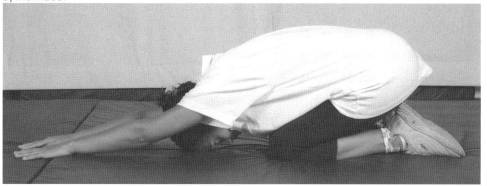

▲ Alongamento da cadeia muscular posterior do tronco. Deve ser mantido o alinhamento cervical.

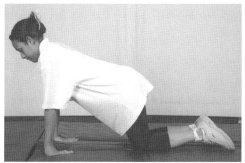 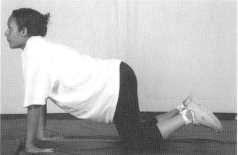

▲ Alongamento dos flexores do complexo punho-mão: alinhamento adequado. ● Alongamento dos flexores do complexo punho-mão: compensações indesejadas.

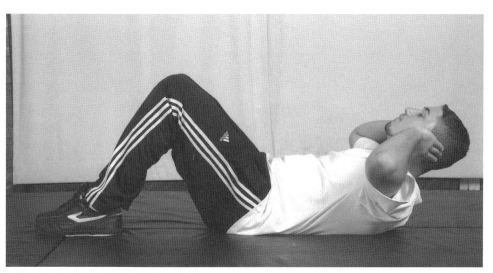

▲ Abdominal: alinhamento adequado.

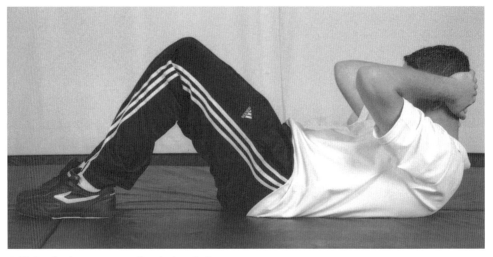
● Abdominal: compensações indesejadas.

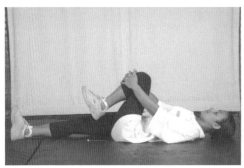 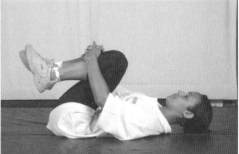

■ Trazendo o membro inferior em direção ao tronco: unilateral.   ■ Trazendo o membro inferior em direção ao tronco: bilateral.

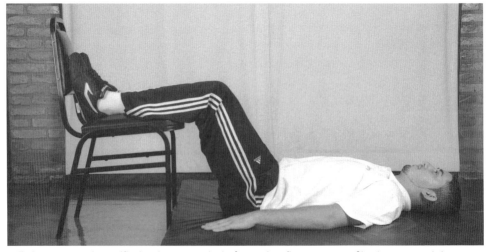
■ Relaxamento da região lombar associada à respiração com o auxílio de uma cadeira.

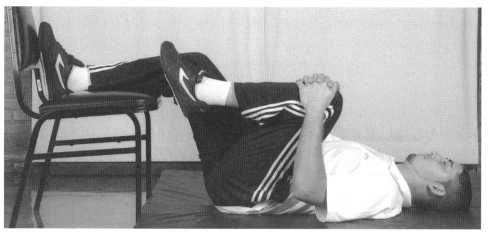

■ Trazendo o membro inferior em direção ao tronco: unilateral.

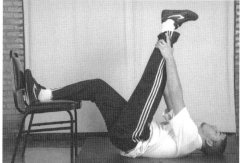

▲ Alongamento da região posterior da coxa em decúbito dorsal.

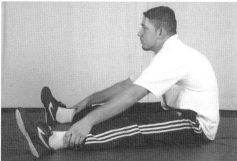

▲ Alongamento da região posterior da coxa: movimento simétrico.

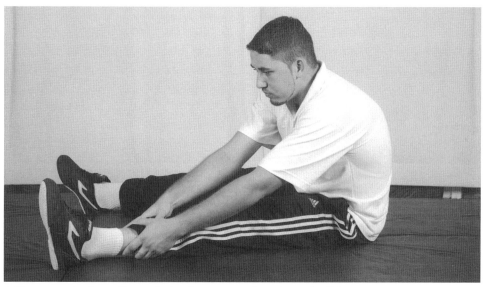

▲ Alongamento da região posterior da coxa: movimento assimétrico.

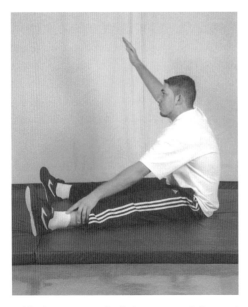
▲ Movimentos assimétricos na posição sentada.

b) em dupla

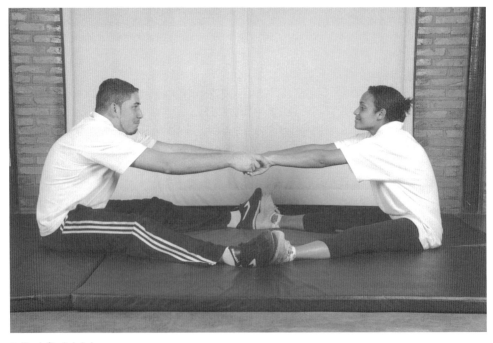
▲ Posição inicial.

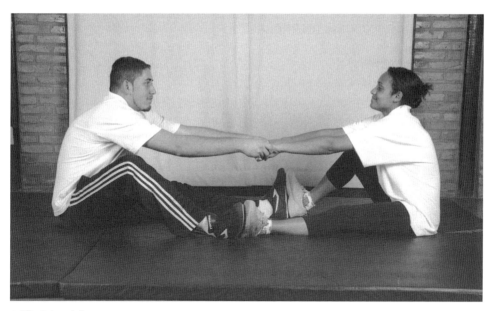

▲ "Pedalando".

c) manipulação de cargas

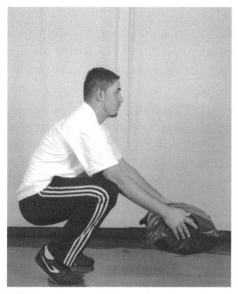

■ Abaixando-se: alinhamento adequado.

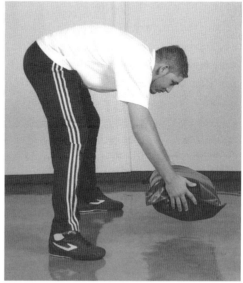

● Abaixando-se: compensações indesejadas associadas a sobrecarga na coluna vertebral.

COMO CHEGAR ATÉ UMA EMPRESA

Uma maneira é abordar a empresa pelo setor de administração de recursos humanos. Esse setor é o responsável pelos programas de recrutamento, seleção, treinamento, benefícios e direitos sociais, folha de pagamento, horas extras e tudo referente à interface entre a empresa e o funcionário. No passado, chegar à empresa por essa via representava tarefa árdua e pouco profícua, já que os profissionais da área de recursos humanos apenas se interessavam pelos aspectos legais e de relação custo-benefício, sem apresentar qualquer expectativa no que diz respeito aos benefícios físicos, mentais ou sociais do programa de prevenção. Felizmente isso mudou significativamente e nos últimos anos a política de recursos humanos das empresas tem passado por verdadeiras revoluções estratégicas. Hoje, observa-se uma atuação muito mais focada no real bem-estar do funcionário, visto como um importante parceiro interno, pois diversas experiências bem-sucedidas constataram que pessoas saudáveis geram ambientes saudáveis, que por sua vez geram negócios saudáveis, e esses, consequentemente, geram maiores possibilidades de lucro, que no final das contas é o que interessa para a gestão empresarial do mercado globalizado. Dentro dessa filosofia, o setor de administração em recursos humanos tem sido considerado, ao mesmo tempo, o cérebro e o coração de uma empresa.

Uma alternativa para o fisioterapeuta do trabalho que deseja apresentar sua proposta de prevenção para uma empresa é o setor de saúde ocupacional. A vantagem, nesse caso, é representada pelo fato de o interlocutor compreender os aspectos técnicos envolvidos no projeto, o que lhe permitiria dar a devida atenção ao conteúdo do programa de prevenção. Porém, nem sempre há receptividade acerca da viabilidade de instalação desses programas, às vezes em razão de certa dose de insegurança, quando não de desconfiança, do profissional responsável por essa área em relação à fisioterapia preventiva. Em muitas empresas, o setor de saúde ocupacional ainda funciona alicerçado nos pilares da medicina curativa, consequentemente, as propostas de atuação preventiva são vistas como pouco viáveis ou muito "complexas" para serem colocadas em prática. Além disso, o setor de saúde ocupacional frequentemente encontra-se subordinado ao setor de administração de recursos humanos, de modo que o programa de prevenção em fisioterapia do trabalho necessita vencer esses dois estágios para ser aprovado. Em ambos os casos, é necessário lembrar que a apresentação deve ser a mais objetiva possível e o fisioterapeuta deve estar preparado para responder a todas as perguntas com o máximo de objetividade, demonstrando conhecimento e segurança.

Em relação aos custos de elaboração do projeto sugere-se a cobrança de certo valor para cobrir as despesas referentes à sua elaboração. Essa cobrança é importante, pois com a apresentação do projeto já é possível para a empresa solicitante diagnosticar uma série de condições irregulares, de modo que todo o trabalho feito até esse momento, independentemente do orçamento geral ser aceito ou não, já caracteriza a prestação de um serviço de consultoria. Esse valor pode, inclusive, ser descontado no momento em que o contrato for devidamente estabelecido entre o fisioterapeuta do trabalho (pessoa física, se possível, ou jurídica) e a empresa. Para estabelecer esse valor, recomenda-se a adoção do Referencial Nacional de Honorários Fisioterapêuticos (RNHF), Capítulo XVI "Consultoria e Assessoria Geral em Fisioterapia do Trabalho", código RNFT 13106977, "Consultoria e assessoria – outras em saúde funcional".[3]

O orçamento geral, por sua vez, deve seguir anexo à apresentação do projeto para a empresa, de modo que o investimento referente a cada tipo de prestação de serviço pode ser analisado, facultando-se à empresa solicitante a possibilidade de priorizar inicialmente alguns tipos de atividades e implantar outras paulatinamente, de acordo com suas necessidades específicas.

ASPECTOS LEGAIS

É imperioso que o fisioterapeuta do trabalho conheça os aspectos legais que regem o trabalho no Brasil por dois motivos: primeiro, porque ele será solicitado, por parte da empresa contratante, a explicitar questões referentes aos aspectos legais, devendo estar preparado para responder a essas indagações; segundo, porque toda e qualquer proposta de atuação nessa área precisa estar embasada nos aspectos legais, que por sua vez representam para o fisioterapeuta do trabalho uma argumentação a mais para justificar a necessidade de implantação de qualquer tipo de programa de prevenção.

As doenças do trabalho são também conhecidas por mesopatias, sendo consideradas atípicas, necessitando assim da existência de nexo causal para que haja sua devida caracterização. Os distúrbios osteomusculares relacionados ao trabalho (DORT), independentemente da sua forma patológica, são considerados doenças do trabalho. Por sua vez, as doenças profissionais são características de determinadas ocupações, prescindindo de nexo causal para sua efetiva caracterização. A silicose, por exemplo, é uma doença profissional e não uma mesopatia.

A obrigação de zelar pela segurança e higiene dos ambientes de trabalho é antiga. A própria Consolidação das Leis do Trabalho (CLT) possui um capítulo, o de número 5 do segundo título, que trata especificamente desse assunto. O capítulo citado da CLT sofreu modificações profundas com a promulgação da Lei n. 6.514, de 22/12/1977,[4] que se caracterizou por atualizar, naquela época, os preceitos da prevenção em saúde, além de permitir, pelo previsto no artigo da CLT, a constante atualização dos parâmetros legais adotados.

Além da própria Constituição Federal, outras normatizações legais têm sido usadas com o objetivo de criar ferramentas jurídicas de proteção à saúde dos trabalhadores. Muitas dessas normatizações surgiram a partir de pesquisas de órgãos governamentais e não governamentais, nacionais e estrangeiros, como as normas da International Standardization Organization (ISO), do Comité Européen de Normalisation (CEN) e das Normas Regulamentadoras Brasileiras (NRs). Em relação à ergonomia, por exemplo, há a NR-17, que trata especificamente dessa fundamentação, estabelecendo parâmetros de adaptação das condições de trabalho que são oferecidas aos trabalhadores às suas características psicofisiológicas, sendo o cumprimento de seus artigos obrigatório para as empresas que estão sujeitas às penalidades específicas se não o fizerem.

O conjunto de Normas Regulamentadoras (NR), numeradas de 1 a 36 (dado de abril de 2016), foi consolidado pela Portaria n. 3.214, de 8 de junho de 1978.[5] O Quadro 3 apresenta as 36 NR em vigor.

Quadro 3   Normas Regulamentadoras do Ministério do Trabalho e Emprego[5]

Norma Regulamentadora	Conteúdo
NR-1: Disposições Gerais	Refere-se à disposição geral das normas regulamentadoras, determinando que seja de observância obrigatória pelas empresas privadas e públicas, pelos órgãos públicos da administração direta e indireta, bem como pelos órgãos dos Poderes Legislativo e Judiciário, que possuam empregados regidos pela Consolidação das Leis do Trabalho (CLT).
NR-2: Inspeção Prévia	Define que todo estabelecimento novo, antes de iniciar suas atividades, deve solicitar aprovação de suas instalações ao órgão regional do Ministério do Trabalho e Emprego (MTE) que, logo após a inspeção prévia, deverá emitir o Certificado de Aprovação de Instalações (CAI).
NR-3: Embargo ou Interdição	Estabelece situações de emergência nas quais empresas se sujeitam a paralisar totalmente ou parcialmente suas obras.
NR-4: Serviços Especializados em Engenharia de Segurança e em Medicina do Trabalho – SESMT	Estabelece que empresas privadas e públicas, os órgãos públicos da administração direta e indireta e os poderes Legislativos e Judiciários, que possuam empregados regidos pela Consolidação das Leis do Trabalho (CLT) devem constituir o Serviço Especializado em Engenharia de Segurança e em Medicina do Trabalho (SESMT), com a finalidade de promover a saúde e proteger a integridade do trabalhador no local de trabalho. O dimensionamento do SESMT está vinculado à graduação do risco da atividade principal e ao número total de empregados do estabelecimento.

(continua)

Quadro 3 Normas Regulamentadoras do Ministério do Trabalho e Emprego[5] *(continuação)*

Norma Regulamentadora	Conteúdo
NR-5: Comissão Interna de Prevenção de Acidentes (CIPA)	Estabelece a formação da comissão e afirma que a CIPA deve estar presente em qualquer empresa ou instituição que admita trabalhadores, além de empregados contratados com carteira assinada. Empresas que possuem no mínimo 20 empregados são obrigadas a manter a CIPA.
NR-6: Equipamentos de Proteção Individual (EPI)	Define que a empresa é obrigada a fornecer aos empregados, gratuitamente, os EPI adequados ao risco do trabalho, determinando que eles devem estar em perfeito estado de conservação e funcionamento, a fim de resguardar a saúde, a segurança e a integridade física dos trabalhadores. Todo equipamento de proteção individual entregue ao empregado deve possuir o Certificado de Aprovação (CA) do MTE para que possa ser utilizado.
NR-7: Programas de Controle Médico de Saúde Ocupacional (PCMSO)	Tem como objetivo promover e preservar a saúde dos trabalhadores. O programa estabelece a obrigatoriedade da elaboração e implementação do PCMSO por parte dos empregadores, que admitam trabalhadores como empregados. O PCMSO deverá ter caráter de prevenção, rastreamento e diagnóstico precoce dos agravos à saúde.
NR-8: Edificações	Estabelece requisitos técnicos mínimos que devem ser observados nas edificações, para garantir segurança e conforto aos que nela trabalhem.
NR-9: Programas de Prevenção de Riscos Ambientais (PPRA)	Estabelece a obrigatoriedade da elaboração e implementação, por parte de todos empregadores e instituições que admitam trabalhadores como empregados, do Programa de Prevenção de Riscos Ambientais (PPRA).
NR-10: Segurança em Instalações e Serviços em Eletricidade	Tem como objetivo estabelecer os requisitos e as condições mínimas de execução de medidas de controle e sistemas preventivos, visando garantir a segurança e a saúde dos trabalhadores que direta ou indiretamente interajam em instalações elétricas e serviços com eletricidade.

(continua)

Quadro 3 Normas Regulamentadoras do Ministério do Trabalho e Emprego[5] *(continuação)*

Norma Regulamentadora	Conteúdo
NR-11: Transporte, Movimentação, Armazenagem e Manuseio de Materiais	Diz respeito à implantação da segurança para operações de elevadores, guindastes, transportadores industriais e máquinas transportadoras, a fim de garantir resistência, segurança e conservação.
NR-12: Segurança no Trabalho em Máquinas e Equipamentos	Estabelece medidas de prevenção de acidentes e doenças do trabalho nas fases de projeto e utilização de máquinas e equipamentos de todos os tipos e ainda visa regularizar a sua fabricação, importação, comercialização, exposição e cessão a qualquer título.
NR-13: Caldeiras, Vasos de Pressão e Tubulações	Dispõe sobre os requisitos mínimos para gestão da integridade estrutural de caldeiras a vapor, vasos de pressão e suas tubulações de interligação nos aspectos relacionados à instalação, inspeção, operação e manutenção, visando à segurança e à saúde dos trabalhadores.
NR-14: Fornos	Determina recomendações de utilização, instalação, manutenção e construção de fornos industriais em ambientes de trabalho.
NR-15: Atividades e Operações Insalubres	Descreve as atividades, as operações e agentes insalubres em qualquer tipo de ambiente que possa vir a oferecer algum risco à saúde dos trabalhadores.
NR-16: Atividades e Operações Perigosas	Regulamenta as atividades e operações legalmente consideradas perigosas, estipulando as recomendações prevencionistas correspondentes. Afirma que o exercício de trabalho em condições de periculosidade assegura ao trabalhador a percepção de adicional de 30% (trinta por cento), incidente sobre o salário, sem os acréscimos resultantes de gratificações, prêmios ou participação nos lucros da empresa.
NR-17: Ergonomia	Estabelece parâmetros de ergonomia a fim de garantir a saúde, a segurança e o conforto do funcionário. É função do setor de segurança do trabalho estruturar um ambiente ergonomicamente apto para o desempenho das funções laborais dos trabalhadores.

(continua)

Quadro 3 Normas Regulamentadoras do Ministério do Trabalho e Emprego[5] *(continuação)*

Norma Regulamentadora	Conteúdo
NR-18: Condições e Meio Ambiente de Trabalho na Indústria da Construção	Estabelece diretrizes de ordem administrativa, de planejamento e de organização, que objetivam a realização de medidas de controle e sistemas preventivos de segurança nos processos, nas condições e no meio ambiente de trabalho na indústria da construção civil.
NR-19: Explosivos	Tem a função de determinar o parâmetro de depósito, manuseio e armazenagem de explosivos.
NR-20: Segurança e Saúde no Trabalho com Inflamáveis e Combustíveis	Estabelece as disposições regulamentares acerca do armazenamento, manuseio e transporte de líquidos combustíveis e inflamáveis, objetivando a proteção da saúde e a integridade física dos trabalhadores em seus ambientes de trabalho.
NR-21: Trabalho a Céu Aberto	estabelece a existência de abrigos, ainda que rústicos, capazes de proteger os trabalhadores contra intempéries (quaisquer condições climáticas que estejam mais intensas; vento forte, chuva torrencial, tempestade, furacão, seca, vendaval etc.).
NR-22: Segurança e Saúde Ocupacional na Mineração	Trata da responsabilidade pela disciplina dos preceitos a serem observados na organização e no ambiente de trabalho, de forma a tornar compatível o planejamento e o desenvolvimento da atividade mineira com a busca permanente da segurança e saúde dos trabalhadores.
NR-23: Proteção contra Incêndios	Destaca as medidas de proteção contra incêndios, visando à prevenção da saúde e integridade física dos trabalhadores.
NR-24: Condições Sanitárias e de Conforto nos Locais de Trabalho	Estabelece as condições sanitárias e de conforto em locais como instalações sanitárias, vestiários, refeitórios, cozinhas, alojamentos e refeitórios.
NR-25: Resíduos Industriais	Refere-se às medidas preventivas relacionadas a resíduos industriais no que diz respeito à sua destinação final.

(continua)

Quadro 3 Normas Regulamentadoras do Ministério do Trabalho e Emprego[5] *(continuação)*

Norma Regulamentadora	Conteúdo
NR-26: Sinalização de Segurança	Tem como objetivo fixar as cores que devem ser usadas nos locais de trabalho para prevenção de acidentes, identificando os equipamentos de segurança, delimitando áreas, identificando as canalizações empregadas nas indústrias para a condução de líquidos e gases e advertindo contra possíveis riscos.
NR-27: Registro Profissional do Técnico de Segurança do Trabalho no MTB	Norma revogada pela Portaria GM n. 262, de 29/05/2008.
NR-28: Fiscalização e Penalidades	Estabelece os critérios a serem adotados pela fiscalização do trabalho quando da aplicação de penalidades pecuniárias (multas), critérios que devem ser aplicados durante a visita do agente fiscal do trabalho (prazos, por exemplo) e a interdição de locais de trabalho ou estabelecimentos.
NR-29: Segurança e Saúde no Trabalho Portuário	Tem como objetivo regular a proteção obrigatória contra acidentes e doenças profissionais, assim como facilitar os primeiros socorros a acidentados e alcançar as melhores condições possíveis de segurança e saúde aos trabalhadores portuários.
NR-30: Segurança e Saúde no Trabalho Aquaviário	Esta norma se aplica a proteção e regulamentação das condições de segurança e saúde dos trabalhadores aquaviários e que realizem trabalhos a bordo de embarcações.
NR-31: Segurança e Saúde no Trabalho na Agricultura, Pecuária Silvicultura, Exploração Florestal e Aquicultura	Tem como objetivo estabelecer os preceitos a serem observados na organização e no ambiente de trabalho, de forma a tornar compatível o planejamento e o desenvolvimento de quaisquer atividades da agricultura, pecuária, silvicultura, exploração florestal e aquicultura com a segurança, a saúde e o meio ambiente do trabalho.
NR-32: Segurança e Saúde no Trabalho em Estabelecimentos de Saúde	Tem a finalidade de cuidar da saúde dos profissionais da área da saúde.

(continua)

Quadro 3 Normas Regulamentadoras do Ministério do Trabalho e Emprego[5] *(continuação)*

Norma Regulamentadora	Conteúdo
NR-33: Segurança e Saúde no Trabalho em Espaços Confinados	Tem como objetivo definir o reconhecimento de espaços confinados, assim como a avaliação, o monitoramento e o controle de riscos, entendendo-se como espaço confinado qualquer área ou ambiente não projetado para ocupação humana contínua, que possua meios limitados de entrada e saída, cuja ventilação existente é insuficiente para remover contaminantes ou onde possa existir a deficiência ou o enriquecimento de oxigênio.
NR-34: Condições e Meio Ambiente de Trabalho na Indústria da Construção e Reparação Naval	Tem como finalidade estabelecer requisitos mínimos e as medidas de proteção à segurança, à saúde e ao meio ambiente de trabalho nas atividades da indústria de construção e reparação naval.
NR-35: Trabalho em Altura	Estabelece os requisitos mínimos e as medidas de proteção para o trabalho em altura, envolvendo o planejamento, a organização e a execução, de forma a garantir a segurança e a saúde dos trabalhadores envolvidos direta ou indiretamente com esta atividade.
NR-36: Segurança e Saúde no Trabalho em Empresas de Abate e Processamento de Carnes e Derivados.	Tem como objetivo estabelecer requisitos mínimos para avaliação, controle e monitoramento dos riscos existentes nas atividades desenvolvidas na indústria de abate e processamento de carnes e derivados destinados ao consumo humano, de forma a garantir a saúde e segurança do trabalhador.

No âmbito geral as NR mais diretamente relacionadas à atuação profissional do fisioterapeuta do trabalho são as seguintes: NR-4, NR-5, NR-6, NR-7, NR-9, NR-11, NR-17, NR-24 e NR-32.

No Brasil, a Secretaria de Saúde e Segurança do Trabalho, vinculada ao Ministério do Trabalho e Emprego, vem sistematicamente editando portarias que atualizam os conceitos, expedindo normas e procurando cumprir e fazer cumprir o já citado art. 200 da CLT. Além disso, a própria Constituição Federal de 1988 procurou propiciar avanços no campo da saúde do trabalho, tratando essa questão como direito constitucional. Assim, é possível constatar, logo no art. 6º do Capítulo II do segundo título, que enuncia os direitos sociais, o pleno gozo jurídico do direito à saúde explicitado na seguinte assertiva: "São direitos sociais a educação, a saúde, o lazer, a segurança, a previdência social, a proteção à maternidade e à infância e a assistência aos desamparados, na forma desta Constituição".

Dentro dessa filosofia, a saúde deixa de ser simplesmente uma assistência médico-hospitalar curativa e passa a incorporar o resultado de políticas públicas constitucionais, propiciando ao trabalhador o direito a ações prevencionistas em detrimento dos conceitos ultrapassados de saúde igual a ausência de doença.

Por sua vez, a Lei Orgânica Nacional de Saúde, Lei n. 8.080, de 19 de setembro de 1990, define a saúde do trabalhador da seguinte forma: "entende-se por saúde do trabalhador, para fins desta lei, o conjunto de atividades que se destinam por meio das ações de vigilância epidemiológica e sanitária, à promoção e proteção da saúde dos trabalhadores submetidos aos riscos e agravos advindos das condições de trabalho".[6]

Referências bibliográficas

1. Brasil. Ministério do Trabalho e Previdência Social. Empresa de Tecnologia e Informações da Previdência Social. Anuário Estatístico da Previdência Social. Brasília: MTPS/DATAPREV; 2014
2. Brasil. Ministério do Trabalho e Emprego. Manual de aplicação da Norma Regulamentadora n. 17. Brasília: MTE, SIT; 2002.
3. Brasil. Conselho Federal de Fisioterapia e Terapia Ocupacional (COFFITO). Resolução n. 428/2013. Fixa e estabelece o Referencial Nacional de Procedimentos Fisioterapêuticos e dá outras providências. Diário Oficial da União (DOU). Brasília, 31 de julho de 2013.
4. Brasil. Casa Civil. Subchefia para Assuntos Jurídicos. Lei n. 6.514/1977. Altera o Capítulo V do Titulo II da Consolidação das Leis do Trabalho, relativo à segurança e medicina do trabalho e dá outras providências. Diário Oficial da União (DOU). Brasília, 22 de dezembro de 1977.
5. Brasil. Ministério do Trabalho e Emprego. Secretaria de Inspeção do Trabalho. Portaria n. 3.214/1978. Aprova as Normas Regulamentadoras – NR – do Capítulo V, Título II, da Consolidação das Leis do Trabalho, relativas à Segurança e Medicina do Trabalho. Disponível em: http://www.camara.gov.br/sileg/integras/839945.pdf. Acessado em: 28 abr. 2016.
6. Brasil. Presidência da República. Casa Civil. Subchefia para Assuntos Jurídicos. Lei n. 8.080, de 19 de setembro de 1990. Dispõe sobre as condições para a promoção, proteção e recuperação da saúde, a organização e o funcionamento dos serviços correspondentes e dá outras providências. Diário Oficial da União (DOU), Brasília, 20 de setembro de 1990.

Glossário

Ablação cirúrgica: procedimento pouco invasivo no qual é passado um fino tubo flexível (cateter) dos vasos sanguíneos até o coração para corrigir sinais elétricos anormais no tecido cardíaco.
Absenteísmo: índice de ausência dos funcionários ao trabalho.
Ácido lático: composto orgânico de função mista ácido carboxílico-álcool que participa de vários processos bioquímicos, sendo o lactato a forma ionizada desse ácido.
Acróstico: tipo de composição textual na qual certas letras de cada palavra, quando lidas em outra direção ou sentido, formam uma nova palavra ou frase.
Adrenalina: também chamada de epinefrina, é um hormônio neurotransmissor derivado da modificação de um aminoácido chamado tirosina, secretado pelas glândulas suprarrenais.
Aerossóis: designação dada a partículas de um líquido que estão em suspensão no ar na forma de gás.
Agenesia: ausência ou desenvolvimento imperfeito de partes do corpo.
Albuminúria: presença de albumina, proteína com função de transporte e de manutenção do equilíbrio osmótico, na urina.
Algiogênico: qualidade daquilo que é capaz de originar a dor.
Ambiência: tratamento dado ao espaço físico entendido como espaço social, profissional e de relações interpessoais.
Anemia falciforme: doença hereditária caracterizada pela alteração dos glóbulos vermelhos do sangue, tornando-os parecidos com uma foice, daí o nome falciforme. A anemia é causada pelo rompimento da membrana celular dos glóbulos vermelhos, que nessa doença tem sua estrutura fragilizada e se rompe com mais facilidade.
Angina pectoris: dor no peito decorrente do baixo abastecimento de oxigênio (isquemia) do músculo cardíaco. Sinônimo: Angina do peito.

Antraz: infecção causada pelo *Bacillus anthracis*, bactéria do solo e da vegetação, que pode infectar o homem quando há exposição a animais contaminados ou quando se consomem alimentos contaminados. Não é transmitida de pessoa para pessoa, sendo reconhecidas três formas clínicas: antraz cutâneo (contaminação pelo manuseio de produtos infectados); antraz pulmonar (contaminação por aspiração de material infectante); e antraz gastrintestinal (contaminação pela ingestão de carne contaminada).

Antropometria: ciência baseada nas estruturas anatômicas que fornece as medidas do corpo humano.

Arbovirose: termo derivado da expressão inglesa *Arthropod Borne Viruses*, empregado nas doenças causadas por vírus essencialmente transmitidos por artrópodes, como os mosquitos.

Artralgia: dor em uma articulação.

Artropatia sistêmica: assim são designadas as patologias reumáticas crônicas que cursam com distúrbios articulares repetitivos, mas que também afetam outros sistemas corporais.

Artrópode: o maior de todos os grupos animais; inclui os insetos, as aranhas, os crustáceos e outros subgrupos menores que apresentam duas características estruturais em comum: presença de um esqueleto externo (exoesqueleto); e presença de patas articuladas, apêndices de locomoção que funcionam como um sistema de alavancas.

Aspectos fisiométricos: relacionados às medidas antropométricas funcionais, ou seja, aquelas que expressam capacidades orgânicas internas. Exemplo: força muscular.

Aspectos morfométricos: relacionados às medidas antropométricas somáticas, ou seja, aquelas que expressam dimensões corporais externas. Exemplo: perímetro do tórax.

Autóctone: nativo ou natural de uma dada região ou localidade.

Autonomia: habilidade de controlar, lidar e tomar decisões pessoais sobre como se deve viver diariamente, de acordo com suas próprias regras e preferências.

Botulismo: doença causada pela bactéria *Clostridium botulinum*, presente no solo e em alimentos mal conservados. É considerada rara, mas pode ser fatal ou produzir danos graves nos nervos e músculos.

Bradicardia: ritmo cardíaco abaixo de uma frequência de 60 batimentos por minuto. Sinônimo: bradirritmia.

Bursite: inflamação das bolsas sinoviais periarticulares.

Cãibra: contração muscular súbita, involuntária e dolorosa, de caráter transitório, geralmente causada por problemas vasculares decorrentes de esforço excessivo ou do frio.

Carbúnculo: o mesmo que antraz.

Carcinógeno: substância que aumenta a probabilidade de se desenvolver câncer em pessoas que com ela entram em contato.

Cardiomegalia: aumento do tamanho do coração.

Cariogênico: que produz a cárie dental.

Catarata: processo de envelhecimento do cristalino, espécie de lente clara e transparente situada dentro do olho, por onde penetram os feixes de luz que formam as imagens na retina. Sinônimo: opacidade do cristalino.
Cefaleia: dor de intensidade variável, localizada ou difusa, em qualquer parte da cabeça. Sinônimos: cefalalgia; dor de cabeça.
Cetoacidose: elevação da acidez sanguínea por exagero da cetogênese e da concentração de corpos cetônicos no espaço extracelular.
Cetogênese: processo de produção de corpos cetônicos pelo fígado durante jejuns prolongados ou em quadros diabéticos.
Cetonemia: aumento da concentração de corpos cetônicos no sangue.
Cetonúria: aumento da concentração de corpos cetônicos na urina.
Choque hipovolêmico: estado de insuficiência circulatória com queda súbita e intensa de todas as funções vitais em razão da diminuição abrupta do volume sanguíneo.
Cianose: sinal caracterizado pela coloração azul-arroxeada da pele ou das mucosas.
Citocina: termo frequentemente empregado para as moléculas envolvidas na emissão de sinais entre as células durante as respostas imunes.
Cognição: processo ou faculdade de adquirir um conhecimento.
Colabamento: adesão do revestimento interno de estruturas ocas, por exemplo, dos alvéolos pulmonares.
Comorbidade: termo utilizado quando duas ou mais patologias estão relacionadas.
Concepção holística: consciência baseada na totalidade em detrimento de visões fragmentadas.
Contrações isométricas: deslizamento dos miofilamentos musculares com magnitude de torque músculo-carga igual a 1, ou seja, equivalentes, não havendo alteração no comprimento do músculo como um todo.
Contrações isotônicas: deslizamento dos miofilamentos musculares com magnitude de torque músculo-carga superior a 1. Quando favorável ao músculo, há diminuição no comprimento (fase concêntrica); e quando favorável à carga, há aumento no comprimento do músculo (fase excêntrica).
Contratura: diz respeito a um encurtamento muscular irregular, uma vez que o órgão se contrai e não retorna à sua posição habitual de relaxamento.
Coqueluche: doença infectocontagiosa, provocada pelo bacilo *Bordetella pertussis*, que se caracteriza por fortes ataques de tosse espasmódica.
Coronariopatia: doenças das artérias coronárias do coração.
Corpos cetônicos: grupo de substâncias que engloba a acetona, o ácido diacético e o ácido betaoxibutírico.
Corticoide: hormônio produzido pelas glândulas suprarrenais que possuem forte ação anti-inflamatória. Sinônimos: corticosteroides, cortisona e cortisol.
Coto: parte residual de um membro amputado.

Crepitação: tipo de ruído adventício característico do atrito entre tecidos ou entre um tecido e uma substância.

Crianças institucionalizadas: aquelas que permanecem restritas a uma instituição, seja essa da área da saúde ou não, estando temporária ou definitivamente afastadas do convívio familiar diário.

Cuidado paliativo: refere-se ao planejamento de ações humanizadoras que visam atenuar o sofrimento de um paciente.

Curvaturas fisiológicas: conjunto de curvas que se apresentam no sentido anteroposterior da coluna vertebral, sendo aquelas com convexidade anterior denominadas lordoses e aquelas com convexidade posterior denominadas cifoses.

Défice cognitivo: diminuição da capacidade de adquirir conhecimentos.

Demência: termo usado para descrever um grupo de alterações cerebrais semelhantes que causam perda progressiva de memória.

Descarboxilação: perda do radical –COOH, que compõe os ácidos orgânicos.

Difteria: infecção causada pela bactéria *Corynebacterium diphtheriae*, transmitida de pessoa para pessoa por meio de contato físico e respiratório. Nos casos graves da doença, pode ocorrer inchaço no pescoço, aumento dos gânglios linfáticos, dificuldade respiratória ou bloqueio total da respiração.

Disfunção autonômica: também conhecida por disautonomia, diz respeito às alterações no funcionamento dos sistemas orgânicos controlados pelo sistema nervoso autônomo. Exemplos: taquicardia de repouso; anormalidades da sudorese; bexiga neurogênica, entre outros.

Displasia: desenvolvimento anormal com ausência de harmonia, diferenciação ou contorno de um tecido ou de um órgão.

Distresse: termo que designa o estresse excessivo, pois nas áreas de psicologia e psiquiatria nem todo estresse é considerado negativo; por exemplo, o estresse benéfico é denominado eustresse.

Dor fantasma: sensação de dor originada como se fosse do membro amputado.

Dorsiflexão: movimento ascendente dos pododáctilos em direção à parte anterior da tíbia. Sinônimo: flexão dorsal.

Ectrópio: termo utilizado para designar a condição na qual a pálpebra se dobra para fora; se ambas as pálpebras são incapazes de se fechar corretamente, as lágrimas não se espalham pelo globo ocular, o que ocasiona ressecamento e dano potencial aos olhos.

Efeito teratogênico: aquilo que resulta em alterações na formação do feto. A causa da má formação pode ser uma substância, um agente físico ou um erro genético e é denominado agente teratogênico.

Empoderamento: do inglês *empowerment*, significa a socialização do poder entre os cidadãos; conquista da condição e da capacidade de participação; inclusão social e exercício da cidadania.

Enterotoxigenicidade: doença causada por agente capaz de provocar infecção intestinal.

Equânime: do latim *aequanimus*, onde aequi significa igual e anime significa ânimo. Diz respeito à disposição de reconhecer igualmente o direito de cada um.

Equilíbrio osmótico: entrada e saída de água das células.

Equimose: sangramento de pequena dimensão que penetra na malha do tecido. Possui coloração variada, mas normalmente arroxeada, que desaparece sozinha sem a necessidade de se realizar uma drenagem ou qualquer outro procedimento. Não é sinônimo de hematoma.

Ergonomia ocupacional: aplicação dos princípios ergonômicos em uma determinada função profissional.

Erro inato do metabolismo: grupo de doenças geneticamente determinadas que afetam o metabolismo e causam problemas em diversos órgãos e sistemas corporais.

Escore: sinônimo de pontuação.

Esfíncter: músculo de fibras circulares concêntricas dispostas em forma de anel, que controla o grau de amplitude dos orifícios corporais.

Esplenomegalia: aumento anormal do volume do baço.

Espondiloartrose: tipo de artrose que causa alterações na coluna vertebral, podendo afetar os ossos, os ligamentos, os discos intervertebrais e os nervos da região.

Esquistossomose: infecção produzida no homem por vermes do gênero *Schistosoma*, que causa diarreia, hepatomegalia e esplenomegalia.

Estímulo nociceptivo: estímulo doloroso captado por receptores nervosos específicos, reconhecido como nocivo pelo organismo.

Etiologia: estudo das causas das doenças.

Exsudativo: relativo ou pertencente à exsudação, que por sua vez diz respeito à presença de líquido que atravessa os poros vegetais ou animais e torna-se ligeiramente consistente ou viscoso na superfície em que aparece.

Fadiga precoce: cansaço causado por esforço incompatível ou em tempo menor do que seria de se esperar pelo tipo de atividade realizada.

Fascite plantar: inflamação da fáscia plantar, estrutura fibrosa localizada ao longo da planta do pé, do calcanhar até a ponta dos artelhos. Sinônimo: fasceíte plantar.

Fator Rhesus: antígeno que quando presente no sangue determina ser a pessoa Rh+. Sua ausência classifica a pessoa como Rh-. Em associação com o tipo sanguíneo A, B, AB e O, conhecido por *sistema ABO*, possibilita a classificação sanguínea do indivíduo em oito possibilidades: O+, A+, B+, AB+, O−, A−, B- e AB−). O nome Rhesus vem da raça de macacos na qual foram feitas as primeiras pesquisas na década de 1940.

Febre amarela: doença infecciosa grave causada por vírus e transmitida por vetores. As primeiras manifestações da doença são repentinas e incluem febre alta, calafrios, cansaço, dor de cabeça, dor muscular, náuseas e vômitos por cerca de três dias. Na forma mais grave da doença podem ocorrer insuficiências hepática e renal, icterícia, manifestações hemorrágicas e cansaço intenso.

Febre maculosa: doença febril aguda, de gravidade variável, causada pela bactéria *Rickettsia rickettsii* e transmitida pela picada do carrapato da espécie *Amblyomma cajennense*.

Febre tifoide: doença infectocontagiosa causada pela ingestão da bactéria *Salmonella typhi* em alimentos ou água contaminada.

Fenilalanina: aminoácido essencial na nutrição humana, produto do desdobramento de proteínas.

Fibrose actínica: processo cicatricial pulmonar devido à radioterapia.

Flitena: bolha na pele que contém líquido, geralmente causada por queimadura.

Formação ateromatosa: placa de degeneração adiposa que se localiza nas paredes arteriais, especialmente na túnica íntima.

Fotofobia: condição em que a pessoa não consegue olhar diretamente para a luz ou ficar em ambientes claros.

Franja sinovial: resquícios de tecidos embrionários que podem se interpor ao movimento de uma articulação sinovial, causando dor e/ou bloqueio do movimento.

Gagueira: interrupção na fluência verbal caracterizada por repetições ou prolongamentos, audíveis ou não, de sons e sílabas.

Geronte: do grego *géron*, significa velho. Na Grécia antiga era o nome dado a cada um dos vinte e oito membros do senado em Esparta, os quais deviam ter pelo menos sessenta anos.

Glicose: monossacarídeo considerado o principal combustível energético das células.

Glicogênio: polissacarídeo responsável pelo armazenamento de hidratos de carbono nas células animais.

Glicosúria: presença de glicose na urina.

Gnosia: diz respeito à capacidade de reconhecer faces, pessoas e objetos.

Hansenoma: antes conhecido como leproma, diz respeito ao nome dado aos nódulos cutâneos salientes que resultam do acúmulo de células de Virchow em pessoas acometidas pelo mal de Hansen.

Hemácia: glóbulo vermelho do sangue.

Hematoma: coleções de sangue em órgãos ou tecidos geralmente devidas a sangramento ativo que origina manchas de tamanho variável de cor vermelha escura ou roxa. Em função do tamanho, local e intercorrências, poderá ser removido ou não.

Hepatomegalia: aumento anormal do volume do fígado.

Hiato auscultatório: desaparecimento dos sons durante a ausculta da pressão arterial no momento da deflação do manguito.

Hidratos de carbono: substância orgânica composta de hidrogênio, oxigênio e carbônio. Representa uma das três categorias de alimentos simples indispensáveis à vida animal.

Hidroxilação: agregação das moléculas de hidrogênio e oxigênio, formando o radical monovalente OH. É sinônimo de *Oxidrilo*.

Hiperemia: vermelhidão que surge como resultado do aumento da concentração de potássio no sangue em decorrência da vasodilatação.
Hipoestesia: diminuição da sensibilidade ao toque.
Hipófise: órgão anexo ao hipotálamo, responsável pela produção de hormônio que possui, entre outras funções, o controle do tônus da musculatura lisa.
Hipopituitarismo: desenvolvimento insuficiente da glândula pituitária (ou hipófise), ocasionando, entre outros problemas, estagnação da estruturação óssea, da função sexual e do desenvolvimento mental.
Hipoplasia: desenvolvimento defeituoso ou incompleto.
Holismo: termo derivado da palavra grega *hólos*, que significa inteiro, composto, indivisível.
Homeostase: capacidade do organismo de apresentar uma situação físico-química característica e constante, dentro de determinados limites, mesmo diante de alterações impostas pelo meio ambiente.
Iatrogenia: refere-se a um estado de doença, aos efeitos adversos ou às complicações causadas pelo próprio tratamento ou adquiridas nos ambientes de saúde (consultórios, clínicas, hospitais etc.).
Icterícia: acúmulo da secreção externa do fígado (bile) no sangue, rica em pigmentos e sais biliares, originando coloração amarela da pele e das mucosas.
Iluminamento: medida da quantidade de luz que incide sobre um determinado ponto do ambiente.
Incutir: significa penetrar, insinuar ou sugerir.
Independência: capacidade de executar funções relacionadas à vida diária sem o auxílio de outra pessoa.
Insuficiência cardíaca congestiva: doença na qual o coração não consegue mais bombear sangue suficiente para o resto do corpo, portanto, deixando de suprir as necessidades básicas do organismo.
Intempéries: significa mau tempo, tempestade, mas no sentido figurado remete a dificuldades, vicissitudes ou momentos conturbados.
Intersetorialidade: ação focada na busca da promoção de produtos sociais em comum, obtidos por meio da parceria entre vários setores que compartilham tecnologias e conhecimentos diversos visando desfrutar dos benefícios resultantes.
Labilidade emocional: instabilidade do equilíbrio psíquico desencadeada por fatores emocionais.
Lagoftalmo: incapacidade total ou parcial da pálpebra de se fechar.
Leishmaniose: doença causada pela multiplicação dos protozoários do gênero *Leishmania* no organismo do homem ou dos animais.
Leptospirose: doença caracterizada por febre, icterícia, dores musculares e albuminúria, causada pela bactéria *Leptospira icterohaemorrhagiae*, geralmente em decorrência do contato com a urina de ratos infectados.

Leucopenia: condição na qual a taxa de leucócitos no sangue encontra-se abaixo dos valores de normalidade.
Linfedema: inchaço causado pelo acúmulo de linfa no espaço intersticial, frequentemente originando edema dos membros superiores ou inferiores.
Madarose superciliar: queda dos pelos das sobrancelhas.
Malária: doença aguda ou crônica causada pelo *Plasmodium*, transmitida de pessoa infectada a pessoa não infectada pela mordida de mosquitos do gênero *Anopheles*.
Manifestações vagais: derivadas do nervo vago ou pneumogástrico, que constitui o décimo (X) par de nervos cranianos, responsável pela inervação parassimpática da maioria dos órgãos abaixo do pescoço, por exemplo, pulmão, coração, estômago e intestino delgado.
Manobra de Osler: utilizada para eliminar a possibilidade de pseudo-hipertensão arterial em pessoas idosas, consiste na inflação do manguito no braço até o desaparecimento do pulso radial, seguida de palpação arterial, que caso se apresente enrijecida fornece o diagnóstico de Osler-positivo ao paciente.
Mesopatia: nomenclatura geral dada às doenças que podem ser ocasionadas por determinado tipo de trabalho.
Membro fantasma: sensação em seguida à amputação de que o membro amputado ainda está presente.
Mialgia: dor muscular.
Mielopatia actínica: comprometimento da medula espinhal devido à radioterapia. Pode ser temporário ou permanente.
Mucosa: membrana de revestimento de certas cavidades do corpo humano caracterizada pela secreção de muco.
Mucosite: inflamação das mucosas de revestimento.
Neoplasia: do grego *neo* = "novo" e *plasis* = "crescimento". O mesmo que tumor; representa uma proliferação celular não controlada pelo organismo, com tendência para a autonomia e perpetuação. Pode ser maligna ou benigna, dependendo do potencial de dano ao organismo como um todo.
Nível sérico: termo usado para se referir à quantidade de uma determinada substância no sangue.
Noradrenalina: também chamada de norepinefrina, é um hormônio neurotransmissor produzido nas glândulas suprarrenais que possui ação antagônica à adrenalina.
Olhar parado: olhar fixo e sem contato com o que acontece ao redor da pessoa, característica de algumas doenças como a esquizofrenia e a síndrome de Angelman, bem como em alguns quadros de depressão.
Órtese: dispositivo externo que visa auxiliar à mobilidade das pessoas, auxílio esse que pode ser fornecido no sentido de estabilizar, imobilizar ou aliviar o corpo ou os membros.
Osso subcondral: camada óssea localizada sob a cartilagem.

Osteoide: porção orgânica da matriz não mineralizada do tecido ósseo.
Oxímetro: aparelho que mensura a saturação do oxigênio sanguíneo.
Parestesia: sensação anormal e desagradável sobre a pele que assume as formas de uma queimação, dormências ou coceiras.
Patógeno: agente que causa uma doença.
Perfusão: introdução ou bombeamento de um líquido através de um órgão ou tecido, com fluxo lento e controlado.
Periarticular: situado ao redor de uma articulação.
Peste: infecção bacteriana grave transmitida por pulgas presentes em roedores.
Pirâmide etária: também conhecida como pirâmide demográfica, é uma ilustração gráfica que apresenta a distribuição de diferentes grupos etários de uma dada população.
Plano aurículo-orbitário: também denominado plano de Frankfurt, representa um plano horizontal que passa pelo bordo inferior da cavidade orbitária dos olhos e pelo meato acústico externo do pavilhão auditivo. É usado para posicionar a cabeça durante uma avaliação antropométrica.
Plantiflexão: movimento descendente dos pododáctilos em direção à região plantar do pé. Sinônimo: flexão plantar.
Pneumopatia: doença do pulmão.
Polidipsia: exagero na ingestão de líquidos por perturbação na sensação de sede.
Polifagia: exagero na ingestão de alimentos por perturbação da sensação de fome.
Polipeptídeo: uma cadeia de aminoácidos é denominada peptídeo, e se a cadeia apresenta dois aminoácidos diz-se que é um dipeptídeo, se forem três aminoácidos é um tripeptídeo, se forem quatro aminoácidos é um tetrapeptídeo e se foram cinco ou mais aminoácidos é um polipeptídeo.
Poliúria: eliminação urinária superior a 2 cm^3 por minuto ou superior a 3 L em 24 horas. Quando a eliminação excessiva se concentra no período noturno, é denominada nictúria.
Pontos de reparo: pontos anatômicos de referência, usados para a determinação de medidas antropométricas.
Posição antálgica: posição em que é colocado o corpo ou uma parte dele visando minimizar a dor.
Praxia: diz respeito à execução dos atos motores simples e complexos.
Prevalência: termo utilizado em epidemiologia que diz respeito ao número total de casos de uma doença ou afecção existentes em uma determinada população e em um determinado momento temporal.
Prótese: dispositivo implantado no corpo para suprir a falta de um órgão ou de um membro ausente ou ainda para restaurar uma função comprometida.
Qualidade de vida: percepção que o indivíduo tem de sua posição na vida dentro do contexto de sua cultura, do sistema de valores em que vive e em relação a seus obje-

tivos, expectativas, padrões e preocupações. É um conceito amplo que incorpora de uma maneira complexa a saúde física de uma pessoa, seu estado psicológico, seu nível de dependência, suas relações sociais, suas crenças e sua relação com o ambiente.

Radiodermite: lesão cutânea provocada pela exposição excessiva à radiação ionizante. Sinônimos: actinodermite e actinocutite.

Retite actínica: inflamação do reto causada pela radioterapia.

Ritmo biológico: também chamado de relógio biológico, diz respeito a todo e qualquer processo periódico relacionado a um ser vivo específico ou a um grupo de seres vivos, e o comportamento cíclico dos processos biológicos é estudado por um ramo da biologia denominado cronobiologia.

Rúgbi: jogo de bola realizado em um campo gramado em que dois times tentam atravessar o campo conduzindo a bola até o gol adversário. O ponto é marcado quando um jogador leva a bola atrás da linha de gol ou chuta a bola fazendo-a passar por cima da barra horizontal que fica entre as traves da meta do adversário.

Ruídos adventícios: fenômenos acústicos audíveis nos tecidos corporais, como as crepitações articulares e os estertores pulmonares.

Semiologia: método de avaliar um paciente.

Semiotécnica: parte da semiologia que estuda as técnicas do exame clínico e a interpretação que se dá a determinado sintoma ou a um conjunto deles.

Síncope: perda súbita e transitória da consciência.

Síndrome de conversão: condição clínica na qual os pacientes apresentam sintomas neurológicos como dormência, cegueira, paralisia ou crises psicogênicas sem que se identifiquem as causas neurológicas específicas. Sinônimo: transtorno de conversão.

Somatometria: Ramo da antropometria que se ocupa das medições do corpo.

Sons de Korotkoff: sons ouvidos durante a aferição da pressão arterial quando se utiliza o conjunto esfigmomanômetro-estetoscópio. O nome se deve ao médico russo Nicolai Korotkoff, que descreveu os sons em 1905.

Splint: tala em tradução literal, diz respeito a um tipo de órtese confeccionada de material leve como o policloreto de polivinila (PVC) ou o poliuretano (PU).

Subcondral: que se localiza abaixo da cartilagem.

Substância miotóxica: produto da degradação dos componentes energéticos dos músculos que intoxicam as fibras musculares. Exemplo: ácido lático.

Sudorese: aumento da secreção das glândulas sudoríparas e da eliminação do suor pela pele.

Sustentabilidade: característica ou condição do que é sustentável.

Taquicardia: aceleração das pulsações cardíacas.

Taquipneia: aceleração da frequência dos movimentos respiratórios.

Teratogênese: formação e desenvolvimento no útero de anomalias que levam a malformações do feto.

Tétano: doença infecciosa causada pelo *Clostridium tetani*, que penetra no organismo através de ferimentos na pele e cuja toxina age sobre o sistema nervoso central.

Tirosina: palavra originada do grego, onde *tyros* = queijo. É um dos aminoácidos essenciais do organismo porque compõe as proteínas dos seres vivos.

Tireoidite: inflamação da glândula tireoide.

Tosse produtiva: expiração espasmódica e tônica, com oclusão incompleta da glote e produção de elevada pressão pulmonar, resultando em expectoração de secreções para fora do trato respiratório.

Trabécula óssea: linha de força do osso.

Tracoma: doença infectocontagiosa, caracterizada por uma conjuntivite granulosa devida a *Chlamydia trachomatis*.

Transição epidemiológica: refere-se às modificações de longo prazo dos padrões de morbidade, invalidez e morte que caracterizam uma população específica e que normalmente ocorrem em conjunto com outras transformações demográficas, sociais e econômicas.

Taquicardia: aceleração dos batimentos cardíacos acima de 100 batimentos por minuto. Sinônimo: taquirritmia.

Toxoplasmose: doença infecciosa, congênita ou adquirida, causada pelo protozoário *Toxoplasma gondii*, encontrado nas fezes de gatos e de outros felinos. Homens e outros animais também podem hospedar o parasita.

Triquíase: alteração das pálpebras que acontece pela mudança na orientação dos cílios, que perdem o alinhamento e o direcionamento tradicional, alterações essas que podem ocasionar inflamações, erosões e até ulcerações dos olhos, pois os cílios desalinhados tocam na superfície da córnea.

Tularemia: infecção bacteriana causada pelo microrganismo *Francisella tularensis*, que causa no homem mal-estar repentino, febre alta, calafrios, cefaleia, cansaço e, mais raramente, tosse, dor de garganta, conjuntivite, dores nas articulações, dor abdominal, vômito e diarreia.

Turgor: na área da saúde diz respeito ao inchaço do corpo ou de um de seus órgãos.

Uníssono: som reproduzido em um mesmo tom por várias pessoas.

Vestibulopatia: designação genérica para os distúrbios do equilíbrio corporal sediados no sistema vestibular periférico ou central.

Vetor: organismo vivo que pode incubar e transmitir uma doença, por exemplo, o mosquito *Aedes aegypti*, vetor da dengue.

Volição: vontade; ação de escolher ou de decidir.

Índice remissivo

A

Abalos convulsivos 36
Abordagem ergonômica 197
Acidentes 18
  comunitários
    ciclistas em risco 26
    deixando o interior de veículos 25
    e rurais 24
    pedestre desatento 26
    poços e escavações 27
    queda de objetos 27
    rios e lagoas 25
  domésticos 20
    barras do berço 20
    janelas, escadas e sacadas 23
    medicamentos 21
    plantas 24
    produtos tóxicos 21
    tapetes 22
    tomadas 22
  registrados 222
  tipos mais comuns e noções de primeiros socorros 28
Ações
  da vigilância epidemiológica 43
  em saúde do trabalhador 192

Afecções musculoesqueléticas relacionadas ao trabalho 184
Afogamento 33
Agente 5
Aids 54
Aliança Mundial para a Segurança do Paciente 59
Alimentação dos escolares 81
Alimentos 57
Amarelão 48
Ambiente 6
  com temperatura elevada 200
Amputações 120
Análise
  ambiental 226
  antropométrica 205, 226
    funcional 243
    somática 243
  biomecânica 224, 225
  descritiva 225
  do instrumental e dos equipamentos 194
  do *layout* 226
  ergonômica 193, 199, 224
  organizacional 226
  postural 244, 248
    estática 248
Ancylostoma duodenale 48

Anemia 103
Animais domésticos 35
Antissepsia das mãos 60
Antropometria 204
   em fisioterapia do trabalho 205
   funcional 205
Aprendizado neurofisiológico 130
Área esportiva 129
Artropatias sistêmicas 125, 127
Ascaridíase 48
Ascaris lumbricoides 48
Aspectos
   fisiopatológicos 183
   legais 287
   psicofisiológicos 179
Associação entre antropometria, ergonomia e fisioterapia preventiva 205
Atividade
   física na terceira idade 82
   motora relacionada ao trabalho 214
   com excesso de carga mental 181
   de prevenção 137
   laboral 180, 186, 201
      em relação ao trabalho muscular 202
   motora laboral 214
Atleta 128
Autocuidado 153
Auxiliares de marcha 125
Avaliação
   antropométrica 210
   organizacional 194

B

Back school 193
Balneoterapia 160
Bandagem de compressão do coto 123
Bioagente 51
Bursite 188

C

Cadeia epidemiológica 7
Câncer 81, 98
Candidíase 54
Cápsula articular 188
Carga de trabalho 199, 201
Cargas 202
Cárie dentária 56, 57
Carta
   de Jacarta 13
      recomendações gerais 15
   de Lalonde 13
   de Ottawa 12
Centros de Referência em Tratamento da Dor Crônica 97
Cervicobraquialgia 188
Cetoacidose 91
Choque
   alérgico 37
   anafilático 37
   elétrico 29
Ciclo
   de atividade óssea 113
   de tendência a quedas 72
Cirurgia 116
   de reabilitação 52
Cisto sinovial 188
Classificação etiológica da osteoporose 112
Cólera 44
Coluna vertebral 211
Coma diabético 89
   hiperglicêmico 89, 90
Comissão Interna de Prevenção de Acidentes 289
Complicações
   perioperatórias 116
   pós-cirúrgicas 117
Compressas 160

Compromissos com a promoção de saúde 14
Condiloma 54
Conforto nos locais de trabalho 291
Contraturas 110
  artrogênicas 111
  etiologia 111
  miogênicas 110
    extrínsecas 111
Controle
  da dor 99
  das doenças transmissíveis 40
  de infecção hospitalar 58
Contusão 33
Convulsão 36
Corpos
  estranhos 34
  vertebrais 212
Correções posturais *in loco* 193
Crenoterapia 160
Crioterapia 160
Cromoterapia 160
Cuidador 152
  de uma criança com câncer 153
Cuidados
  com a criança 19
  paliativos 8, 96, 97
  posturais gerais 154
Curvaturas fisiológicas 214

D

De Braden 104
Dedo em gatilho 188
Deficiências
  classificação etiológica e temporal 135
Deformidades 122
Densidade psicológica 181
Deposição de cargas 202
Descanso intercalado à jornada laboral 193
Desenho da dor 95
Desenvolvimento social 4
Dessincronização dos ritmos biológicos 181
Diabete melito 81, 89
Diatermia de ondas curtas 161
Disco intervertebral 212
Disfunções musculoesqueléticas ocupacionais 184
Distúrbio
  articular degenerativo 76
  musculoesquelético ocupacional 188
  oculomotor 146
  ocupacional 186
  osteomuscular 185, 202
    ocupacional 190, 222
    relacionado ao trabalho 184, 187, 223, 224
  reumático 125
Doença
  cardiovascular 81
  crônicas não transmissíveis 80
  de Alzheimer 78
  de notificação compulsória no Brasil 41
  e lesões ocupacionais 192
  hemolítica do recém-nascido 140
  infecciosa 43
  infectocontagiosa 43
  respiratória crônica 81
  sexualmente transmissível 54
Domicílio do doente 148
Dor
  causas em pacientes oncológicos 99
  crônica 94, 95, 99
  no membro fantasma 123
Duchas 160

E

Edificações 289

Educação em saúde 51
Efeito do avental branco 86
Elevação
   constante da frequência cardíaca 200
   de peso 202
   transporte 202
Eliminação da água aspirada pelos pulmões 33
Embargo ou interdição 288
Empresas 222
   caracterização pelo nível gerencial 244
   de abate e processamento de carnes e derivados 293
Encurtamento 110
Envelhecimento 66
   ativo 82
   da população 67
   e doenças crônicas não transmissíveis 80
Envenenamento 32
Epicondilite 187
Epidemias 44
Epidemiologia 4
Epilepsia 36
Equilíbrio fisiológico do organismo 187
Equimoses 34
Equipamentos de proteção individual 289
Ergonomia 195, 196, 225, 290
   custo-benefício 204
   de concepção 198
   de conscientização 198
   de correção 197
   ocupacional 205
   participativa 198
Eritema não branqueável 105
Escala
   de Braden 105
   de categoria numérica 95
   de Norton 104
   de saúde e doença 5
   visual analógica (EVA) 95

Escola de postura 193
Escovação 56
Espaços confinados 293
Esporte 130
Esquistossomose 49
Estabelecimentos de saúde 292
Estresse 131
Estruturas do aparelho ósteo-músculo-articular-ligamentar 125
Estudo de viabilidade para implantação de revezamentos 194
Exaustão 199
Exercícios
   com resistência leve 195
   de alongamento 218
      em pacientes idosos 76
   de distensionamento 194, 217
   de fortalecimento de leve intensidade 218
   de pausa compensatória 193
   de relaxamento 218
   em ortostatismo 255
   globais 218
   laborais e qualidade de vida 216
   respiratórios 218
   terapêuticos 93
      cuidados e recomendações 94
Explosivos 291
Exposição excessiva a campos elétricos e magnéticos 161
Expressão qualitativa 230

F

Fadiga 181
   física 199
   no trabalho 181
Fáscias 189
Fenilcetonúria 139
Fenômenos inflamatórios 190

Ferimento 30
  por arma branca 30
  por arma de fogo 30
Ficha de análise descritiva 227
Fisioterapeuta 3
  com formação preventiva 3
  do trabalho 213, 221, 286
  ergonomia 198
  hospitalar 160
Fisioterapia
  aquática 160
  desportiva 127
  do trabalho 224
  para o controle da dor 101
  preventiva escolar 143
Força muscular 51
  diminuição 119
Fornos 290
Fraturas 34
Frequência cardíaca 200
Fundamentos ergonômicos 199

G

Gestação 137
Ginástica
  de pausa compensatória 217
  laboral 193
Gonorreia 54
Graus de comprometimento das úlceras por pressão 105
Gripes e resfriados 52

H

Hanseníase 49
Health Assessment Questionaire 127
Hemorragia 31
Hemostasia 31

Herpes genital 54
Hidrocinesioterapia 160
Hidroterapia 160
Higiene
  bucal 56
  das mãos 57
Hipersensibilidade 37
Hipertensão arterial sistêmica 84, 85, 87
Hipotireoidismo congênito 140
Hospedeiro 5

I

Iatrogenia 8
Idosos 66, 85
Imobilismo 102
  efeitos adversos sobre alguns sistemas corporais 102
Inatividade 102
Índice de Apgar 138
Indústria da construção 291
Infecção crônica 103
Inflamação 189
Insetos vetores 44
Inspeção
  dos locais de trabalho 195
  prévia 288
Insulina 91
Intoxicações por gases 32
Introdução
  de corpos estranhos 34
  nos olhos 35
Inventário de Sintomas de Estresse de Lipp 133

J

Joint Protection Behaviour Assessment 127

L

Lavagem
  das mãos 60
  e a antissepsia das mãos 60
  e antissepsia das mãos
    produtos recomendados 60
    técnicas 60
Leishmaniose 49
Leptospirose, zoonose 49
Lesão
  por trauma cumulativo 184
  corporal pela ação de agentes externos 30
  do esporte 127
  por esforços repetitivos 183
Levantamento e o deslocamento da carga 203
Limitação 217
  da incapacidade 52, 194
Limite da carga de trabalho 201
Lista de checagem
  DORT 235, 236
  fatores organizacionais 237
  risco de acidentes 238
Luxações 34

M

Manobra
  da cinesioterapia 157
  de Heimlich 34
  de Ortolani 139
  de Osler 85
Manuseio de materiais 290
Marcha 122
Massagem cardíaca 29, 33
Massoterapia 157
Mecanismo de bomba muscular 119
Medidas antropométricas em posição ortostática 206
Melhoria da qualidade de vida 217
Mercado de trabalho 3
Metabolismo dos músculos 180
Metodologia ergonômica 197
Mineração 291
Monotonia 180
Mordedura
  de animais 35
  de cobras 35
Motivação 181
Multiplicador 254

N

Não cariogênicos 57
Neoplasia maligna 98
Nervos 189
Nível
  de prevenção 9, 10
  de atividade mental e emocional do trabalhador 199
  de estresse físico pode 133
  de tensão em consequência do estresse 133
Normas Regulamentadoras do Ministério do Trabalho e Emprego 288
Notificação obrigatória no Brasil 41

O

Obesidade 92
Objetos a serem transportados 203
Operações
  insalubres 290
  perigosas 290
Órgãos dos sentidos 180
Orientações gerais para mães e gestantes 140

Órteses 125
Osteoide 113
Osteoporose 112
  pós-menopausa 114
  sinais e sintomas 114

P

Paciente
  amputado 121
  oncológico 98
Papiloma vírus humano 54
Parada cardiorrespiratória 33
Parasitoses 48
Parto 137
Patologias mais comuns e respectivas
    características 187
Perda parcial da espessura da pele 105
Pessoa fatigada 181
Picada
  de insetos e mordedura de animais
      peçonhentos 35
  de abelhas, marimbondos e vespas 36
  de aranhas e escorpiões 35
Pirâmide
  da relação hospedeiro-agente-ambiente 5
  de saúde 11
  etária brasileira 68
Piscina terapêutica 161
Plano de Frankfurt 210
Polifarmácia 73
Política Nacional
  de Atenção à Saúde dos Idosos 153
  de Controle da Hanseníase 50
  do Idoso 68
Políticas públicas nacionais de saúde 192
Posição antropométrica padrão 207
Posicionamento dinâmico ou estático do
    corpo no trabalho 213

Postura 215
  ativa estática 215
  do trabalho 213, 215
  dos membros superiores 216
  e saúde do trabalhador 213
  ideal 143
  inativa 215
  mais adequada nas atividades diárias 154
  predominantemente estática 200
  sentada 216
Prática de exercícios dentro da jornada
    laboral 217
Pressão
  arterial 85
  sistólica e diastólica em 85
Prevenção 2, 7
  contra trombose venosa profunda 119
  das úlceras por pressão 119
  de acidentes 18
  de eventos tromboembolíticos 118
  de lesões recidivantes 130
  de quedas na população idosa 71
  em saúde do trabalhador 192
  primária da HAS 87
  primordial 12
Procedimentos para aferição da pressão
    arterial 86
Processo degenerativo das articulações 76
Produto do trabalho em saúde 40
Professores 146
Programa
  de assistência fisioterapêutica aplicados
      em pacientes com DAD 77
  de controle médico de saúde ocupacional
      289
  de exercícios
    de reequilíbrio tensional ocupacional
        250
    junto aos trabalhadores 217
    regulares 83

de fisioterapia preventiva em saúde do
    trabalhador 223
de integração
    educacional 247
    familiar 194
de levantamento e análise de dados
    ergonômicos 225
de postura 248
de prevenção 136
    de riscos ambientais 289
de qualidade de vida 218
fisioterapêuticos de prevenção às quedas
    76
saúde da família 148
terapêutico domiciliar para pacientes
    com doença de Alzheimer 79
Promoção da saúde 7, 12
    princípios 14
Pronto-atendimento 30
Proposta de prevenção para uma empresa
    286
Pró-postura 248
Proteção
    articular 126, 155
    contra incêndios 291
Próteses 121, 124

Q

Quadro
    de aferição dos níveis de criticidade da
        função 228
    de análise
        ambiental e do layout 229
        organizacional 229
    de somatório dos níveis de criticidade
        230
Qualidade de vida em empresas 217
Quedas em idosos 72
Queimadura 28

Questionário 95
    bipolar 234

R

Reabilitação
    de pessoas com HAS 88
    do paciente cardíaco 87
    física 10
    tardia 194
Recém-nascido 140
Recursos terapêuticos 157
Rede Nacional de Atenção Integral à Saúde
    do Trabalhador 192
Reeducação da marcha 123
Reflexos posturais 73
Regulamentação da vigilância em saúde
    ambiental 43
Relação
    entre lesões nervosas periféricas e
        esportes 129
    entre lesões tendíneas e esportes 128
    entre saúde e doença 3
    homem versus trabalho 175
    do homem com o trabalho 179
Remoção de corpos estranhos da garganta
    34
Resíduos industriais 291
Respiração artificial boca a boca 29
Retenção hídrica 92
Retração 110
    e contraturas 110
Risco de transmissão de doenças
    infecciosas 44

S

Saúde 3
    ambiental 43
    bucal 55

coletiva 39
da coluna vertebral no trabalho 211
do cuidador 148
do fisioterapeuta 157
do idoso 66
dos funcionários 222
escolar 143
geral e do adulto 84
materno-infantil 135
ocupacional ou profissional 192
pública 44
Segurança
em instalações e serviços em eletricidade 289
no trabalho 290
Serviços especializados em engenharia de segurança e em medicina do trabalho 288
Sífilis 54
Sinalização de segurança 292
Síndrome
da visão do computador 146
do canal de Guyon 187
do desfiladeiro torácico 187
do supinador 187
do túnel do carpo 187
Sobrecarga 181
mecânica 186
Socorrista leigo 36
Solução fluoretada 56
Somatometria 205
Somatório dos níveis de criticidade 230
Splints 125
Sudorese excessiva 104

T

Taenia saginata 48
Taenia solium 48

Talassoterapia 160
Técnica
do torniquete 32
de conservação de energia 125
Tendência a quedas 70
Tendinite 187
Tendões mais acometidos pelos distúrbios ocupacionais 188
Teníase 48
Tenossinovite 187
estenosante de DeQuervain 187
Teoria progressista do envelhecimento psicológico 70
Termalismo 160
Teste
da emissão evocada otoacústica 138
da orelhinha 138
da oximetria bilateral de pulso 139
de Apgar 138
de Guthrie 138
de saúde bucal 58
do coraçãozinho 139
do olhinho 138
do pezinho ampliado 138
do reflexo vermelho 138
Tipagem sanguínea 138, 140
Torniquete 31
Trabalhador
da enfermagem 160
motivado 182
Trabalho 174
a céu aberto 291
aquaviário 292
do fisioterapeuta 158
em altura 293
muscular 201
na agricultura 292
portuário 292
Transporte
de carga 202

de um objeto com o uso de uma única
mão 203
Traumas 127
Treinamentos de manejo de peso 193
Trofismo 119
Túneis fibrosos 188

U

Úlceras por pressão 103
  nas áreas corporais 105
  profundidade 106
Umidade 104
Uretrites não gonocócicas 54

V

Vacina 53
Vaporização/inalação 160
Vasculopatia periférica 124
Verminoses 48
Vértebras 212
Vigilância 192
  em saúde 43
  em saúde 40
  epidemiológica 40

W

Work related musculoskeletal disorders 184